现代消化及内分泌疾病诊疗精要

XIANDAI XIAOHUA JI NEIFENMI JIBING
ZHENLIAO JINGYAO

丁 坤 等主编

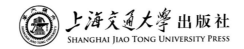

上海交通大学出版社
SHANGHAI JIAO TONG UNIVERSITY PRESS

内容提要

本书分为消化篇和内分泌篇两部分。消化篇涵盖了常见功能性疾病、食管疾病、胃肠疾病、肝脏疾病等消化系统疾病的诊疗内容。内分泌篇则从内分泌系统的形态学基础入手，以内分泌疾病的诊断检查为导向，介绍了各类常见内分泌疾病的病因、发病机制、病理改变、临床表现、辅助检查、诊断与鉴别诊断、治疗与预防等内容。本书适合消化科、内分泌科及相关科室医师，实习医师等阅读参考。

图书在版编目（CIP）数据

现代消化及内分泌疾病诊疗精要 / 丁坤等主编. --
上海 ： 上海交通大学出版社，2021
ISBN 978-7-313-24611-0

Ⅰ. ①现… Ⅱ. ①丁… Ⅲ. ①消化系统疾病－诊疗②内分泌病－诊疗 Ⅳ. ①R57②R58

中国版本图书馆CIP数据核字（2021）第004598号

现代消化及内分泌疾病诊疗精要
XIANDAI XIAOHUA JI NEIFENMI JIBING ZHENLIAO JINGYAO

主　　编：丁　坤　等
出版发行：上海交通大学出版社　　　　　　地　　址：上海市番禺路951号
邮政编码：200030　　　　　　　　　　　　电　　话：021-64071208
印　　制：广东虎彩云印刷有限公司
开　　本：787mm×1092mm　1/16　　　　　经　　销：全国新华书店
字　　数：304千字　　　　　　　　　　　　印　　张：14.25
版　　次：2023年1月第1版　　　　　　　　插　　页：2
书　　号：ISBN 978-7-313-24611-0　　　　　印　　次：2023年1月第1次印刷
定　　价：128元

编委会

◎ **主 编**

丁 坤　任瑞珍　张囡囡　邹安生

赵颖初　赵镁霞　李良军　孙 鹏

范 璐

◎ **副主编**

刁 平　才英杰　解 辉　杨慧莹

宫笑一　王 毅　王功军　王乔琳

朱洁宏

◎ **编 委**（按姓氏笔画排序）

丁 坤　刁 平　才英杰　王 毅

王丹红　王功军　王乔琳　朱洁宏

任瑞珍　衣雪娇　孙 鹏　孙旭英

牟翔燕　李良军　杨慧莹　邹安生

张囡囡　张 霞　范 璐　赵颖初

赵镁霞　宫笑一　解 辉

主编简介

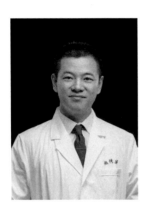

丁 坤

　　主任医师，医学博士，现任烟台市奇山医院肝病二科主任，兼任北京亚太肝病诊疗技术联盟会员、中国研究型医院学会肝病专业委员会肝纤维化学组委员、山东中西医结合学会第二届传染病专业委员会委员、山东省医学会肝病学分会第五届委员会青年学组成员、烟台市医学会肝病学科第五届专业委员会副主任委员。现为"健康中国——肝胆病防治行动"全国肝胆病咨询专家，肝胆相照——肝胆病在线公共服务平台"肝胆好医生"栏目特聘专家。

　　2018 年 9～12 月，曾赴英国伦敦皇家自由医院研修学习。擅长各种肝病合并糖尿病、肝硬化及其相关并发症、脂肪性肝病、代谢综合征、糖尿病、糖尿病足的临床诊治。发表专业论文 20 余篇，其中以第一作者发表 SCI 论文 2 篇。主持省和市科研课题各 1 项。

前　言

　　消化系统疾病及内分泌系统疾病是临床上的常见病和多发病,其临床诊断往往需要通过实验室的相关检测来确诊。近年来,随着科学技术的飞速发展,消化系统疾病及内分泌系统疾病的诊疗水平得到了空前的提升,大量先进的诊断方法和治疗技术应用于临床。但是我们需要清醒地认识到,无论仪器如何先进都不能代替人的思维,正确的诊断和合理的治疗仍然来源于临床医师坚实的基础理论、丰富的相关知识、周密的调查研究和合理的逻辑思维。一个医师的水平最根本体现在诊断和治疗疾病的基本功底,即取决于他能否正确地根据临床观察、分析思考正确判断病情,取决于他用眼、用手、用脑的能力。因此,为了培养和锻炼临床医师对疾病诊治的临床思维能力、建立循证医学的理念、学习疾病临床研究的基本思路和方法,以提高对疾病的诊断能力,我们编写了《现代消化及内分泌疾病诊疗精要》一书。

　　本书分为消化篇和内分泌篇两部分。消化篇从临床实际出发,介绍了常见功能性疾病、常见食管疾病、常见胃肠疾病、常见肝脏疾病等消化系统疾病的诊疗内容;内分泌篇则从内分泌系统的形态学基础入手,详细介绍了各类常见内分泌疾病的病因、发病机制、病理改变、临床表现、辅助检查、诊断与鉴别诊断、治疗与预防等内容。在编写过程中,我们在总结以往临床实际工作经验的基础上融入了大量国内外的最新研究成果,体现了全面性、实用性、科学性三大特点。本书以期为读者提供更丰富且全面实用的内容,这样既有利于临床医师更好地理解疾病的发病机制,又可通过临床实践为新的研究进展提供更多的思路。本书适合消化科、内分泌科及相关科室医师,研究生,进修生,实习医师参考阅读。

医者大道,贵在精诚,"精"于专业,"诚"于品德。本书的撰写力求内容全面、新颖、涉足前沿。但尽管我们尽最大的努力对本书进行详细描述和呈现,书中仍有许多不足,恳请广大读者予以批评和指正,以便修订和再版时加以完善。

《现代消化及内分泌疾病诊疗精要》编委会

2020 年 8 月

目 录

· 消化篇 ·

第一章 常见功能性疾病 ……………………………………………… （3）

    第一节 慢性便秘 ……………………………………………… （3）

    第二节 功能性消化不良 …………………………………… （5）

    第三节 肠易激综合征 ……………………………………… （13）

第二章 常见食管疾病 ……………………………………………… （18）

    第一节 胃食管反流 ………………………………………… （18）

    第二节 弥漫性食管痉挛 …………………………………… （21）

第三章 常见胃肠疾病 ……………………………………………… （23）

    第一节 急性胃炎 …………………………………………… （23）

    第二节 慢性胃炎 …………………………………………… （26）

    第三节 胆汁反流性胃炎 …………………………………… （32）

    第四节 急性胃黏膜病变 …………………………………… （35）

    第五节 消化性溃疡 ………………………………………… （39）

第四章 常见肝脏疾病 ……………………………………………… （45）

    第一节 病毒性肝炎 ………………………………………… （45）

    第二节 酒精性肝病 ………………………………………… （49）

    第三节 药物性肝病 ………………………………………… （51）

    第四节 胆汁淤积性肝病 …………………………………… （60）

第五节　自身免疫性肝病 ································· （63）

第六节　肝纤维化 ····································· （71）

第七节　肝脓肿 ······································· （75）

第五章　常见胆道疾病 ·································· （87）

第一节　急性胆道系统感染 ····························· （87）

第二节　肝胆管结石病 ································· （92）

第六章　常见胰腺疾病 ·································· （100）

第一节　急性胰腺炎 ··································· （100）

第二节　慢性胰腺炎 ··································· （103）

·内分泌篇·

第七章　内分泌系统的形态学基础 ························ （109）

第一节　下丘脑及垂体 ································· （109）

第二节　松果体 ······································· （115）

第三节　胸腺 ··· （118）

第四节　甲状腺 ······································· （121）

第五节　甲状旁腺 ····································· （125）

第六节　肾上腺 ······································· （127）

第七节　生殖腺 ······································· （130）

第八节　胰岛 ··· （134）

第八章　常见内分泌系统疾病 ···························· （136）

第一节　糖尿病 ······································· （136）

第二节　低血糖症 ····································· （158）

第三节　甲状腺功能亢进症 ····························· （179）

第四节　甲状腺功能减退症 ····························· （188）

第五节　甲状旁腺功能亢进症 ··························· （192）

第六节　甲状旁腺功能减退症 ··························· （197）

第七节 肾上腺皮质功能减退症 ················· （202）

第八节 皮质醇增多症 ····················· （204）

第九节 原发性醛固酮增多症 ················· （207）

第十节 嗜铬细胞瘤 ······················· （212）

参考文献 ··························· （218）

消化篇

第一章

常见功能性疾病

第一节 慢性便秘

一、概述

慢性便秘可由多种疾病引起,包括功能性疾病和器质性疾病。在慢性便秘的病因中,大部分为功能性疾病,包括功能性便秘、功能性排便障碍和便秘型肠易激综合征。功能性疾病所致便秘分为慢传输型便秘、排便障碍型便秘、混合型便秘、正常传输型便秘。

便秘表现为排便次数减少、粪便干硬和(或)排便困难。排便次数减少指每周排便少于 3 次。排便困难包括排便费力、排出困难、排便不尽感、排便费时及需手法辅助排便。慢性便秘的病程至少为 6 个月。随着饮食结构改变、生活节奏加快和社会心理因素的影响,慢性便秘患病率有上升趋势。女性、低体重指数、文化程度低、生活在人口密集区者更易发生便秘。低纤维素食物、液体摄入减少可增加慢性便秘发生的可能性,滥用泻药可加重便秘。便秘与肛门直肠疾病(如痔、肛裂及直肠脱垂等)关系密切。慢性便秘在结直肠癌、肝性脑病、乳腺疾病、阿尔茨海默病等疾病的发生中可能起重要作用。在急性心肌梗死、脑血管意外等疾病中,过度用力排便甚至可导致死亡。便秘影响患者的生存质量,导致部分患者滥用泻药或反复就医,最终增加了医疗费用。

二、诊断和鉴别诊断

(一)诊断

慢性便秘的诊断主要基于症状,可借鉴罗马Ⅲ标准中功能性便秘诊断标准所述的症状和病程。罗马Ⅲ标准中功能性便秘的诊断标准如下。

(1)必须包括下列 2 项或 2 项以上:①至少 25% 的排便感到费力。②至少 25% 的排便为干球粪或硬粪。③至少 25% 的排便有不尽感。④至少 25% 的排便有肛门直肠梗阻感和堵塞感。⑤至少 25% 的排便需手法辅助(如用手指协助排便、盆底支持)。⑥每周排便少于 3 次。

（2）不用泻药时很少出现稀便。

（3）不符合肠易激综合征的诊断标准。

注：诊断前症状出现至少 6 个月，且近 3 个月症状符合以上诊断标准。

（二）鉴别诊断

对年龄＞40 岁、有报警征象者，应进行必要的实验室检查、影像学检查和结肠镜检查，以明确便秘是否为器质性疾病所致、是否伴有结直肠的形态学改变。报警征象包括便血、粪隐血试验阳性、贫血、消瘦、明显腹痛、腹部包块、有结直肠息肉史和结直肠肿瘤家族史。

三、肠道动力、肛门直肠功能的检测

对难治性便秘患者，在药物治疗无效或外科手术前应行相关检查以全面了解肠道和肛门直肠功能及形态学异常的严重程度。

常用检查方法：①结肠传输试验；②测压法；③球囊逼出试验；④排粪造影；⑤其他检查。

四、治疗

治疗的目的是缓解症状，恢复正常肠道动力和排便生理功能。因此，总的原则是对个体化进行综合治疗，包括推荐合理的膳食结构，建立正确的排便习惯，调整患者的精神心理状态；对有明确病因者进行病因治疗；需长期应用通便药维持治疗者，应避免滥用泻药；外科手术应严格掌握适应证，并对手术疗效做出客观预测。

（一）调整生活方式

合理膳食、多饮水、保持运动、建立良好排便习惯是慢性便秘的基础治疗措施。①膳食：增加纤维素和水分的摄入，推荐每天摄入膳食纤维 25～35 g。②每天饮水1.5～2.0 L。③适当运动。④建立良好的排便习惯，建议患者在晨起和餐后 2 小时内尝试排便。

（二）药物治疗

药物治疗如下：①选用通便药应考虑循证医学证据、药物安全性、药物依赖性及价效比。避免长期使用刺激性泻药。容积性泻药（膨松药）主要用于轻度便秘患者，服药时应补充足够的液体，常用药物有欧车前、聚卡波非钙、麦麸等。渗透性泻药可用于轻、中度便秘患者，药物包括聚乙二醇、不被吸收的糖类（如乳果糖）和盐类泻药（如硫酸镁）。刺激性泻药包括比沙可啶、酚酞、蒽醌类药物和蓖麻油等，因有致癌和其他不良反应，建议短期、间断使用刺激性泻药。②促动力药增加肠道动力，对慢传输型便秘有较好的效果。③促分泌药，尚未在我国上市。④灌肠药和栓剂适用于粪便干结、粪便嵌塞患者临时使用。

（三）生物反馈

循证医学证实生物反馈是治疗盆底肌功能障碍所致便秘的有效方法。

（四）其他治疗方法

有文献报道益生菌能够改善慢性便秘的症状。中药能有效缓解慢性便秘的症状，但疗效评估尚需更多循证医学证据。

（五）手术

真正需要外科手术治疗的慢性便秘患者尚属少数。但患者症状严重影响工作和生活，且经过一段时间严格的非手术治疗无效时，可考虑手术治疗，但一定要掌握好手术适应证。

五、特殊人群便秘的治疗原则

（一）老年人

应尽量停用导致便秘的药物，注意改变生活方式。对粪便嵌塞者，应首先清除嵌塞的粪便，通便药可首选容积性泻药和渗透性泻药；对严重便秘患者，也可短期适量应用刺激性泻药。

（二）妊娠妇女

增加膳食纤维、多饮水和适当运动是这类患者的主要治疗措施，容积性泻药、乳果糖、聚乙二醇安全性好，可选用。比沙可啶会引起肠痉挛，应避免使用蒽醌类泻药和蓖麻油。

（三）儿童

基础治疗包括家庭教育、合理饮食和排便习惯训练，对于粪便嵌塞者，可选用丙三醇制剂（通用名为开塞露）或温氯化钠溶液灌肠。容积性泻药、乳果糖、聚乙二醇有效且耐受性良好。

（四）糖尿病患者

糖尿病便秘仍少有特异性的治疗措施，可尝试使用容积性泻药、渗透性泻药和刺激性泻药。

（五）终末期患者

预防性使用泻药极为重要，推荐使用刺激性泻药或联合渗透性泻药或润滑性泻药。

六、分级诊治

我国大多数慢性便秘患者在基层医疗机构接受诊治，可根据病情严重程度对其进行分级诊断、分层治疗。以上做法既能正确快速诊断，进行有效治疗，又能减少不必要的检查，从而降低诊治费用。

第二节　功能性消化不良

一、概述

消化不良是指位于上腹部的一个或一组症状，主要包括上腹部疼痛、上腹部烧灼感、餐后饱胀感及早饱感,也包括上腹部胀气、嗳气、恶心和呕吐等。

目前,国际上普遍将罗马Ⅲ标准作为功能性消化不良(functional dyspepsia,FD)的诊治指南。随着临床实践和研究的深入,不少学者逐渐认识到我国消化不良的病因、发病机制和诊治策略与西方国家存在不小的差异。例如,我国上消化道恶性肿瘤发病率和幽门螺杆菌(H.pylori)感染率明显高于西方国家,而我国内镜检查费用则明显低于西方国家,这就使得我国对消化不良的检查策略有别于西方国家。2015年发布的胃炎京都全球共识对幽门螺杆菌感染与FD的关系和根除策略有了清晰的表述。2007年中国消化不良的诊治指南发布后,国内陆续有不少FD相关的流行病学及临床诊治文章发表。

罗马Ⅲ标准中的消化不良是指起源于胃十二指肠的一个或一组症状,主要包括上腹部疼痛、上腹部烧灼感、餐后饱胀及早饱感。亚洲FD共识意见将另一常见症状上腹部胀气也纳入定义中,多数专家认为在亚洲消化不良患者中该症状十分常见。陈爱锦等分析福建省1 075例FD患者的症状谱,发现依次为中上腹痛占65.3%、餐后饱胀占58.2%、腹部不适感占56.7%、腹胀占55.2%。Wang等对罗马Ⅲ标准诊断的457例FD患者的症状谱进行研究,发现上腹部疼痛占74.8%、餐后饱胀占58.2%、早饱感占33.3%、上腹部烧灼感占25.8%。吴改玲和柯美云对300例FD和器质性消化不良(organic dyspepsia,OD)患者分析发现,上腹胀、早饱感和呃逆在FD组中更常见,而上腹痛在OD组中更常见。高晓阳等研究158例FD患者发现上腹痛占75.3%、上腹部烧灼感占10.8%、早饱感占7.6%、餐后饱胀感占20.9%、腹胀占15.2%、上腹饱胀占13.9%。闻春生和韩文明对120例FD患者症状的研究显示,上腹痛占68.3%、上腹胀占47.5%、嗳气占44.2%、上腹部烧灼感占45.0%、早饱感占35.0%。据报道,美国消化不良患者中约一半有胀气症状,且在动力障碍型消化不良中常见。

慢性消化不良症状可分为持续性、间歇性或复发性。罗马Ⅲ标准中,病程6个月或以上者诊断为慢性消化不良。亚洲FD共识意见中多数专家认为该病程应设定为3个月。日本一项研究表明大多数有消化不良症状的患者在首次出现症状6个月内会就医。我国缺乏相关研究资料。若以研究为目的,为了结果的可比性,FD诊断时间宜与罗马Ⅲ标准保持一致。很多器质性、系统性或代谢性疾病,如消化性溃疡、胃肠道肿瘤、肝胆恶性肿瘤、寄生虫感染、慢性胰腺疾病、甲状腺功能亢进和(或)甲状腺功能减退、慢性肾衰竭、电解质紊乱和部分药物治疗不良反应等均可能出现与FD相似的症状,在FD诊断之前应将这些原因排除。

二、流行病学

(一)无警报症状的未经检查的消化不良

无警报症状的未经检查的消化不良多数为FD。警报症状指不明原因的消瘦、进行性吞咽困难、反复或持续性呕吐、消化道出血、贫血、发热等症状和有胃癌家族史或40岁以上者出现新发的消化不良症状。国外研究表明,未经检查的消化不良患者在胃镜检查后大多数诊断为FD。新加坡一项研究发现,在5 066例未经检查的消化不良患者中,79.5%为FD。一项包括亚洲9个国家和地区(中国、中国香港地区、中国台湾地区、印度尼西亚、韩国、马来西亚、新加坡、泰国和越南)的多中心研究显示,以罗马Ⅲ标准诊断的 1 115 例未经检查的消化不良患者,经胃镜检查后 43% 诊断为 FD。李晓波等发现上海不同地区胃癌高发年龄有一定差异。我国一项对 102 665 例消化不良患者的系统评价显示,将 36～74 岁作为警报年龄对预测恶性肿瘤有一定价值。另一项关于亚洲消化不良人群的年龄界限(35、40、45 和 50 岁)对恶性肿瘤诊断意义的系统评价显示,35 岁应为消化不良患者警报年龄界限。日本一项研究认为 50 岁应作为胃癌警报年龄界限。另一项日本研究显示,1 730 例胃癌患者中,年龄＜34 岁的患者只有27 例。亚洲 FD 共识意见中多数专家认为警报症状年龄界限应为 45 岁。我国新近发布的恶性肿瘤流行病学数据显示,40～64 岁胃癌患者占 53.4%。基于上述数据,并根据《中国早期胃癌筛查及内镜诊治共识意见(2014 年,长沙)》,将 40 岁作为我国未经检查消化不良患者的警报年龄较为合适。

(二)部分 FD 与肠易激综合征重叠

我国一项依据罗马标准对 608 例 FD 患者的研究显示,24.8% 的 FD 患者重叠肠易激综合征。孙艳芳等通过罗马Ⅱ标准诊断的 910 例 FD 患者,其中 20.0% 重叠肠易激综合征。中国香港一项基于罗马Ⅰ标准的研究表明,消化不良患者中 16.9% 重叠肠易激综合征。一项中国南方的研究显示,以罗马Ⅲ标准诊断的 165 例 FD 患者中,重叠肠易激综合征者占 38.2%。杨霞等以罗马Ⅲ标准诊断 FD 患者 100 例,其中肠易激综合征重叠者占 38.0%。广东城镇居民消化不良调查研究显示,消化不良重叠肠易激综合征发生率为 21.9%。焦阳依据罗马Ⅲ标准研究 1 943 例 FD 患者,发现肠易激综合征重叠者占 7.4%。一篇关于亚洲人群的综述显示,FD 与肠易激综合征重叠发生率为 1.6%～49.0%。上述结果显示 FD 与肠易激综合征重叠常见,但发生率相差较大,可能与诊断标准、研究人群、社会文化或患者主观表述不同有关。

(三)部分 FD 与胃食管反流重叠

姚欣等发现,在符合罗马Ⅲ标准的 111 例 FD 患者中,21.6% 达到胃食管反流症状问卷量表的诊断标准。杨霞等研究符合罗马Ⅲ标准的 100 例 FD 患者,发现其中 22% 同时符合胃食管反流的诊断标准。Xiao 等对 186 例符合罗马Ⅲ标准的 FD 患者进行胃镜检查及 24 小时食管 pH 监测,发现 31.7% 的患者存在病理性胃食管酸反流。元刚等通过 24 小时 pH 监测及内镜检查诊断 147 例胃食管反流患者,发现其中 36.7% 同时符合 FD 罗马Ⅱ诊断标准。亚洲一项流行病学问卷调查显示,FD 与胃食管反流重叠在亚洲人群中较常见。

(四)FD 患者生命质量下降

虽然 FD 为非致命疾病,但是会导致患者生命质量下降。因症状导致患者缺勤、生产效率降低和占用大量医疗资源,给社会造成一定影响。曹佳懿等对 114 例 FD 患者和 100 名健康对照者进行问卷调查,通过填写 FD 症状评分表、生活事件量表和简明健康状况调查表(SF-36 量表)发现,FD 组在 SF-36 量表的健康概念维度上的得分均低于健康对照组,FD 对患者的生理健康和心理健康均有很大影响。患者的生理功能、生理职能、情感职能、精神健康、社会功能、总体健康得分均随症状严重程度加重而下降。孙艳芳等对 728 例 FD 患者和 128 例 FD 重叠肠易激综合征患者进行研究,发现 FD 重叠肠易激综合征对患者的生理、心理健康均有较大影响。刘静等对符合罗马Ⅲ标准的 1 057 例 FD 患者进行研究,发现 FD 伴体质量减轻者较体质量正常 FD 患者的抑郁、焦虑情绪和睡眠障碍发生率更高,严重影响患者生命质量,且就诊次数多和医疗耗费高。韩国一项研究采用 SF-36 量表对健康相关生命质量进行评分,发现 FD 患者的 8 项评分均降低。马来西亚两项研究应用欧洲五维健康量表(EQ-5D)对 FD 患者进行评分,发现城乡患者健康相关生命质量评分均下降。

(五)精神心理因素影响 FD 患者的就医行为

精神心理状态与 FD 的症状频率、严重程度和就医模式有一定相关性。姚学敏等研究发现 FD 患者常合并精神心理异常,可能加重患者的临床症状。马来西亚一项前瞻性横断面研究显示,839 例消化不良患者中 472 例为 FD,367 例为 OD,两组消化不良症状均与焦虑相关,FD 患者健康相关性生命质量得分较 OD 患者更低。精神心理因素也可能影响 FD 患者就医行为。Porcelli 等调查认为情感障碍影响患者的就医行为和花费,伴有心理障碍的患者往往就医较频繁。个性特征和应对方式导致患者表现出更多的心理障碍及消化道症状。梁列新认为,最可能影响患者就医的因素是症状的严重程度和患者对消化不良的认知程度。吴成跃和李兆申对 FD 患者就诊不同级别医院的影响因素进行研究,发现可能的影响因素包括症状发作频率、情感障碍和医疗费用等。中国香港一项研究显示消化不良患者的焦虑影响其医疗咨询和病假行为,焦虑程度可作为独立因素影响消化不良患者就医行为。一项亚洲肠易激综合征流行病学研究显示,相对于精神心理因素,胀气及胃不完全排空为影响患者就医行为更重要的决定因素,但这方面仍需更多研究。

三、病因和发病机制

(一)多种因素共同参与 FD 的发病过程

目前认为多种因素共同参与 FD 的发病过程,这些因素包括以胃排空延迟和容受性舒张功能下降为主要表现的胃十二指肠动力异常、内脏高敏感、胃酸、幽门螺杆菌、精神心理因素和遗传、饮食、生活方式等。其中胃十二指肠动力异常和内脏高敏感被认为是 FD 发病的最重要病理生理学机制。FD 的各种发病机制之间并不是完全独立的,而是相互影响、相互作用的。一般认为不同的病理生理学机制可能与 FD 的不同症状相关,但各种机制与特定症状之间的具体关系尚不十分明确。

(二)胃十二指肠运动功能紊乱和内脏高敏感

胃十二指肠运动功能紊乱和内脏高敏感是 FD 的重要病理生理学机制。

胃十二指肠运动功能紊乱主要表现为胃排空延迟和胃容受性舒张功能下降。与健康人相比,FD 患者胃排空时间显著延长,FD 人群中存在胃排空延迟的比例接近40％。胃排空延迟可能与恶心、餐后饱胀、早饱等症状相关。胃容受性舒张是指进食后胃底反射性扩张以容纳食物,保证食物在胃内得到充分消化。相当比例的 FD 患者胃容受性舒张功能下降,可能与早饱、体质量下降等症状的产生相关。FD 患者对机械扩张表现为高敏感反应,可能是餐后腹痛、嗳气、恶心、饱胀等消化不良症状的重要原因,但是其与症状之间的确切关系尚待进一步证实。与 FD 的上腹痛综合征相比,餐后不适综合征患者对机械扩张的内脏高敏感表现更为明显。FD 患者餐后而非空腹时对机械扩张的高敏感与进食相关症状严重程度的关联性更为明显。酸、脂质、辣椒素等物质也被证实与部分 FD 患者的症状相关。

(三)部分 FD 患者的症状

部分 FD 患者的症状可能与胃酸、幽门螺杆菌感染等因素有关。作为胃内局部环境的重要影响因素,胃酸和幽门螺杆菌在 FD 的发病中可能有一定作用。与健康人相比,FD 患者对酸的清除能力下降,十二指肠 pH 更低,酸暴露时间更长,十二指肠酸化可导致近端胃松弛、对扩张的敏感度增加并抑制胃容受性舒张功能,从而导致消化不良症状的产生。对健康人胃内注酸亦可引起消化不良症状,而使用 PPI 进行抑酸治疗可有效缓解 FD 患者的症状。FD 患者幽门螺杆菌感染率较高。Jakkimainen 等的 Meta 分析结果显示 FD 患者与健康对照者相比,幽门螺杆菌感染的 OR 值为 1.6,亚洲人群中 FD 患者的幽门螺杆菌感染率约为 60%。幽门螺杆菌可能通过影响胃部炎性反应、胃酸分泌、胃肠激素等途径引起 FD 症状。多项临床试验评价了幽门螺杆菌根除治疗对 FD 患者症状的改善作用,虽然各试验的条件和结论并不完全一致,但是 Meta 分析显示,与安慰剂相比,幽门螺杆菌根除治疗可改善部分 FD 患者的消化不良症状。

(四)精神心理因素与 FD 的发病密切相关

与健康人相比,FD 患者焦虑、抑郁评分更高,经历的应激生活事件也更多、更严重。在体质量下降的 FD 患者中,焦虑、抑郁的比例更高。抗焦虑、抗抑郁治疗对部分 FD 患者的症状有显著的缓解作用。这些证据均提示精神心理因素与 FD 的发病密切相关,但精神心理因素通过何种机制影响 FD 尚不明确。有研究显示 FD 患者中焦虑与胃容受性舒张功能受损显著相关,而应激生活事件的严重度与异常胃电活动相关。新近一项研究发现,FD 患者伴或不伴焦虑、抑郁时脑区糖代谢显著不同,提示脑区糖代谢在两者之间的联系作用。

(五)FD 的发病有关因素

FD 的发病可能有遗传、饮食、生活方式等因素的参与。研究发现多个基因多态性与 FD 的发病有一定关系。但尚未有某个特定基因被证实与 FD 发病之间有肯定的相关性。遗传因素与 FD 发病之间的关系有待进一步研究。某些特定饮食习惯、生活方式可能与 FD 症状的发生或加重相关。研究发现碳酸饮料、牛奶、洋葱等可能与腹胀相关,而咖啡、巧克力、辣椒等食物摄入可能与胃灼热症状有关。国内一项研究显示,加餐、偏爱甜食和产气食物等不健康的饮食习惯是难治性 FD 的危险因素。与健康人相比,FD 患者有运动少、睡眠不足、进食不规律和压力大等特点。不同国家、地区和民族的饮食习惯、生活方式差异很大,与 FD 发病之间的确切关系及相关机制难以准确验证,仍需要设计良好的多中心研究进一步探讨,以进一步提高证据等级。

四、诊断和评估

(一)消化不良患者的评估

对消化不良患者的评估需包括有无警报症状、症状频率、严重程度、心理状态等。

尽管现有的研究提示警报症状对 FD 患者中器质性疾病的预测作用有限,但是大多数专家仍认为需对合并警报症状的患者进行认真评估。警报症状包括消瘦、黑便、贫血、进行性吞咽困难、发热和黄疸等。首次出现消化不良症状年龄＞40 岁和有上消化道恶性肿瘤家族史者也应列入筛查范围。排除了警报症状相关器质性疾病后需根据症状的频率和严重程度、心理状态等进行评估。我国目前仍然应用罗马Ⅲ诊断标准诊断 FD。FD 是基于症状的诊断,但 FD 症状的敏感度和特异度有限,往往需要结合相关检查来排除可以引起类似症状的疾病。患者的症状评估包括症状频率和严重程度 2 个维度。症状频率和严重程度的评估有助于判断患者生命质量的受影响程度,也是判断各种治疗疗效的客观指标。心理状态的评估是功能性胃肠病患者的重要评估内容,对患者治疗方案的选择,尤其是经验治疗无效的患者,后续治疗方案的制订有重要参考价值。

(二)对经验性治疗无效的消化不良患者可行幽门螺杆菌检测

幽门螺杆菌与 FD 关系密切,中国地区流行病学调查显示部分人群中幽门螺杆菌的感染率高达 70%,欧美国家仅为 13%～27%。已有 Meta 分析结果提示 FD 患者合并幽门螺杆菌感染的风险增高。Zhao 等的 Meta 分析纳入了 2012 年前发表的 14 篇英文临床随机对照研究,结果提示 FD 患者根除幽门螺杆菌后其消化不良症状可改善的优势比(OR)值为 1.38。对 1989 年至 2007 年发表的 7 篇中文临床随机对照研究进行 Meta 分析,结果提示中国 FD 患者根除幽门螺杆菌后其消化不良症状可改善的 OR 值为 3.61。Cochrane 数据库系统回顾 25 篇随机对照研究后,提出幽门螺杆菌检测和治疗的策略优于单纯抑酸治疗[相对危险度(relative risk,RR)＝0.59]。因此,在经验性治疗无效的消化不良患者中应检测幽门螺杆菌的感染状态。亚洲地区 FD 共识意见也提倡对幽门螺杆菌感染状态进行检测,阳性患者建议根除治疗。最近发布的幽门螺杆菌胃炎京都全球共识提出,幽门螺杆菌胃炎是消化不良的原因之一,建议对幽门螺杆菌阳性的胃炎患者行幽门螺杆菌根除治疗,如消化不良症状得以长期缓解,可以认为症状为幽门螺杆菌胃炎引起,有别于 FD。

(三)初诊的消化不良患者做胃镜检查

因我国幽门螺杆菌感染率和上消化道肿瘤患病率高,推荐初诊的消化不良患者及时进行胃镜检查。西方国家消化不良诊治指南中推荐,仅在经验治疗无效的患者或者具有警报症状的患者中行进一步的检查,如上消化道内镜等,而我国 2007 年的指南中也未将内镜检查作为首诊患者需进行的检查项目。如前所述,中国人群中幽门螺杆菌感染率高,部分人群中幽门螺杆菌的感染率高达 70%;此外中国上消化道肿瘤的发生率也较欧美国家高。流行病学调查提示,我国广州地区 1998－2002 年,食管肿瘤的年龄标准化发病率(age standardized incidence rate,ASR)为 9.3/(10 万人·年),胃癌为 17/10 万;而同期上海地区食管肿瘤和胃癌的 ASR 则分别为 9.4/(10 万人·年)和 34.1/(10 万人·年)。在 2007－2011 年,美国食管肿瘤和胃癌的 ASR 分别为 4.4/(10 万人·年)和 7.5/(10 万人·年)。上海地区的一项研究回顾了 2002－2003 年连续就诊的 14 101 例消化不良患者,对其胃镜、幽门螺杆菌症状等情况进行分析,结果提示对＜45 岁无警报症状的患者,如仅对幽门螺杆菌阳性患者进行内镜检查,

16.7％的胃癌会被漏诊。亚洲地区对早期胃镜在消化不良患者中作用的 Meta 分析提示,警报症状和年龄对预测消化不良患者肿瘤发生作用有限,鉴于亚洲地区上消化道肿瘤发生率高,建议在初诊的患者中及时进行胃镜检查。

(四)消化不良的辅助检查

消化不良的辅助检查包括血常规、血生物化学、粪便隐血、上腹部超声等,根据需要还可行结肠镜、上腹部 CT 或 MRI 检查。在寄生虫感染流行区域,建议行相应的病原学检测。

诊断 FD 需首先排除器质性疾病引起的相关症状。慢性肾病、甲状腺功能亢进和(或)减退、胰腺疾病和寄生虫感染等均可出现消化不良症状,需通过血常规、血生物化学、粪便隐血、上腹部超声、寄生虫检查等加以排除。此外,部分患者还需根据具体情况行结肠镜、上腹部 CT 或 MRI 检查排除恶性肿瘤如肝癌等。

(五)部分患者需要行胃感觉运动功能检测

目前尚不推荐胃感觉运动功能检测为常规临床检测项目。胃感觉运动功能检测包括胃排空或胃容受性试验。尽管胃排空延迟和胃容受性下降与消化不良症状之间的相关性存在争议,但是消化不良发病机制的研究证实部分患者存在胃感觉运动功能异常。为研究 FD 的发病机制和评价药物疗效,可能需要进行胃感觉运动功能检测。已有多项临床药物研究采用胃恒压器试验,评估药物治疗对胃容受性舒张功能的改善作用。Lim 等也采用营养饮料试验研究胃感觉功能与消化不良症状的关系,定量评估伊托必利治疗消化不良的有效性。由于胃感觉运动功能的检测方法在我国普及率比较低,作为常规临床检测项目存在相当难度,因此不推荐将其作为临床常规检查项目。

五、治疗

(一)饮食调整有助于改善 FD 症状

虽然普遍认为不同食物、进食方式可能与 FD 有关,但是相关高质量的研究较少。已有的研究提示某些食物或食物添加剂能够导致或加重 FD 患者的症状,如粗粮、高脂饮食、刺激或辛辣食物、碳酸饮料、酒精和浓茶等。有的食物则可能有助于减轻症状,如米饭、面包、酸奶、蜂蜜、冰糖、苹果等。进餐方式和进餐是否规律也可能影响消化不良症状。Keshteli 等对 4 763 名普通人群的问卷调查研究显示,不规律进餐和快速进餐是导致 FD 患者症状的危险因素,而进餐过程中是否饮水和进餐与睡眠的间隔时间与 FD 患者的症状无相关性。中国的一项研究结果提示,不吃早餐、多餐、食用甜食和产气食物是诱发 FD 的危险因素,其中辛辣食物与上腹不适综合征(EPS)相关,而甜食和产气食物与餐后不适综合征(PDS)关系更密切。

(二)PPI 和 H_2 受体拮抗剂

质子泵抑制剂(PPI)和 H_2 受体拮抗剂(H_2 receptor antagonist,H_2 RA)可作为 FD 尤其是 EPS 的经验性治疗。

西方国家的研究发现部分 FD 患者存在病理性胃食管酸反流,非糜烂性胃食管反流病(non-erosive gastroesophageal reflux disease,NERD)和 FD 重叠现象常见。

6项基于西方国家患者进行的随机对照研究发现PPI改善FD患者症状的疗效优于安慰剂。2015年日本消化病学会制订的FD指南认为PPI和H_2RA都能有效改善FD症状,二者疗效相当。我国的研究也证实按罗马Ⅲ标准诊断的FD患者中,31.7%存在病理性胃食管酸反流,PPI治疗可以缓解部分患者的症状。Meta分析发现,PPI对表现为EPS亚型的FD患者症状缓解疗效较好。我国2007年中国消化不良诊治指南提出H_2RA和小剂量PPI能有效治疗FDE。本共识意见依然推荐PPI或H_2RA作为FD尤其是EPS患者的首选经验性治疗药物,疗程为4～8周。如症状改善不理想,可考虑调整治疗药物。在控制FD症状方面,大剂量PPI治疗并不优于标准剂量。

2012年亚洲FD共识意见认为,根据多项研究,PPI的剂量不影响FD的治疗效果,因此推荐PPI治疗FD的剂量为标准剂量。长期大剂量PPI应用并不能增加疗效,反而增加小肠细菌过度生长等药物不良反应的风险。

(三)促胃肠动力药

促胃肠动力药可作为FD特别是PDS的首选经验性治疗。部分FD患者存在胃排空延迟,早期的Meta分析显示疗程为2～8周的促动力药物治疗疗效优于安慰剂。国内应用较多的促动力药物主要是多潘立酮、莫沙必利和伊托必利。2011年我国一项前瞻性、多中心研究显示伊托必利治疗FD安全有效,疗效随治疗时间的延长有增加趋势。也有研究显示莫沙必利能明显改善FD患者的临床症状,对PDS和EPS都有效。许多关于促动力药物疗效的临床研究存在患者异质性和样本量较小的局限性。

(四)根除幽门螺杆菌

对于幽门螺杆菌感染的FD患者,根除幽门螺杆菌能使部分患者受益。

京都幽门螺杆菌胃炎全球共识中提出幽门螺杆菌感染是慢性胃炎的病因之一,有症状的幽门螺杆菌慢性胃炎应该进行幽门螺杆菌根除治疗。HEROES试验纳入400余例符合罗马Ⅲ标准的FD患者,发现根除幽门螺杆菌能显著缓解部分患者症状,使患者长期受益。另一项随机、单盲、安慰剂对照的研究发现,在上腹痛和上腹部烧灼感为主的FD患者中,根除幽门螺杆菌后症状缓解率分别达77.2%和82.0%,显著高于安慰剂组。而对于以餐后不适为主的FD患者,根除幽门螺杆菌对缓解症状的疗效与安慰剂治疗差异无统计学意义。一项纳入644例FD患者的多中心、随机回顾性研究发现,无论用三联还是四联疗法根除幽门螺杆菌,都能使FD患者,尤其是EPS患者获益。2012年我国一项幽门螺杆菌与FD的Meta分析共纳入7项随机对照试验,包括1 036例FD患者,结果显示幽门螺杆菌根除组患者症状缓解率明显高于对照组,认为幽门螺杆菌根除治疗对FD患者症状的改善是有益的。除了改善FD的症状外,根除幽门螺杆菌还能降低日后发生消化性溃疡、胃癌和胃MALT淋巴瘤的风险。

(五)中药治疗可改善部分FD患者的症状

中医药在治疗功能性胃肠病方面有其独特的理论和经验。中国中西医结合学会消化系统疾病专业委员会也制订了《FD的中西医结合诊疗共识意见(2010)》。日本的研究表明许多汉方草药对FD有一定的治疗效果。我国设计良好的随机对照研究不多。对于常规西医治疗效果不佳的患者可以尝试采用中医药治疗。

(六)消化酶可作为 FD 的辅助治疗

消化酶制剂有助于食物的消化吸收。近期国内一项随机双盲、双模拟、阳性药物平行对照的多中心研究组织了 203 例消化不良患者,并且将其分成两组。然后,分别给予复方消化酶片剂和复方消化酶胶囊治疗,两组的总有效率分别为 80.2% 和 79.4%,由此认为复方消化酶制剂能有效缓解 FD 患者的症状。但仍需要更多的高质量临床研究来证实消化酶对于 FD 症状的缓解作用。

(七)精神心理治疗对伴有焦虑抑郁的 FD 患者有效

精神心理治疗 FD 的证据等级不一。目前应用抗焦虑和抑郁药物治疗的功能性胃肠病多为肠易激综合征,对于 FD 的治疗临床大宗研究数据非常有限。Talley 等对 292 例 FD 患者随机分组,分别给予阿米替林、西酞普兰和安慰剂,结果提示各组疗效差异无统计学意义,但进一步分析显示阿米替林对具有溃疡样疼痛的 FD 患者疗效明显优于安慰剂(OR=3.1),且两种抗抑郁药对 FD 患者的生命质量具有明显的改善作用。Kerkhoven 等研究显示文拉法辛治疗 FD 疗效并不优于安慰剂。一项小样本研究显示阿米替林对伴有睡眠障碍的 FD 患者疗效优于安慰剂。来自中国台湾地区的一项开放式研究结果显示,氟西汀对伴有抑郁的 FD 患者疗效明显优于不伴抑郁的 FD 患者。苏梅蕾等对伴有明显焦虑抑郁、常规药物治疗无效的 FD 患者进行试验,发现抗抑郁治疗能明显改善其消化不良症状。上述研究结果提示,抗焦虑抑郁药物对于 FD 症状的改善效果存在不一致性。对于是否给予 FD 患者抗焦虑抑郁治疗应有针对性的选择。如患者的焦虑抑郁症状比较明显,应建议患者咨询心理科医师。

(八)穴位刺激治疗对 FD 症状有一定疗效

穴位刺激治疗 FD 的高质量研究较少,绝大部分的研究来自我国中医领域。吴晓尉等的针灸对比胃肠促动力药物治疗 FD 疗效的 Meta 分析结果表明,针灸治疗 FD 的总有效率明显优于促动力剂。但是该项分析纳入的研究文献质量偏低,结果可能存在偏倚。在临床中常选用的 4 种穴位刺激治疗方案分别为经皮穴位电刺激、电针、毫针针刺和穴位埋线,常选用的穴位通常以足阳明经脉和任脉为主。穴位刺激治疗能改善 FD 患者上腹痛、反酸、嗳气、腹胀、纳差等症状。Park 等比较了经典穴位刺激及非穴位刺激治疗 FD 患者的疗效,结果显示两者均能缓解 FD 症状,提示穴位刺激治疗虽然能改善 FD 患者的症状,但是也不能否定安慰效应所起的作用。

第三节　肠易激综合征

一、定义

肠易激综合征(irritable bowel syndrome,IBS)是一种常见的功能性肠病,以腹痛或腹部不适为主要症状,排便后可改善,常伴有排便习惯改变,缺乏可解释症状的形态学和生化学异常。世界各地流行病学研究报道显示 IBS 是一种世界范围内的多发病。西方国家人群患病率达 10%~20%,我国一项按罗马Ⅱ标准的流行病学调查显示社区人群 IBS 患病率为 5.7%,其中 22% 曾因 IBS 症状而就诊。IBS 的症状常与其他功能性胃肠病,如功能性消化不良的症状有重叠。IBS 症状常影响患者的学习、生活和工作,对患者的生存质量产生不同程度的负面影响。与正常人相比,IBS 患者较易寻求各种医疗帮助,花费高额的医疗费用。同时患者也因疾病而旷工、旷课有间接的经济损失。因此,IBS 是值得重视的临床疾病与社会问题。

二、病因和发病机制

总体来说,IBS 的病因和发病机制尚不十分清楚。现有研究结果显示 IBS 的发病与下列因素有关。

(一)胃肠道动力异常

部分腹泻型 IBS 表现为胃肠通过时间缩短、结肠收缩增强等肠道动力亢进,而部分便秘型 IBS 则可存在肠道动力不足等表现。

(二)内脏敏感性增高

直肠气囊扩张试验表明 IBS 患者痛阈下降,对直肠扩张等机械性刺激敏感性增高。

(三)中枢神经系统感知异常

功能性磁共振研究表明,IBS 患者对直肠气囊扩张刺激所引起大脑反应区与正常人有所不同,且腹泻型 IBS 与便秘型 IBS 之间的大脑反应区也有所不同。

(四)脑-肠轴调节异常。

中枢神经系统对肠道传入信号的处理及对肠神经系统的调节异常可能与 IBS 的症状有关。

(五)肠道感染与炎症反应。

有研究表明肠道急性细菌感染后部分患者发展为 IBS,肠道感染引起的黏膜炎症反应、通透性增加及免疫功能激活与 IBS 发病的关系值得进一步研究。

(六)精神心理异常

部分 IBS 患者存在焦虑、紧张、抑郁、失眠等精神心理异常,精神心理应激也可诱发或加重 IBS 症状,说明精神心理因素与 IBS 有密切的关系。

三、诊断

(一)诊断标准与分型

1.诊断标准

推荐采用目前国际认同的罗马标准。IBS 的罗马Ⅲ诊断标准:反复发作的腹痛或腹部不适,最近 3 个月内每月发作至少 3 天,伴有以下 2 项或 2 项以上。①排便后症状改善;②发作时伴有排便频率的改变;③发作时伴有粪便性状(外观)改变。以下症状未列入诊断标准,但对诊断有支持意义,包括排便频率异常(每周排便少于 3 次,或每天排便多于 3 次),粪便性状异常(干球粪、硬粪、糊状粪、稀水粪),排便费力,排便急迫感,排便不尽,排黏液,以及腹胀。

2.分型

以往使用的罗马Ⅱ标准中 IBS 分型标准复杂且难以使用,罗马Ⅲ简化为仅依据粪便性状作为分型的指标,具有一定的实用性和可操作性,推荐使用罗马Ⅲ分型方法。

IBS-D(IBS 腹泻型):至少 25% 的排便为松散(糊状)粪或水样粪,且硬粪或干球粪<25% 的排便。

IBS-C(IBS 便秘型):至少 25% 的排便为硬粪或干球粪,且松散(糊状)粪或水样粪<25% 的排便。

IBS-M(IBS 混合型):至少 25% 的排便为硬类或干球粪,至少 25% 的排便为松散(糊状)粪或水样粪。

IBS-U(IBS 不定型):粪便性状异常不符合上述 IBS-C、IBS-D 或 IBS-M 中的任一标准。

(二)诊断的注意事项

2006 年颁布的罗马Ⅲ诊断标准以近年的流行病学及临床研究为证据,基于症状学的诊断标准。在实际应用中应注意以下几个方面:①诊断应建立在排除器质性疾病的基础上。②IBS 的肠道症状具有一定的特点,如腹痛或腹部不适与排便的关系,这组症状有别于其他的功能性肠病(如功能性便秘、功能性腹泻、功能性腹痛)。③IBS 常与其他功能性胃肠病共存。

从对罗马Ⅲ就 IBS 分型标准阐述的理解,考虑到汉语的表达特点,我们建议将 IBS 亚型命名的汉语翻译为:IBS 腹泻型(IBS-D)、IBS 便秘型(IBS-C)、IBS 混合型(IBS-M)[与 IBS 交替型(IBS-A)在某种程度上属同义词]和 IBS 不定型(IBS-U)。罗马旧标准的修改依据主要来源于西方的研究资料,我国 IBS 的临床特点可能与西方有所不同,文化和社会生活习惯的差异也可能会影响对 IBS 的认识,建议在使用以上诊断标准的同时注意比较我国 IBS 的特点,以求今后制订更适合我国应用的诊断标准和分型标准。

(三)诊断的步骤

在严格遵循上述诊断标准并排除器质性疾病的基础上做出 IBS 诊断。对检查方法的选择,要求既不能漏诊器质性疾病,又要尽可能减少不必要的检查,以免增加患者的经济与精神负担。

1.详细的病史询问和细致的系统体格检查

对 IBS 的诊断和鉴别诊断至关重要,当发现警报征象,如发热、体重下降、便血、黑粪、贫血、腹部包块及其他不能用功能性疾病来解释的症状和体征时,应进行相关的检查以明确排除器质性疾病。对新近出现症状、症状逐步加重、近期症状与以往发作形式有不同、有结直肠癌家族史、年龄≥40 岁者,建议将结肠镜或钡剂灌肠 X 线检查列为常规检查。如无上述情况,且年龄在 40 岁以下、一般情况良好,但具有典型的IBS 症状者,可常规行粪便常规检查,根据具体结果决定是否需要进一步检查。也可以先予以治疗,根据治疗的反应与结果,再决定选择是否需要进一步检查。

2.实验室检查和器械检查

除以上提及的检查项目外,还可根据患者的具体情况及需要鉴别的器质性疾病来选择相关的检查。在科研和临床治疗试验中,应进行全面的检查,包括①血常规、尿常规、大便常规、粪便细菌培养等常规检查。②肝功能、肾功能、血糖、24 小时红细胞沉降率等血生化学检查。③结肠镜或钡剂灌肠 X 线检查。④腹部超声检查。

四、鉴别诊断

需要与 IBS 鉴别诊断的疾病主要有炎症性肠病、结直肠肿瘤,还要注意鉴别 IBS-D 与乳糖不耐受、小肠细菌过度生长、寄生虫感染等。

五、治疗

治疗目的是消除患者顾虑,改善症状,提高患者生活质量。治疗原则:在建立良好医患关系基础上,根据主要症状类型进行对症治疗,根据症状严重程度进行分级治疗,注意治疗措施的个体化和综合性。

(一)建立良好医患关系

对患者进行健康宣教、安慰患者且与患者建立良好的医患关系是经济有效的治疗方法,也是所有治疗方法得以有效实施的基础。

(二)饮食治疗

不良的饮食习惯和膳食结构可以加剧 IBS 的症状。因此,健康、平衡的饮食可有助于减轻患者的胃肠功能紊乱症状。IBS 患者宜避免:①过度饮食;②大量饮酒;③咖啡因;④高脂饮食;⑤某些具有"产气"作用的蔬菜、豆类等;⑥精加工食粮和人工食品(便秘者),山梨醇及果糖(腹泻者);⑦不耐受的食物(因不同个体而异)。增加膳食纤维主要用于便秘为主的 IBS 患者,增加纤维摄入量的方法应个体化。

(三)药物治疗

尽管现在尚无一种药物能完全有效地治疗各种类型的 IBS,但已证实有不少药物可以不同程度、有针对性地改善 IBS 症状。常用药物包括①解痛药:抗胆碱能药,如阿托品、溴丙胺太林、东莨菪碱等能改善腹痛等症状,但应注意不良反应。目前使用较普遍的为选择性肠道平滑肌钙通道阻滞剂,如匹维溴铵、奥替溴铵等,或离子通道调节剂马来酸曲美布汀,均具有较好的安全性。②止泻药:轻症者可选用吸附剂,如双八面体、蒙脱石等。洛哌丁胺或复方地芬诺酯等可改善腹泻,但需注意便秘、腹胀等不良反应。③导泻药:便秘时可使用导泻药,一般主张使用温和的轻泻药以减少不良反应和药物依赖性。常用的有容积性泻药,如甲基纤维素;渗透性轻泻剂,如聚乙二醇、乳果糖或山梨醇。④肠道动力感觉调节药:受体拮抗剂——阿洛司琼可改善严重 IBS-D 患者的腹痛症状及减少大便次数,但可引起缺血性结肠炎等严重不良反应,临床应用时应注意。$5-HT_3$受体部分激动剂——替加色罗因存在心血管不良反应目前已暂停使用。⑤益生菌:益生菌是一类具有调整宿主肠道微生物群生态平衡而发挥生理作用的微生物制剂,对改善 IBS 多种症状具有一定疗效。⑥抗抑郁药:对腹痛症状重而上述治疗无效,尤其对伴有较明显精神症状者可试用。⑦中医治疗:中药、针灸等治疗对 IBS 具有一定疗效,但缺乏设计良好的随机平行对照的研究结果,有待今后进一步研究。

(四)心理行为治疗

对症状严重而顽固且经一般治疗或药物治疗无效者,应考虑予心理行为治疗,包括心理治疗、认知治疗、催眠治疗、生物反馈等。

第二章

常见食管疾病

第一节　胃食管反流

一、概述

胃食管反流(gastroesophageal reflux, GER)是指十二指肠内容物反流入食管引起恶心等症状,可引起反流性食管炎,以及咽喉、气道等食管邻近的组织损害。胃食管反流在北京、上海两地的患病率为5.77％,40～60岁为高峰发病年龄,男女发病无差异。近年来随着人们对吞咽障碍的认识不断深入,胃食管反流越来越受到临床医师及康复医师的重视。

二、病因和发病机制

胃食管反流是由多种因素造成的消化道动力障碍性疾病。其主要发病机制是抗反流防御机制减弱和反流物对食管黏膜攻击作用的结果。

(一)抗反流防御机制减弱

抗反流机制包括抗反流屏障、食管清除作用及食管黏膜屏障作用。

1.抗反流屏障

抗反流屏障是指在食管和胃交接的解剖结构,包括食管下括约肌(low esophageal sphincter, LES)、膈肌脚、膈食管韧带、食管与胃底间的锐角等,上述各部分的结构和功能上的缺陷均可造成胃食管反流,其中最主要的是LES的功能状态。LES是食管末端3～4 cm长的环形肌束高压带,可防止胃内容物反流入食管。LES部位的结构受到破坏时可使LES压下降从而导致胃食管反流。

2.食管清除作用

正常情况下,一旦发生胃食管反流,大部分反流物通过1～2次食管自发性或继发性蠕动性收缩将食管内容物排入胃内,即容量清除,这是食管廓清的主要方式,剩余的则由唾液缓慢地中和。故食管蠕动和唾液产生异常也参与胃食管反流的致病作用。食管裂孔疝可引起胃食管反流并降低食管对酸的清除,进而导致胃食管反流。

3.食管黏膜屏障作用

反流物进入食管后,食管可以凭借上皮屏障发挥其抗反流物对食管黏膜损伤的作用。因此任何导致食管黏膜屏障作用下降的因素(长期吸烟、饮酒及抑郁等)将使食管黏膜不能抵御反流物的损害。

(二)反流物对食管黏膜攻击作用

在食管抗反流防御机制下降的基础上,反流物刺激和损害食管黏膜,其受损程度与反流物的质和量有关,也与反流物与黏膜的接触时间、部位有关。胃酸、胃蛋白酶是反流物中损害食管黏膜的主要成分,近年来对胃食管反流的监测证明存在胆汁反流,其中的非结合胆盐和胰酶是主要的攻击因子,参与损害食管黏膜。

三、治疗

(一)治疗目标

通过缓解症状、治愈食管炎以提高生活质量,并且预防疾病复发和并发症。

(二)治疗方法

1.改变生活方式

改变生活方式是胃食管反流的基础治疗,仅对部分患者有效(证据分类:Ⅳ类)。抬高床头,睡前3小时不再进食,避免高脂肪食物,戒烟、酒,减少摄入可以降低食管下段括约肌压力的食物(如巧克力、薄荷、咖啡、洋葱、大蒜等),但这些改变对多数患者而言并不足以缓解症状。目前尚无关于改变生活方式对胃食管反流治疗的对照研究。生活方式改变对患者生活质量的潜在负面影响尚无研究资料。体质量超重是胃食管反流的危险因素,减轻体质量可减少胃食管反流患者反流症状。

2.抑制胃酸分泌

抑制胃酸分泌是目前治疗胃食管反流的主要措施,包括初始治疗与维持治疗两个阶段(证据分类:Ⅰ类)。多种因素参与胃食管反流的发病,反流至食管的胃酸是胃食管反流的主要致病因素。胃食管反流的食管黏膜损伤程度与食管酸暴露时间呈正相关,糜烂性食管炎的8周愈合率与24小时胃酸抑制程度亦呈正相关。抑制胃酸的药物包括 H_2 受体拮抗剂(H_2 receptor antagonist, H_2 RA)和质子泵抑制剂(proton pump inhibitor, PPI)等。

(1)H_2 RA 仅适用于轻至中度胃食管反流治疗:H_2 RA(西咪替丁、雷尼替丁、法莫替丁等)治疗反流性胃食管反流的食管炎愈合率为 $50\%\sim60\%$,烧心症状缓解率为 50%。临床试验提示:H_2 RA 缓解轻至中度胃食管反流症状疗效优于安慰剂,但症状缓解时间短,且 $4\sim6$ 周大部分患者出现药物耐受,长期疗效不佳。

(2)PPI 抑酸能力强:PPI 是胃食管反流治疗中最常用的药物。目前国内共有5种PPI(奥美拉唑、兰索拉唑、泮托拉唑、雷贝拉唑和埃索美拉唑)可供选用。在标准剂量下,新一代 PPI 具有更强的抑酸作用。

(3)伴有食管炎的胃食管反流治疗首选 PPI:多项研究结果表明 PPI 治疗糜烂性食管炎的内镜下 4、8 周愈合率分别为 80% 和 90% 左右,PPI 推荐采用标准剂量,疗程8周。部分患者症状控制不满意时可加大剂量或换一种 PPI。

（4）治疗非糜烂性反流病的主要药物是 PPI。由于非糜烂性反流病发病机制复杂，PPI 对其症状疗效不如糜烂性食管炎，但 PPI 是治疗非糜烂性反流病的主要药物，治疗的疗程尚未明确，已有研究资料显示应不少于 8 周，对疗效不满意者应进一步寻找影响疗效的原因。

（5）PPI 进行经验性治疗：凡具有烧心、反流等典型症状者，若无报警症状即可予以 PPI 进行经验性治疗。根据胃食管反流的新定义，对有典型反流症状的患者，如无报警症状，临床上便可拟诊为胃食管反流，给予 PPI 治疗，采用标准剂量，每天 2 次，用药时间 1～2 周，胃食管反流患者服药后 3～7 天，症状可迅速缓解。经验性治疗并不排除内镜检查。对年龄＞40 岁，发病后体质量显著减轻，出现出血、吞咽困难等症状时，应首先行胃镜检查，明确诊断后再进行治疗。

3.维持治疗

维持治疗是巩固疗效、预防复发的重要措施，用最小的剂量达到长期治愈的目的，治疗应遵循个体化。

胃食管反流是一种慢性疾病，停药后半年的食管炎与症状复发率分别为 80% 和 90%，故经初始治疗后，为控制症状、预防并发症，通常需采取维持治疗。目前维持治疗的方法有 3 种：维持原剂量或减量、间歇用药、按需治疗。采取哪一种维持治疗方法，主要由医师根据患者症状及食管炎分级来选择药物与剂量，通常严重的糜烂性食管炎（LAC-D 级）需足量维持治疗，非糜烂性反流病可采用按需治疗。H_2RA 长期使用会产生耐受性，一般不适合作为长期维持治疗的药物。

（1）原剂量或减量维持：维持原剂量或减量使用 PPI，每天 1 次，长期使用以维持症状持久缓解，预防食管炎复发。

（2）间歇治疗：PPI 剂量不变，但延长用药周期，最常用的是隔天疗法。3 天 1 次或周末疗法因间隔太长，不符合 PPI 的药代动力学，抑酸效果较差，不提倡使用。在维持治疗过程中，若症状出现反复，应增至足量 PPI 维持。

（3）按需治疗：按需治疗仅在出现症状时用药，症状缓解后即停药。按需治疗建议在医师指导下，由患者自己控制用药，没有固定的治疗时间，治疗费用低于维持治疗。

4.使用促动力药物

对胃食管反流可选择性使用促动力药物。在胃食管反流的治疗中，抑酸药物治疗效果不佳时，考虑联合应用促动力药物，特别是对于伴有胃排空延迟的患者。

5.内镜或手术治疗

选择内镜或手术治疗时应综合考虑、慎重决定。胃食管反流手术与内镜治疗的目的是增强 LES 抗反流作用，缓解症状，减少抑酸剂的使用，提高患者的生活质量。

（1）抗反流手术：抗反流手术也是维持治疗的一种选择，腹腔镜下抗反流手术的疗效与开腹手术类同。术前应进行食管 24 小时 pH 值监测，以了解患者反流的严重度。进行食管测压以了解下食管括约肌及食管体部运动功能，从而指导选择手术方式。对症状不典型、抑酸治疗效果差的患者，手术疗效通常不能达到预期目标。

（2）胃食管反流内镜治疗：内镜治疗创伤小，安全性较好，疗效需进一步评估。胃食管反流内镜治疗方法有内镜缝合治疗、射频治疗、内镜下注射治疗和(或)植入治疗等。目前仅内镜缝合治疗获得我国食品和药品管理局批准并用于临床。

(3)BE并发症:BE伴高度不典型增生、食管严重狭窄等并发症,可考虑内镜或手术治疗。

第二节　弥漫性食管痉挛

一、概述

弥漫性食管痉挛是一种食管远端平滑肌同步收缩同时伴有胸痛和吞咽困难的原发性食管动力障碍性疾病。临床上以慢性间歇性胸痛和吞咽困难为特点,食管中下段出现同步非推进性不协调的持续强烈重复性收缩,致使食管呈螺旋状或串珠状狭窄,而上段食管及LES功能大多正常。该病的发生率为0.2/(10万人·年),可发生于任何年龄,但以女性和50岁以上的中老年人较多见,小儿罕见。

二、病因和发病机制

弥漫性食管痉挛的病因尚不清楚,可能与食管神经-肌肉变性、食管黏膜对刺激过敏、精神心理因素、炎症有关。此外,目前对于弥漫性食管痉挛是一种独立性疾病,还是贲门失弛缓症患者发展过程中的一个阶段,还存在争论。食管压力测定发现,患者胸骨后痛常伴随不正常的同步收缩,且与收缩幅度有关,由于食管测压只对环形肌收缩敏感,因此胸痛可能是由食管环形肌高幅收缩增加食管壁张力,从而引起的肌肉缺血所致。近年来,有超声内镜研究发现当纵形肌收缩时也可引起疼痛不适,但食管纵形肌收缩不增加食管内压力,因而标准食管测压有时不能充分反映疼痛情况,这可能是部分患者胸痛症状与食管测压结果不一致的原因。

三、临床表现

80%~90%患者有胸痛,轻者胸骨后不适,重者呈阵发性绞痛或挤压痛,向肩背或上臂放射,容易与心绞痛混淆。吞咽困难常呈间歇发作,可因进食冷饮、碳酸盐饮料、半固体食物而诱发,并受情绪及心理因素影响,部分患者可于吞咽时发生晕厥,称为吞咽性晕厥或食管性晕厥,是由食物性团块扩张痉挛的食管,引起血管迷走神经反射,从而产生窦性心动过缓所致,使用阿托品可缓解。

四、诊断

(一)食管钡餐造影

食管下2/3出现不协调的非推进性强烈收缩,食管腔呈一系列的同轴性狭窄,形状呈弯曲、螺旋或串珠状,严重者可出现食管憩室。X线下动态观察,可发现食管下段有非推进性的第三收缩波伴纵行缩短,钡剂呈节段性滞留或逆向流动,大多数病例无扩张,一旦钡剂到达食管下段 LES 处,即能正常排空。

(二)食管压力测定

食管压力测定是诊断弥漫性食管痉挛的金标准。传统水灌注测压表现为以下几方面。

(1)同步收缩,即食管上段、中段、下段同时收缩,记录仪上各点都出现正向波。患者吞咽时至少有 30%吞咽食管同时有高幅收缩。

(2)重复收缩,即一次吞咽后引起 3 次以上的收缩,即反复有高幅收缩和不伴吞咽的自发性异常时相。

(3)高幅非推进性收缩,表现为高幅、宽大、畸形蠕动波,一般指波幅超过 24 kPa(180 mmHg)的收缩波,收缩时间>6 秒,平均食管收缩时相达 8 cm/s 以上,反复高幅收缩是本病的典型表现。

(4)食管原有蠕动收缩仍存在,收缩波可通过整个食管,也可从食管中段开始为不协调的压力波所替代,上食管括约肌与下食管括约肌的压力及松弛功能正常。

五、治疗

弥漫性食管痉挛治疗的主要目的是消除症状,首选内科药物治疗。硝酸酯类药物可松弛血管和食管平滑肌,特别是急性胸痛发作时可明显缓解症状;钙离子拮抗剂可降低 LES 压力和食管收缩幅度;镇静及抗抑郁药物可改善患者焦虑、抑郁、恐惧症状。对于药物治疗无效患者,可考虑介入治疗或手术治疗,手术方法多采用食管纵行肌切开术,成功率约为 75%。

第三章

常见胃肠疾病

第一节 急性胃炎

一、概述

急性胃炎是指各种原因引起的胃黏膜急性炎症与损伤。临床上急性发病,常表现为上腹部疼痛、嗳气、恶心、呕吐和食欲减退等,其临床表现轻重不一,大都有比较明显的致病因素,如大量饮酒、药物、暴饮暴食、误食不洁食物等。内镜下可见黏膜充血、水肿、糜烂、出血等一过性病变。病理组织学特征表现为胃黏膜固有层见到中性粒细胞为主的炎症细胞浸润。

二、病因

导致急性胃炎发病的因素很多,可由化学或物理因素刺激引起,也可由细菌或其毒素引起。化学刺激主要来自烈酒、浓茶、咖啡、香料及药物(如水杨酸盐制剂、吲哚美辛、保泰松、糖皮质激素等),其中急性腐蚀性胃炎多由吞服强酸、强碱及其他腐蚀剂所致。物理刺激,如过热、过冷、过于粗糙的食物及 X 线照射,均会损伤胃黏膜,引起炎症性改变。进食细菌或其毒素污染的食物,是急性胃炎最常见的一个病因。急性胃炎发病原因主要包括以下 4 个方面。

(一)理化因素

1.药物因素

其中 NSAIDs 最常见,其他如肾上腺糖皮质激素、某些抗生素及抗癌药物;乙醇等破坏黏膜屏障,引起上皮细胞损害、黏膜内出血和水肿;胆汁反流后导致胆盐、磷脂酶 A、胰酶破坏胃黏膜,从而产生多发性糜烂。

2.物理因素

如辛辣及粗糙食物对胃黏膜造成机械性损伤。

(二)应激因素

急性应激可由严重的脏器疾病、大手术、大面积烧伤、休克、颅脑外伤、颅内疾病、精神身心因素等引起。发病机制包括胃黏膜缺血和 H^+ 反弥散。

（三）急性感染及病原体毒素

某些细菌常见有葡萄球菌、α-链球菌、大肠埃希菌、嗜盐杆菌等，近年来幽门螺杆菌感染引起人们重视；病毒，如流感病毒和肠道病毒等；细菌毒素以金黄色葡萄球菌毒素常见。

（四）血管因素

常见于动脉硬化老年患者和腹腔动脉栓塞治疗后的患者。临床上常表现为急性发作症状，表现为上腹痛、恶心、呕吐和食欲减退等急性胃炎的常见症状。药物和应激状态所致的胃炎，常以呕血或黑便为首发症状，出血量大时可导致失血性休克。由食物中毒引起的急性胃炎，常同时发生急性肠炎而出现腹泻，严重时可有脱水、电解质紊乱、酸中毒甚至低血压。腐蚀性胃炎常引起上腹部剧痛、频繁呕吐，可伴寒战及发热。也有部分患者仅有胃镜下所见而无任何症状。体征上大多数患者仅有上腹或脐周压痛、肠鸣音亢进，特殊类型的急性胃炎可出现急腹症，甚至休克。

三、临床分型与发病机制

急性胃炎一般分为急性单纯性胃炎、急性糜烂性胃炎、急性腐蚀性胃炎、急性化脓性胃炎，其中临床上以急性单纯性胃炎和急性糜烂性胃炎最为常见，而由于抗生素广泛应用，急性化脓性胃炎已罕见。

（一）急性单纯性胃炎的发病机制

1.物理因素

过冷、过热的食物和饮料、浓茶、咖啡、烈酒，刺激性调味品，过于粗糙的食物及药物（特别是非甾体抗炎药，如阿司匹林、吲哚美辛等），均可刺激胃黏膜，破坏黏膜屏障。

2.化学因素

阿司匹林等药物还能干扰胃黏膜上皮细胞合成硫糖蛋白，使胃内黏液减少，削弱脂蛋白膜的保护作用，引起胃腔内氢离子逆扩散，导致黏膜固有层肥大细胞释放组胺，增加血管通透性，以致胃黏膜充血、水肿、糜烂和出血等病理过程，抑制前列腺素合成肉毒，影响胃黏膜的修复。

3.生物因素

生物因素包括细菌及其毒素。常见致病菌为沙门菌、嗜盐菌、致病性大肠埃希菌等，常见毒素为金黄色葡萄球菌或肉毒杆菌毒素，尤其是前者较为常见。进食污染细菌或毒素的食物数小时后即可发生胃炎，或同时合并肠炎，此即急性胃肠炎。葡萄球菌及其毒素摄入后发病更快。近年因病毒感染而引起本病者也不在少数。

4.精神、神经因素

精神、神经功能失调，各种急重症的危急状态，以及机体的变态反应均可引起胃黏膜的急性炎症损害。

5.其他因素

胃内异物或胃石、胃区放射治疗均可作为外源性刺激而导致本病。情绪波动、应激状态及体内各种因素引起的变态反应可作为内源性刺激而致病。

（二）急性糜烂性胃炎的发病机制

1.应激

大手术、大面积烧伤、严重创伤、颅内病变、败血症及其他严重脏器病变或多器官功能衰竭等,均可引起胃黏膜糜烂、出血。严重者发生急性溃疡并大量出血,如中枢神经系统病变所致者称库欣溃疡,烧伤所致称柯林溃疡。一般认为应激状态下胃黏膜缺血、缺氧可导致黏液和碳酸氢盐分泌不足,前列腺素 E 合成不足,上皮细胞再生能力减弱,从而破坏了胃肠黏膜的屏障和修复功能。

2.药物

服用 NSAIDs、某些抗肿瘤药、铁剂或氯化钾等。这些药物除了直接损伤胃黏膜上皮外,还通过抑制环氧合酶导致前列腺素 E 合成不足,减少碳酸氢盐和黏液的分泌,削弱胃肠黏膜血流灌注和细胞保护作用,削减胃肠黏膜的屏障和修复功能。

3.乙醇

乙醇有亲脂性和溶脂能力,高浓度时可直接破坏胃黏膜屏障,最终导致急性胃黏膜糜烂、溃疡和大出血。

四、临床表现

急性胃炎轻者仅有腹痛、恶心、呕吐、消化不良的症状;严重者可有呕血、黑便、甚至失水、中毒及休克等。家庭生活中一般在暴饮暴食,食用了污染食物或服用对胃有刺激的药后数小时至 24 小时发病。主要临床表现有下面几点。

(一)上腹痛

正中偏左或脐周压痛,呈阵发性加重或持续性钝痛,伴腹部饱胀、不适。少数患者出现剧痛。

(二)恶心、呕吐

呕吐物为未消化的食物,呕吐后感觉舒服,也有的患者直至呕吐出黄色胆汁或胃酸。

(三)腹泻

伴发肠炎者出现腹泻,随胃部症状好转而停止,可为稀便和水样便。

(四)脱水

由反复呕吐和腹泻,或失水过多引起。出现皮肤弹性差、眼球下陷、口渴、尿少等症状,严重者则血压下降、四肢发凉。

(五)呕血与便血

少数患者呕吐物中带血丝或呈咖啡色,大便发黑或大便潜血试验阳性。出现以上情况说明胃黏膜有出血情况。

五、辅助检查

(一)胃镜检查

胃镜检查有助于急性胃炎的诊断。内镜检查最好在出血发生后 24～48 小时进行,因病变可在短期内消失。内镜下可见弥漫分布的多发性糜烂、出血和浅表溃疡。一般 NSAIDs 或乙醇所致者胃黏膜病损以胃窦为主,而应激所致者以胃体、胃底为主。吞服腐蚀剂者为胃镜禁忌。

(二)实验室检查

对于疑有出血者,应做呕吐物或粪便隐血试验、红细胞计数、血红蛋白测定。

（三）病理检查

急性胃炎病变可为弥漫性，或仅限于胃窦部黏膜的卡他性炎症。黏膜充血水肿，表面有渗出物及黏液覆盖，可有点状出血和不同程度的糜烂。因有淋巴细胞、中性粒细胞、浆细胞及少数嗜酸性粒细胞浸润，有水肿、黏膜血管充血，偶有小的间质性出血，严重者黏膜下层水肿、充血。

六、诊断与鉴别诊断

（一）诊断

急性胃炎的常见症状有上腹痛、恶心、呕吐和食欲减退等。药物和应激状态所致的胃炎，常以呕吐或黑便为首发症状。食物中毒引起的急性胃炎，常同时发生急性肠炎而出现腹泻，严重时有脱水、电解质紊乱、酸中毒，甚至低血压。大多数患者仅有上腹或脐周压痛、肠鸣音亢进。

（二）鉴别诊断

需要与慢性胃炎等鉴别。

七、治疗原则及措施

急性胃炎的治疗原则包括积极治疗原发病，如去除损害因子；补液、解痉等对症支持治疗及抑酸、胃黏膜保护等药物治疗措施。治疗措施包括以下 4 方面。

（一）一般治疗

去除病因，卧床休息，给予清淡易消化的流食，呕吐严重者禁食。

（二）纠正水、电解质紊乱

口服葡萄糖盐水或口服补液盐，给予呕吐严重或脱水者静脉输液。

（三）抗菌治疗

一般不用抗生素，但由细菌引起特别是伴有腹泻的患者，可口服小檗碱、吡哌酸、诺氟沙星或肌内注射庆大霉素等。小檗碱每次 0.3 g，每天 3 次；诺氟沙星每次 0.2 g，每天 2 次；庆大霉素每次 8 万 U 肌内注射，每天 2 次。

（四）对症治疗

腹痛明显者可用解痉剂，如阿托品 0.5 mg，每天 3 次，或口服颠茄片 8 mg，每天 3 次；呕吐者可用甲氧氯普胺 10 mg，肌内注射，每天 3 次，或口服多潘立酮 10 mg，每天 3 次；胃糜烂出现上消化道出血者，可针对性地给予冰水洗胃，止血输血，静脉滴注 H_2 受体拮抗剂或质子泵抑制剂等，给予输液扩容、纠正休克等处理。

第二节　慢 性 胃 炎

一、流行病学

（1）由于多数慢性胃炎患者无任何症状，因此难以获得确切的患病率。估计慢性胃炎患病率要高于当地人群中幽门螺杆菌感染率。

幽门螺杆菌现症感染者几乎均存在慢性活动性胃炎,即幽门螺杆菌胃炎,血清学方法检测(现症感染或既往感染)到阳性者绝大多数存在慢性胃炎。除幽门螺杆菌感染外,胆汁反流、药物、自身免疫等因素也可引起慢性胃炎。因此,人群中慢性胃炎的患病率高于或略高于幽门螺杆菌感染率。目前我国基于内镜诊断的慢性胃炎患病率接近90%。

(2)慢性胃炎,尤其是慢性萎缩性胃炎的发生与幽门螺杆菌感染密切相关。《幽门螺杆菌胃炎京都全球共识意见》指出,幽门螺杆菌胃炎无论有无症状、伴或不伴有消化性溃疡和胃癌,均应该定义为一种感染性疾病。根据病因分类,幽门螺杆菌胃炎是一种特殊类型的胃炎。幽门螺杆菌感染与地域、人口种族和经济条件有关。幽门螺杆菌感染在儿童中可导致以胃体胃炎为主的慢性胃炎,而在成人中则以胃窦胃炎为主。我国慢性胃炎发病率呈上升趋势,而幽门螺杆菌感染率呈下降趋势。我国幽门螺杆菌的感染率已由2000年前的60.5%降至目前的52.2%左右。除了幽门螺杆菌感染,自身免疫性胃炎也可导致胃黏膜萎缩,在50~74岁人群中约20%抗壁细胞抗体呈阳性。

(3)慢性胃炎,特别是慢性萎缩性胃炎的患病率一般随年龄增加而上升。无论慢性萎缩性胃炎还是非萎缩性胃炎,患病率都随年龄的增长而升高。这主要与幽门螺杆菌感染率随年龄增长而上升有关,萎缩、肠化生与"年龄老化"也有一定关系。慢性萎缩性胃炎与幽门螺杆菌感染有关,年龄越大者其发病率越高,但与性别的关系不明显。这也反映了幽门螺杆菌感染产生的免疫反应导致胃黏膜损伤所需的演变过程。

(4)慢性胃炎人群中,慢性萎缩性胃炎的比例在不同国家和地区之间存在较大差异,一般与胃癌的发病率呈正相关。

慢性萎缩性胃炎主要是幽门螺杆菌感染、环境因素和遗传因素共同作用的结果。在不同国家或地区的人群中,慢性萎缩性胃炎的患病率大不相同,此差异不但与各地区幽门螺杆菌感染率差异有关,而且与感染的幽门螺杆菌毒力基因差异、环境因素不同和遗传背景差异有关。胃癌高发区的慢性萎缩性胃炎的患病率高于胃癌低发区。幽门螺杆菌感染后免疫反应介导慢性胃炎的发生、发展。外周血 Runx3 甲基化水平可作为判断慢性萎缩性胃炎预后的指标。慢性胃炎患者的胃癌、结直肠肿瘤、胰腺癌患病率均高于正常者。

(5)我国慢性萎缩性胃炎的患病率较高,内镜诊断萎缩性胃炎的敏感性较低,需结合病理检查结果。2014年,中华医学会消化内镜学分会组织开展了一项横断面调查,纳入包括10个城市、30个中心、共计8 892例有上消化道症状且经胃镜检查证实的慢性胃炎患者。结果表明,在各型慢性胃炎中,内镜诊断慢性非萎缩性胃炎最常见(49.4%),其次是慢性非萎缩性胃炎伴糜烂(42.3%),慢性萎缩性胃炎比例为17.7%;病理诊断萎缩占25.8%,肠化生占23.6%,上皮内瘤变占7.3%。以病理诊断为"金标准",则内镜诊断萎缩的敏感度仅为42%,特异度为91%。研究表明我国目前慢性萎缩性胃炎的患病率较高,内镜和病理诊断的符合率有待进一步提高。

二、病因

(1)幽门螺杆菌感染是慢性胃炎最主要的病因。70%～90%的慢性胃炎患者有幽门螺杆菌感染,慢性活动性胃炎的存在高度提示幽门螺杆菌感染

(2)幽门螺杆菌胃炎是一种感染性疾病。所有幽门螺杆菌感染者几乎都存在慢性活动性胃炎,即幽门螺杆菌胃炎。幽门螺杆菌感染与慢性活动性胃炎之间的因果关系符合 Koch 原则。幽门螺杆菌感染可以在人-人之间传播。因此,不管有无症状和(或)并发症,幽门螺杆菌胃炎都是一种感染性疾病。

(3)胆汁反流、长期服用 NSAIDs(包括阿司匹林)等药物和乙醇摄入是慢性胃炎相对常见的病因。胆汁、NSAIDs(包括阿司匹林)等药物和乙醇可以通过不同机制损伤胃黏膜,这些因素是幽门螺杆菌阴性胃炎相对常见的病因。

(4)自身免疫性胃炎在我国相对少见。自身免疫性胃炎是一种由自身免疫功能异常所致的胃炎。主要表现为以胃体为主的萎缩性胃炎,伴有血和(或)胃液壁细胞抗体和(或)内因子抗体阳性,严重者因维生素 B_{12} 缺乏而有恶性贫血表现。其确切的诊断标准有待统一。此病在北欧国家报道较多,我国少有报道,其确切患病率尚不清楚。

(5)其他感染性、嗜酸性粒细胞性、淋巴细胞性、肉芽肿性胃炎和 Menetrier 病相对少见。除幽门螺杆菌感染外,同属螺杆菌的海尔曼螺杆菌可单独(＜1%)或与幽门螺杆菌共同引起慢性胃炎。其他感染性胃炎(包括由其他细菌、病毒、寄生虫、真菌引起的)更少见。嗜酸性粒细胞性、淋巴细胞性、肉芽肿性胃炎和 Menetrier 病相对少见。随着 CD 在我国发病率的上升,肉芽肿性胃炎的诊断率可能会有所增加。

三、分类

(一)基于病因分类

基于病因可将慢性胃炎分成幽门螺杆菌胃炎和非幽门螺杆菌胃炎两大类。病因分类有助于治疗。幽门螺杆菌感染是慢性胃炎的主要病因,将慢性胃炎分成幽门螺杆菌胃炎和非幽门螺杆菌胃炎有助于慢性胃炎处理中重视对幽门螺杆菌检测和治疗。

(二)基于内镜和病理诊断分类

基于内镜和病理诊断可将慢性胃炎分成萎缩性和非萎缩性两大类。这是慢性胃炎新悉尼系统的分类方法。胃黏膜萎缩可分成单纯性萎缩和化生性萎缩,胃黏膜腺体有肠化生者属于化生性萎缩。

(三)基于胃炎分布位置分类

基于胃炎分布位置可将慢性胃炎分为胃窦为主胃炎、胃体为主胃炎和全胃炎三大类。这是慢性胃炎悉尼系统的分类方法。胃体为主胃炎尤其是伴有胃黏膜萎缩者,大多胃酸分泌减少,发生胃癌的风险增加;胃窦为主者大多胃酸分泌增加,发生十二指肠溃疡的风险增加。这一胃炎分类法对预测胃炎并发症有一定作用。

四、临床表现

(1)慢性胃炎无特异性临床表现。消化不良症状有无和严重程度与慢性胃炎的分类、内镜下表现、胃黏膜病理组织学分级均无明显相关性。

在前述(流行病学部分第 5 条陈述)的一项纳入 8 892 例慢性胃炎患者全国多中心研究显示,13.1%的患者无任何症状,有症状者常见表现依次为上腹痛(52.9%)、腹

胀(48.7%)、餐后饱胀(14.3%)和早饱感(12.7%),近1/3的患者有上述2个以上症状共存,与消化不良症状谱相似。日本一项纳入9 125例慢性胃炎临床研究中,40%的患者有消化不良表现,慢性胃炎与功能性消化不良在临床表现和精神心理状态方面无显著差异。

国内Wei等对符合罗马Ⅲ功能性消化不良诊断的233例患者进行胃镜病理活组织检查(以下简称活检),发现幽门螺杆菌胃炎占37.7%,症状以上腹不适综合征(epigastric pain syndrome,EPS)为主,但无大样本研究进一步证实。Carabtti等比较了胃窦局灶性胃炎与全胃炎患者的消化不良症状,结果两者之间无显著差异。Redeen等发现不同内镜表现和病理组织学结果的慢性胃炎患者症状的严重程度与内镜所见和病理组织学分级无明显相关性。

(2)自身免疫性胃炎可长时间缺乏典型临床症状,胃体萎缩后首诊症状主要以贫血和维生素B_{12}缺乏引起神经系统症状为主。

传统观点认为自身免疫性胃炎好发于老年北欧女性,但最新流行病调查研究显示以壁细胞抗体阳性为诊断标准,该病在人群中的总发病率为2%,老年女性发病率可达4%~5%,且无种族、地域特异性。患者在胃体萎缩前无典型临床表现,进展至胃体萎缩后多以贫血和维生素B_{12}缺乏引起的神经系统症状就诊。有研究表明,因胃体萎缩、胃酸减少引起缺铁性小细胞性贫血可先于大细胞性贫血出现。自身免疫性胃炎恶性贫血合并原发性甲状旁腺亢进与1型糖尿病的发病率较健康人群增高3~5倍。一项国外最新的横断面研究纳入379例临床诊断为自身免疫性胃炎的患者,餐后不适综合征(postprandial distress syndrome,PDS)占有消化道症状者的60.2%,独立相关因素为低龄(<55岁)(OR=1.6,95%CI 1.0~2.5)、吸烟(OR=2.2,95%CI 1.2~4.0)、贫血(OR=3.1,95%CI 1.5~6.4),国内尚无自身免疫性胃炎大样本研究。

(3)其他感染性、嗜酸性粒细胞性、淋巴细胞性、肉芽肿性胃炎和Menetrier病症状表现多样。

淋巴细胞性胃炎:内镜下表现为绒毛状、疣状胃炎伴糜烂,病理特征为胃黏膜上皮内淋巴细胞>25/100上皮细胞。临床表现多样,1/3至1/2的患者表现为食欲下降、腹胀、恶心、呕吐;1/5的患者合并低蛋白血症与乳糜泻。

肉芽肿性胃炎:CD累及上消化道表现之一,Horjus Talabur Horje等在新诊断的108例CD患者中,发现55%的病例伴有胃黏膜损害。病理表现为局灶性胃炎、肉芽肿性胃炎。

五、内镜诊断

(1)慢性胃炎的内镜诊断系指肉眼或特殊成像方法所见的黏膜炎性变化,需与病理检查结果结合做出最终判断。

慢性萎缩性胃炎的诊断包括内镜诊断和病理诊断,而普通白光内镜下判断的萎缩与病理诊断的符合率较低,确诊应以病理诊断为依据。

(2)内镜结合病理组织学检查,可诊断慢性胃炎为慢性非萎缩性胃炎和慢性萎缩性胃炎两大基本类型。

多数慢性胃炎的基础病变均为炎性反应（充血渗出）或萎缩，因此将慢性胃炎分为慢性非萎缩性胃炎和慢性萎缩性胃炎，此也有利于与病理诊断的统一。慢性非萎缩性胃炎内镜下可见黏膜红斑、黏膜出血点或斑块、黏膜粗糙伴或不伴水肿、充血渗出等基本表现。慢性萎缩性胃炎在内镜下可见黏膜红白相间，以白相为主，皱襞变平甚至消失，部分黏膜血管显露，可伴有黏膜颗粒或结节状等表现。慢性胃炎可同时存在糜烂、出血或胆汁反流等征象，这些在内镜检查中可获得可靠的证据。其中糜烂可分为 2 种类型，即平坦型和隆起型，前者表现为胃黏膜有单个或多个糜烂灶，其大小从针尖样到直径数厘米不等；后者可见单个或多个疣状、膨大皱襞状或丘疹样隆起，直径 5～10 mm，顶端可见黏膜缺损或脐样凹陷，中央有糜烂。糜烂的发生可与幽门螺杆菌感染和服用黏膜损伤药物等有关。因此，在诊断时应予以描述，如慢性非萎缩性胃炎或慢性萎缩性胃炎伴糜烂、胆汁反流等。

（3）特殊类型胃炎的内镜诊断必须结合病因和病理。特殊类型胃炎的分类与病因和病理有关，包括化学性、放射性、淋巴细胞性、肉芽肿性、嗜酸细胞性，以及其他感染性疾病所致者等。

（4）放大内镜结合染色对内镜下胃炎病理分类有一定帮助。放大内镜结合染色能清楚地显示胃黏膜微小结构，可指导活检部分，对胃炎的诊断和鉴别诊断和早期发现上皮内瘤变和肠化生具有参考价值。目前，亚甲蓝染色结合放大内镜对肠化生和上皮内瘤变仍保持了较高的准确率。苏木精、靛胭脂、醋酸染色对上皮内瘤变也有诊断作用。

（5）电子染色放大内镜和共聚焦激光显微内镜对慢性胃炎诊断和鉴别诊断有一定价值。

电子染色放大内镜对于慢性胃炎和胃癌前病变具有较高的敏感度和特异度，但其具体表现特征和分型尚无完全统一的标准。共聚焦激光显微内镜光学活检技术对胃黏膜的观察可达到细胞水平，能够实时辨认胃小凹、上皮细胞、杯状细胞等细微结构变化，对慢性胃炎的诊断和组织学变化分级（慢性炎性反应、活动性、萎缩和肠化生）具有一定的参考价值。同时，光学活检可选择性对可疑部位进行靶向活检，有助于提高活检取材的准确性。

（6）规范的慢性胃炎内镜检查报告描述内容至少应包括病变部位和特征。建议规范慢性胃炎的内镜检查报告，描述内容除了包括胃黏膜病变部位和特征外，建议最好包括病变性质、胃镜活检部位和活检块数、快速尿素酶检查、幽门螺杆菌结果等。

（7）活检病理组织学对慢性胃炎的诊断至关重要，应根据病变情况和需要进行活检。临床诊断时建议取 2～3 块，分别在胃窦、胃角和胃体部位活检；可疑病灶处另外多取活检。有条件时，活检可在色素或电子染色放大内镜和共聚焦激光显微内镜引导下进行。

对于慢性胃炎内镜活检块数的多少，历届共识意见研讨会争议较多，不利于规范我国慢性胃炎的内镜活检和病理资料库的积累。建议有条件的单位根据悉尼系统的要求取 5 块标本，即在胃窦和胃体各取 2 块，胃角取 1 块，有利于我国慢性胃炎病理资料库的建立；仅用于临床诊断的可以取 2～3 块标本。

六、病理诊断标准

（1）要重视贲门炎诊断，必要时增加贲门部黏膜活检。贲门炎是慢性胃炎中未受到重视的一种类型，和胃食管反流、Barrett食管等存在一定关系，值得今后加强研究。反流性食管炎如疑合并贲门炎时，宜取活检。

（2）标本要足够大，达到黏膜肌层，并且不同部位的标本需分开装瓶。内镜医师应向病理科提供取材部位、内镜所见和简要病史等临床资料。标本过浅（少）未达黏膜肌层者，失去了判断有无萎缩的依据。活检对诊断自身免疫性胃炎十分重要，诊断时要核实取材部位（送检标本需分瓶装）。另外，临床和实验室资料亦很重要，严重的幽门螺杆菌感染性胃炎患者，其胃体黏膜也可能有明显的炎性反应或萎缩。内镜医师应向病理科提供取材部位、内镜所见和简要病史等临床资料，加强临床和病理的联系，可以取得更多的反馈信息。

（3）慢性胃炎有5种组织学变化要分级，即幽门螺杆菌、炎性反应、活动性、萎缩和肠化生，分成无、轻度、中度和重度4级（0、＋、＋＋、＋＋＋）。分级标准并用我国慢性胃炎的病理诊断标准和新悉尼系统的直观模拟评分法。直观模拟评分法是新悉尼系统（1996）为提高慢性胃炎国际间交流一致率而提出的。我国慢性胃炎的病理诊断标准是采用文字描述的，比较具体，容易操作，与新悉尼系统基本类似。将我国文字描述的病理诊断标准与新悉尼系统评分图结合，可以提高我国慢性胃炎病理诊断与国际诊断标准的一致性。对炎性反应明显而H-E染色切片未发现幽门螺杆菌者，要作特殊染色仔细寻找，推荐用较简便的吉姆萨染色，也可按各病理室惯用的染色方法，有条件的单位可行免疫组织化学检测。胃肠道黏膜是人体免疫系统的主要组成部分，存在生理性免疫细胞（主要为淋巴细胞、组织细胞、树突细胞、浆细胞），这些细胞形态在常规H-E染色切片上难以与慢性炎性细胞区分。病理医师建议在内镜检查无明显异常情况下，高倍镜下平均每个腺管有1个单个核细胞浸润可不作为"病理性"胃黏膜对待。

（4）慢性胃炎病理诊断应包括部位分布特征和组织学变化程度。有病因可循的要报告病因。胃窦和胃体炎性反应程度相差二级或以上时，加上"为主"修饰词，如"慢性（活动性）胃炎，胃窦为主"。病理检查要报告每块活检标本的组织学变化，推荐使用表格式的慢性胃炎病理报告。病理诊断要报告每块活检标本的组织学变化，可向临床医师反馈更详细的信息，有利于减少活检随机误差所造成的结论偏倚。

七、治疗方案及原则

（一）针对病因治疗

应清除鼻口咽部感染灶，戒烟忌酒。饮食宜软、易消化、避免过于粗糙，忌含浓烈辛辣调料的食品或服用对胃有刺激的药物。老年性胃黏膜不同程度的萎缩和胃肠上皮化生难以逆转，当有活动性炎症时要积极治疗。

（二）药物治疗

1.铋剂与质子泵抑制剂

（1）以铋剂为基础的方案：①胶体次枸橼酸铋每天480 mg、四环素（或阿莫西林）

每天 1 000～2 000 mg、甲硝唑每天 800 mg 或替硝唑每天 1 000 mg,以上 3 药分 2 次或 4 次服用,疗程 14 天。②胶体次枸橼酸铋每天 480 mg、克拉霉素每天 500 mg、甲硝唑每天 800 mg 或呋喃唑酮每天 200 mg,以上 3 药分 2 次服用,疗程 7 天。

(2)以质子泵抑制剂为基础的方案:①奥美拉唑每天 40 mg 或兰索拉唑每天 60 mg、阿莫西林每天 2 000 mg、甲硝唑每天 800 mg 或替硝唑每天 1 000 mg,以上 3 药分 2 次服用,疗程 7 天。②奥美拉唑每天 40 mg 或兰索拉唑每天 60 mg、克拉霉素每天 500 mg、阿莫西林每天 2 000 mg 或甲硝唑每天 800 mg 或呋喃唑酮每天 200 mg,以上 3 药分 2 次服用,疗程 7 天。需注意的是分 2 次为早、晚餐后服,分 4 次为三餐后和睡前服。

(3)四联疗法:质子泵抑制剂＋含铋制剂的三联疗法。此为一线治疗失败后的补救治疗方案,疗程为 7 天,抗生素剂量同上。

2.胃黏膜保护剂

硫糖铝或混悬液 1.0 g,口服,每天 3～4 次,饭前 1 小时和睡前用。胶体次枸橼酸铋 110 mg 或 120 mg,口服,每天 4 次,餐前半小时和睡前用,不宜超过 8 周。替普瑞酮 50 mg,口服,每天 3 次,饭后半小时服用。

3.H_2受体拮抗剂

雷尼替丁 150 mg,每天 2 次;法莫替丁 20 mg,每天 2 次;或西咪替丁 20 mg,每天 3 次或 4 次。不能口服者用可静脉滴注。

4.促胃动力药

多潘立酮 10 mg、西沙比利 5 mg 或甲氧氯普胺 5 mg,酌选,口服,每天 3 次,适合伴有胃下垂、幽门张力降低、胆汁反流者,也可缓解恶心、腹胀等消化不良症状。

5.助消化药和稀盐酸

对慢性萎缩性胃炎,而无黏膜糜烂者,尤其是胃体萎缩性胃炎者,可作为补偿治疗,如多酶片或胰酶片;胃蛋白酶合剂 10 mL,口服每天 3 次;1％稀盐酸 2～5 mL,口服,每天 3 次。

(三)手术治疗

萎缩性胃炎和胃肠上皮化生不是手术的绝对指征,对伴有息肉、异型增生或有局灶性凹陷或隆起者,应加强随访。当慢性萎缩性胃炎伴重症异型增生或重度肠化生,尤其是大肠型胃肠上皮化生者可考虑手术治疗。

第三节　胆汁反流性胃炎

一、概述

胆汁反流性胃炎也称碱性反流性胃炎,按十二指肠内容物反流的程度分为十二指肠胃反流和十二指肠胃食管反流。因病理性十二指肠反流与胃炎、食管炎、胃溃疡,甚至胃癌(包括残胃癌)和食管癌等疾病的发生密切相关,对该病应予积极治疗。

二、病因

正常人也可有十二指肠短时逆蠕动,如在空腹和餐后偶有十二指肠胃反流,反流量小,胃排空正常,不会引起反流性胃炎,对人体无影响。但如发作频繁、反流量大、持续时间长,则可发生病理性损害。本病最常发生在 Billroth Ⅱ 式胃次全切除术后,少数也见于 Billroth Ⅰ 式胃次全切除术、胆囊切除术和 Oddi 氏括约肌成形术后。胃次全切除术后因丧失了具抗反流作用的幽门,极易发生十二指肠反流。胆囊功能障碍或胆囊切除术后,胆囊贮存浓缩胆汁及间断排出胆汁的功能丧失,胆汁会不断排入十二指肠,空腹时胆汁反流增加而致病。许多功能性消化不良患者幽门和下食管括约肌功能性异常,频繁发生自发性松弛也可致十二指肠内容物反流。

在无胃或胆道手术史者中,内源性或外源性胃肠刺激引起幽门括约肌功能失调,也可造成反流性胃炎,但较少见。

三、发病机制

单纯胆汁接触胃黏膜一般不引起直接损害,但可刺激胃酸分泌,胆盐与胃酸结合后可增强酸性水解酶的活力而破坏溶酶体膜、溶解脂蛋白,最终破坏胃黏膜屏障,H^+逆向弥散增加,进入黏膜和黏膜下层后刺激肥大细胞释放组胺,后者又刺激胃酸和胃蛋白酶分泌,最终导致胃黏膜炎症、糜烂和出血。胆汁混有胰液时其损害作用要比单纯胆汁者为大,因胆汁中的卵磷脂与胰液中的磷脂酶 A2 起作用后转化成溶血卵磷脂。胆盐还能活化磷脂酶 A2 而使溶血卵磷脂生成增多,足量的溶血卵磷脂可损害胃黏膜,促使 H^+ 逆向弥散入黏膜造成损害。

促胃液素可刺激胃黏膜细胞增殖以增强其屏障作用,防止 H^+ 逆向弥散。胃次全切除术去除了胃窦,使促胃液素分泌减少$50\%\sim75\%$,这是术后反流性胃炎常见发病的原因之一。胃大部切除术后发生胆汁反流入胃是一常见现象,但不是每一患者都发生症状,其发病原因与下列因素有关。①胃内细菌作用:正常人的胃液通常是无菌的,在胃切除术后反流液在胃内滞留时间长,且胃内大量壁细胞丧失,造成低酸或无酸环境,有利于残胃中需氧菌和厌氧菌的滋生,细菌分解胆盐成次级胆盐,后者可损伤胃黏膜。在有症状的患者中,胃液内都有革兰氏阴性菌或假单胞菌,抗生素可减轻其症状;相反,在无症状的患者中,胃液内多无细菌生长,这就是一明证。②胃排空障碍:在正常人十二指肠反流也常见,不过反流物会迅速被胃排空不会对胃黏膜造成损害,如存有胃排空障碍,十二指肠反流物潴留可引起症状。③胆酸成分改变:凡胆酸成分正常者不发生症状,而去氧胆酸明显增高者常有症状。④胃液中钠浓度:凡胃液中钠浓度超过 15 mmol/L 者易发生胃炎,而低于 15 mmol/L 者常无胃炎症状。

四、症状

大多数患者主诉中上腹持续性烧灼痛,餐后疼痛加重,服碱性药物不能缓解。少数患者可表现为胸骨后烧灼痛,与反流性食管炎有关。胆汁性呕吐是其特征性表现。由于胃排空障碍,呕吐多在夜间发生,呕吐物中伴有食物,偶可有少量血丝。因顾虑进食加重症状,患者常减少食量,可发生贫血、消瘦和营养不良。

五、并发症

从病理机制上看,十二指肠反流引起胃炎、食管炎、上消化道溃疡的原因是明确的,但更具临床意义的是下列情况。①残胃癌:胃大部切除术后的严重并发症,大量研究表明胆汁反流是活动性胃炎的原因之一,并与胃黏膜萎缩和肠化生呈正相关,已明确胆汁是残胃黏膜癌变的促发因素。②Barrett食管:这是一种癌前病变,是胃食管反流性疾病的严重阶段,Barrett食管柱状上皮的癌变与十二指肠反流关系密切。③本病严重者可致食管狭窄、溃疡、出血,反流的胃液也可侵蚀咽部声带和气管引起慢性咽炎、慢性声带炎和气管炎,临床上称之为Delahunty综合征,胃液反流吸入呼吸道可致吸入性肺炎。

六、诊断

反流性胃炎的症状无特异性,需进行一些辅助检查明确诊断。

(一)纤维胃镜检查

纤维胃镜检查是首选方法,可直接观察胃炎和反流情况,后者应在患者无呕吐动作时观察,可见胃黏膜充血、水肿或呈糜烂状,组织学变化为胃小凹上皮增生、胃腺丧失等萎缩性胃炎表现,应注意反流性胃炎和其他胃炎的表现无特殊区别,且反流量大小与症状也无明显相关性,但胃镜检查是排除其他病变必不可少的措施。

(二)核素扫描

静脉内注入^{99m}Tc-HIDA,然后对胃区进行γ闪烁扫描,观察被检者禁食时和生理状态下的十二指肠胃反流情况,可以避免因插管、胃镜带来刺激而致不准确的检查结果,同时可确定反流的程度。

(三)胃液胃酸和胆酸测定

置胃管抽取空腹和餐后胃液,测定胆酸含量,如空腹基础胃酸分泌量<3.5 mmol/L、胆酸含量>30 μg/mL,可基本确定胆汁反流性胃炎。

(四)胃内胆红素测定

用Bitec 2000监测仪(原理同分光光度计),能做24小时连续胃内胆红素监测,可直接反映胃内胆汁浓度。当胆红素吸光值≥0.14时诊断胆汁反流。

七、治疗

(一)药物治疗

常用药物有考来烯胺(消胆胺)、铝碳酸镁、甲氧氯普胺、多潘力酮(吗丁啉)、西沙必利、抗酸制剂和甘珀酸等。考来酰胺为碱性阴离子交换树脂,可与胃中胆盐结合,并加速其排空,开始时于每餐后1小时服4 g,并于临睡前加服1次,1~2周后减量,服用3个月仍无效,列为治疗失败。

(二)手术治疗

凡胃镜检查胃内有胆汁和碱性分泌物,具有弥漫性胃炎的组织学证据,症状持续而影响生活质量,内科治疗又无效时,可考虑手术治疗。手术方法很多,应根据具体情况选用。

（1）Billroth I 术式：用于原 Billroth II 式胃大部切除者，如手术条件允许可改为 Billroth I 式，约半数患者的症状可获改善。

（2）Roux-en-Y 型手术：用于原 Billroth II 式手术者，将吻合口处输入襻切断，近侧切端吻合至输出襻。但有并发胃排空延迟而形成胃滞留综合征的缺点。

（3）空肠间置术：用于原 Billroth I 式胃次全切除者，在胃十二指肠吻合口中间置入一段长约 20 cm 的空肠，有效率为 75%。

（4）Tanner 手术：适用于原为 Billroth II 式胃次全切除者，切断空肠输入襻，远切端与空肠输出襻吻合成环状襻，近切端吻合至原胃空肠吻合口 50 cm 的空肠上。为了防止吻合口溃疡的发生，可加做迷走神经切断术。

（5）胆总管空肠 Roux-en-Y 吻合术：适用于治疗原发性胆汁反流性胃炎，效果比较好。

第四节　急性胃黏膜病变

一、概述

急性胃黏膜病变是指在严重创伤、大型手术、危重疾病、严重心理障碍等应激状态下或酒精、药物等理化因素直接刺激下，胃黏膜病变程度不一的，以糜烂、浅表处溃疡和出血为标志的病理变化，严重者可导致消化道穿孔，致使全身情况进一步恶化。急性胃黏膜病变可分为出血性胃炎和应激性溃疡。在临床上，需要早期识别，早期处理，避免病情进展。

二、病因

（一）药物

有多种药物可引起急性胃黏膜病变，常见的有非甾体抗炎药，如阿司匹林、吲哚美辛、保泰松等及肾上腺皮质激素类。阿司匹林在酸性环境中呈非离子型及相对脂溶性，能破坏胃黏膜上皮细胞的脂蛋白层，削弱黏膜屏障，使氢离子逆渗至黏膜内，引起炎症渗出、水肿、糜烂、出血或浅溃疡。其他药物如洋地黄、抗生素、钾盐、咖啡因等亦可引起本病。

（二）酒精中毒

酒精中毒也是本病常见的原因。大量酗酒后引起急性胃黏膜糜烂、出血。

三、临床表现

上消化道出血是其最突出的症状，可表现为呕血或黑粪，其特点：①有服用有关药物、酗酒或可导致应激状态的疾病史。②起病骤然，突然呕血、黑粪。可出现在应激性病变之后数小时或数天。③出血量多，可呈间歇性、反复多次，常导致出血性休克。起病时也可伴上腹部不适,出现烧灼感、疼痛、恶心、呕吐及反酸等症状。

四、诊断

(1)X 线钡剂检查呈阴性。

(2)急性纤维内镜检查(24～48 小时进行),可见胃黏膜局限性或广泛性点片状出血,呈簇状分布,多发性糜烂、浅溃疡。好发于胃体底部,单纯累及胃窦者少见,病变常在 48 小时以后很快消失,不留瘢痕。

五、鉴别诊断

(一)急性腐蚀性胃炎

有服强酸(硫酸、盐酸、硝酸)、强碱(氢氧化钠、氢氧化钾)等病史。服用后引起消化道灼伤,出现口腔、咽喉、胸骨后及上腹部剧烈疼痛,伴吞咽疼痛,咽下困难,频繁恶心、呕吐。严重者可呕血,呕出带血的黏膜腐片,可发生虚脱、休克或食管、胃穿孔的症状,口腔、咽喉可出现接触处的炎症、充血、水肿、糜烂、坏死黏膜剥脱、溃疡或可见到黑色或白色痂。

(二)急性阑尾炎

本病早期可出现上腹痛、恶心、呕吐,但随着病情的进展,疼痛逐渐转向右下腹,且有固定的压痛及反跳痛,多伴有发热,白细胞、中性白细胞明显增多。

(三)胆囊炎、胆石症

有反复发作的腹痛,常以右上腹为主,可放射至右肩、背部。查体时注意巩膜、皮肤黄疸、右上腹压痛、墨菲征阳性,或可触到肿大的胆囊。血胆红素定量、尿三胆检测有助于诊断。

(四)其他

大叶性肺炎、心肌梗死等发病初期可有不同程度的腹痛、恶心、呕吐。如详细询问病史、体格检查及必要的辅助检查,不难鉴别。

六、治疗

(一)积极治疗原发病

积极治疗引起应激状态的原发病,并且去除病因。

(二)一般治疗

一般治疗包括卧床休息,暂禁食,保持安静,加强护理,密切观察患者神志、呼吸、脉搏、血压的变化,观察并记录呕血和黑便情况,定时检测红细胞、血红蛋白、红细胞压积、血尿素氮,重者应监测中心静脉压。出血量多、休克者应及时供氧。

(三)补充有效血容量

当患者出血量多、出血速度较快而发生休克时,应采取各种方式建立静脉通道,快速补液或输血以迅速补充血容量、纠正脱水、治疗休克。可选用生理盐水、林格溶液、右旋糖酐或其他血浆代用品。应用液体量依患者情况和病情程度而定。输血指征:①收缩压<12 kPa(90 mmHg);②心率(脉搏)>120 次/分(除外心力衰竭因素);③大量呕血或便血后出现休克症状,如面色苍白、皮肤湿凉、出冷汗、脉搏细弱等;④急性失血时红细胞<3×10^{12}/L,血红蛋白<90 g/L。

(四)胃部局部处置

冰盐水洗胃和去甲肾上腺素局部应用对浅表的出血灶有较好的止血作用,能使胃局部温度降低、血管收缩反血流减少而达到止血的目的。有人经动物实验和临床观察发现胃黏膜局部应用去甲肾上腺素时,可使损伤面或溃烂面黏膜血管收缩,而对正常的胃黏膜血管没有收缩作用,故对出血部位有较好的止血作用,又对正常胃黏膜不产生损坏性影响。此时可插入并留置胃管,引流出胃内容物,同时观察出血情况并能随时注入止血剂或制酸药。

1.冰盐水洗胃

用 3~5 ℃的冰生理盐水反复冲入洗胃,每次 500~800 mL,总量可用达 2 000~3 000 mL。此法可清洗除去胃内积血以减少血性液体对胃部的刺激,同时可使胃黏膜血管遇低温而收缩以达到止血的目的。

2.去甲肾上腺素的局部应用

以生理盐水 100 mL 加去甲肾上腺素 6~8 mg,口服或胃管内注入,每 4~6 小时 1 次,有较好的止血作用,并能减少胃酸的分泌。此法简单易行,未见明显的不良反应,为首选。亦可用去甲肾上腺素 1~2 mg 加于 5.5% 氢氧化铝凝胶 20 mL 中口服,每天 3~4 次。另外,尚有胃管持续滴入法,用 15 mg 加入生理盐水 500 mL 中由胃管滴入,每天 1~2 次;或用 8 mg 加入生理盐水 250 mL 中腹腔内注入,必要时可重复使用,但应注意血压和心率的变化。

3.胃管注入制酸药物

胃管注入制酸药物,如 5.5% 氢氧化铝凝胶或镁乳 60 mL,可同时使用西咪替丁或雷尼替丁,使胃液 pH 值保持在 7.0,可重复给药。

(五)药物疗法

1.H_2 受体拮抗剂

临床上给予 H_2 受体拮抗剂以抑制胃酸的分泌,提高胃内 pH 值,有利于止血,适用于各种出血,对急性胃黏膜病变引起的出血效果较好,对消化性溃疡引起者起效慢。①雷尼替丁 50 mg,以每小时 25 mg 的速度静脉滴注,每 6~8 小时重复用药,病情好转改口服给药。②西咪替丁(甲氰咪胍)400~800 mg,静脉滴注,每天 1 次。好转后改口服给药。

2.H^+-K^+-ATP 酶抑制剂

H^+-K^+-ATP 酶抑制剂又称为"质子泵",也称为"质子泵抑制剂"。它能特异性地作用于胃黏膜的壁细胞,降低壁细胞中 H^+-K^+-ATP 酶的活性,从而抑制基础胃酸和刺激作用引起的胃酸分泌,对组胺、五肽胃泌素及刺激迷走神经引起的胃酸分泌有明显的抑制作用,对 H_2 受体拮抗剂所不能抑制的由二丁基环腺苷酸引起的胃酸分泌也有强而持久的抑制作用。代表性药物为奥美拉唑,商品名洛赛克,具有上述的药理作用,可减弱胃液对胃黏膜、食管黏膜损伤的作用。静脉给药用于急性胃黏膜病变和消化性溃疡急性出血,效果良好,不良反应少。每次 40 mg,每 12 小时一次,连用 3 天。兰索拉唑是新型质子泵抑制剂,由血液进入壁细胞后,在酸性条件下被活化并

与 H^+-K^+-ATP 酶的巯基结合,抑制酶的活性而抑制胃酸的分泌。成人每天口服 1 次,每次 2 粒(片)。

3.生长抑素

20 世纪 80 年代以来,有人采用生长抑素治疗上消化道出血,可减少内脏血流量 30%～40%,止血效果较好。一般用奥曲肽,商品名善得定,为人工合成八肽衍生物,它保留了生长抑素的类似药理作用,且作用持久,半衰期较长(1～2 小时)。应激性溃疡或消化性溃疡出血时,可 0.1 mg 皮下注射,每天 3 次。或用 0.1 mg 加入葡萄糖液中静脉推注,继之以每小时 25～50 mg 的剂量和速度加入 10% 葡萄糖液中持续滴注 24 小时,止血效果较好。

4.前列腺素制剂

前列腺素是人体内存在的具有重要生理功能的活性物质,临床应用的前列腺素制剂能促进胃黏液分泌、抑制胃酸、保护胃黏膜。15(R)-甲前列腺素 E_2 甲酯和 15(S)-甲前列腺素 E_2 甲酯均为人工合成的前列腺素 E_2 类似物。前者 150 μg,后者 40～120 μg,每 6 小时一次。

5.抗胆碱药

抗胆碱药能减少胃酸分泌,并可使黏膜下动静脉产生分流,从而减少黏膜层的血流量而达止血作用。阿托品 0.5～1.0 mg,静脉注射或肌内注射,每天 2～3 次。普鲁本辛 15～30 mg,每天 3 次口服。

6.止血药

目前临床上常用以下几种。

(1)凝血酶能直接作用于血液中的纤维蛋白原,促使其转变为纤维蛋白,加速血液凝固达到止血目的。可用于各种局部出血和消化道出血。每次将 200～2 000 国际单位用适当的液体或牛奶配成每毫升含 10～100 国际单位的浓度,口服或灌注,每4～6 小时一次。注意:①温度不应超过 37 ℃。②只可口服或外用,严禁注射给药,切记!

(2)巴曲酶是经过分离和提纯的血凝酶,由巴西蛇的毒液制备而得,绝对不含神经毒素及其他毒素,每安瓿含 1 克氏单位(kU)的巴曲酶。注射后可增高止血能力,并且仅具有止血功效,血液中凝血酶原数量并不增高。用于临床各种情况的出血和出血性疾病。1～2 kU 的量可静脉或肌内注射,也可局部使用。

(3)凝血质 15 mg 肌内注射,每天 3～4 次。

(4)中药及中成药,如三七粉、白及粉、云南白药等均可酌情使用。

(六)内镜直视下止血

(1)可用 5%～10%孟氏液 30～50 mL,局部喷洒,有收敛止血作用。

(2)镜下激光止血和高频电灼止血。

(七)手术治疗

急性胃黏膜病变出血的患者 70%～80%不用特殊处理而出血自行停止。如经内科保守治疗止血效果不佳时,可酌情采取手术治疗。外科手术指征:①出血量多,迅速出现休克,经内科方法治疗无效者。②经内科方法处置,止血后 48 小时内再次大出血者。③伴有消化道穿孔或老年患者动脉硬化不易止血者。④近期内多次反复发生消化道大出血者。

第五节 消化性溃疡

一、概述

消化性溃疡是指在各种致病因子的作用下,黏膜发生的炎症与坏死性病变,病变深达黏膜肌层,常发生于与胃酸分泌有关的消化道黏膜,其中最常见的是胃溃疡(gastric ulcer,GU)和十二指肠溃疡(duodenal ulcer,DU)。

消化性溃疡是全球常见病,一般认为人群中约有 10% 在其一生中患过消化性溃疡。统计资料提示消化性溃疡发病率呈下降趋势。本病可发生在任何年龄,以 20～50 岁居多,GU 多见于中老年,DU 多见于青壮年,前者比后者发病高峰迟约 10 年。男性患病比女性多(2∶1)～(5∶1)。临床 DU 比 GU 多见,两者之比为(2∶1)～(3∶1),但有地区差异,胃癌高发区 GU 占的比例有所增加。

二、病因

(一)幽门螺杆菌感染

幽门螺杆菌感染是消化性溃疡的主要病因。

(1)消化性溃疡患者中幽门螺杆菌感染率高,而幽门螺杆菌是慢性胃窦炎的主要病因,几乎所有 DU 均有慢性胃窦炎,大多数 GU 是在慢性胃窦炎基础上发生的。

(2)幽门螺杆菌感染改变了黏膜侵袭因素与防御因素之间的平衡。其一,幽门螺杆菌凭借其毒力因子的作用,在胃黏膜(胃黏膜和有胃窦化生的十二指肠黏膜)定居繁殖,诱发局部炎症和免疫反应,损害局部黏膜的防御/修复机制,导致溃疡发生。其二,幽门螺杆菌感染促使胃蛋白酶和胃酸分泌增加,增强侵袭因素,使溃疡发生概率大大增加。

(3)根除幽门螺杆菌可促进溃疡愈合和显著降低溃疡复发率。不同部位的幽门螺杆菌感染引起溃疡的机制有所不同。在以胃窦部感染为主的患者中,幽门螺杆菌通过抑制 D 细胞活性,导致高胃泌素血症,引起胃酸分泌增加。同时,幽门螺杆菌亦可直接作用于肠嗜铬样细胞,释放组胺,引起壁细胞分泌增加。这种胃窦部的高酸状态易诱发 DU。一般认为幽门螺杆菌感染引起的胃黏膜炎症削弱了胃黏膜的屏障功能,GU 好发于泌酸区与非泌酸区交界处的非泌酸区侧,反映了胃酸对受损黏膜的侵蚀作用。

(二)胃酸和胃蛋白酶分泌异常

"无酸,无溃疡"的观点得到普遍认可。消化性溃疡的最终形成是胃酸及胃蛋白酶对黏膜的自身消化所致。胃蛋白酶活性是 pH 依赖性的,在 pH>4 时便失去活性,无酸情况下罕有溃疡发生及抑制胃酸分泌药物可促进溃疡愈合的事实,均确证胃酸在消化性溃疡形成过程中的决定性作用,为直接原因。GU 患者往往存在胃排空障碍,食物在胃内潴留促进胃窦分泌胃泌素,从而引起胃酸分泌增加。

（三）非甾体抗炎药（NSAIDs）的应用

NSAIDs是消化性溃疡的主要致病因素之一，且在上消化道出血中起重要作用。NSAIDs使溃疡出血、穿孔等并发症发生的危险性增加4～6倍，而老年人中，消化性溃疡及并发症发生率和病死率均与NSAIDs有关。其危险性除与服用NSAIDs种类、剂量和疗程有关外，还与高龄、同时服用糖皮质激素、抗凝药等因素有关。

NSAIDs致消化性溃疡的机制为削弱黏膜的防御和修复功能，损害作用包括局部和系统作用两方面，系统作用是主要致溃疡机制，主要通过抑制环氧合酶（COX）而起作用。COX是花生四烯酸合成前列腺素的限速酶，有两种异构体，为结构型COX-1和诱生型COX-2。COX-1在组织细胞中恒量表达，催化生理性前列腺素合成。传统的NSAIDs，如吲哚美辛、阿司匹林等，旨在抑制COX-2而减轻炎症反应，因特异性差，同时抑制了COX-1，致胃黏膜生理性前列腺素E合成不足，后者通过增加黏膜血流、黏液和碳酸氢盐分泌及细胞保护等作用，参与维持黏膜防御和修复功能。

（四）遗传因素

遗传因素对消化性溃疡的致病作用在DU较GU明显。但随着幽门螺杆菌在消化性溃疡发病中的重要作用得到认识，遗传因素的重要性受到了挑战，但遗传因素的作用不能就此否定。例如单卵双胎同胞发生溃疡的一致性都高于双卵双胎。

（五）胃十二指肠运动异常

DU患者胃排空加快，使十二指肠球部酸负荷增大；GU患者存在胃排空延缓和十二指肠-胃反流，使胃黏膜受损。

（六）应激和心理因素

急性应激可引起急性消化性溃疡。心理波动可影响胃的生理功能，主要通过迷走神经机制影响胃十二指肠分泌。运动和黏膜血流的调控与溃疡发病关系密切，如原有消化性溃疡患者在焦虑和忧伤时，症状可复发和加剧。

（七）其他危险因素

如吸烟、饮食、病毒感染等。

三、分类及发病机制

消化性溃疡一般分为胃溃疡（GU）和十二指肠溃疡（DU）两类，GU主要发病机制是防御、修复因素减弱，而DU的发病机制主要是侵袭因素增强。

消化性溃疡是最常见的消化系疾病之一，主要包括胃和十二指肠溃疡及特殊类型溃疡，如隐匿型溃疡、复合性溃疡、幽门管溃疡、球后溃疡、巨大溃疡、应激性溃疡等。消化性溃疡主要病变表现是黏膜的局限性组织缺损、炎症与坏死性病变、深达黏膜肌层。近年发现其发病与幽门螺杆菌感染、非甾体抗炎药（NSAIDs）等药物关系密切。消化性溃疡的发病机制主要与黏膜的损害因素和黏膜自身的防御修复因素之间失去平衡有关，其中最常见的病因是胃酸分泌异常、幽门螺杆菌感染和NSAIDs的广泛应用等。

四、临床表现与并发症

(一)临床表现

1.症状

上腹痛为主要症状,可为钝痛、灼痛、胀痛或剧痛,也可仅有饥饿样不适感。典型者有轻或中度剑突下持续疼痛。服抑酸剂或进食可缓解。

2.体征

溃疡活动时剑突下可有一固定而局限的压痛点,缓解时无明显体征。

3.特殊类型的消化性溃疡

(1)无症状性溃疡:占 15%～35%,老年人多见,无任何症状。

(2)老年人消化性溃疡:临床表现不典型,大多数无症状或症状不明显,疼痛无规律,食欲不振,恶心,呕吐,体重减轻,贫血症状较重。

(3)复合性溃疡:指胃和十二指肠同时存在的溃疡,DU 先于 GU 出现,幽门梗阻发生率较单独 GU 或 DU 高。

(4)幽门管溃疡:常缺乏典型周期性,节律性上腹痛餐后很快出现,对抗酸药反应差,易出现呕吐或幽门梗阻,穿孔、出血也较多,内科治疗差,常要手术治疗。多发生于 50～60 岁。

(5)球后溃疡:发生于十二指肠球部以下的溃疡,多发生于十二指肠乳头的近端后壁。夜间疼痛和背部放射痛更多见,易并发出血,药物治疗反应差。X 线检查易漏诊,应用十二指肠低张造影辅助诊断,若球后溃疡越过十二指肠第二段者,多提示有促胃液素瘤。

4.多数消化性溃疡特点

多数消化性溃疡特点:①慢性过程呈反复发作,病史可达几年甚至十几年。②发作呈周期性、季节性(秋季、冬春之交发病),可因精神情绪不良或服 NSAIDs 诱发。③发作时上腹痛呈节律性。

(二)并发症

1.出血

消化性溃疡是上消化道出血最常见的原因,出血量与被侵蚀的血管大小有关。一般出血 50～100 mL 即可出现黑便。超过 1 000 mL 可发生循环障碍,每小时内出血超过 1 500 mL 可发生休克。第一次出血后约 40% 可以复发,出血多发生在起病后 1～2 年内,易为 NSAIDs 诱发。

2.穿孔

消化性溃疡穿孔可引起 3 种后果:①溃疡穿孔入腹腔引起弥漫性腹膜炎(游离穿孔)。②溃疡穿孔并受阻于毗邻实质性器官,如肝、胰、脾等(穿透性溃疡)。③溃疡穿孔入空腔器官形成瘘管。

3.幽门梗阻

主要在 DU 或幽门管溃疡引起溃疡急性发作时,可因炎症水肿和幽门平滑肌痉挛而引起暂时性梗阻,可随炎症的好转而缓解,慢性梗阻主要由于瘢痕收缩而呈持久性。餐后疼痛加重,伴恶心呕吐,可致失水和低钾低氯性碱中毒。

4.癌变

少数 GU 可发生癌变,DU 不发生癌变。有长期慢性 GU 史,年龄在 45 岁以上,溃疡顽固不愈者(8 个月严格内科治疗无效)应警惕癌变。

五、辅助检查

(一)幽门螺杆菌(Hp)检测

常规检测 Hp 侵入性试验首选快速尿素酶试验诊断幽门螺杆菌感染。用于活检标本,非侵入性试验中的^{13}C 尿素呼气试验或^{14}C 尿素呼气试验作为根除治疗后复查的首选。

(二)胃液分析

GU 患者胃酸分泌正常或降低,部分 DU 患者胃酸分泌增加。胃液分析诊断不做常规应用。若 BAO>15 mmol/L,MAO>60 mmol/h,BAO/MAO 比值>60%,提示有促胃液素瘤。

(三)血清检查

促胃液素测定不是常规检查,在疑有促胃液素瘤时做。血清促胃液素值一般与胃酸分泌成反比。但有促胃液素瘤时,促胃液素和胃酸同时升高。

(四)大便隐血试验

DU 或 GU 有少量渗血,该试验可阳性,但治疗 1~2 周可转阴。

六、诊断与鉴别诊断

(一)诊断

病史中典型的周期性和节律性上腹痛是诊断的主要线索,确诊靠 X 线钡餐检查和内镜检查。

1.X 线钡餐检查

龛影凸出于胃、十二指肠轮廓之外,外周有一光滑环堤,周围黏膜呈辐射状。但间接征象不能确诊溃疡。

2.内镜检查

内镜检查显示多为圆形或椭圆形、直径多<1 cm、边缘整齐的溃疡,底部充满灰黄色或白色渗出物,周围黏膜充血,水肿,皱襞向溃疡集中。内镜对胃后壁溃疡和巨大溃疡(DU)比 X 线钡餐更准确。

(二)鉴别诊断

1.功能性消化不良

有消化不良的症状而无溃疡及其他器质性疾病者,检查完全正常或仅有轻度胃炎。多见于年轻妇女。表现为餐后上腹饱胀、嗳气、反酸、恶心和食欲减退,症状酷似PU。鉴别有赖于 X 线及胃镜检查。

2.慢性胆囊炎或胆石症

疼痛与进食油腻有关,位于右上腹并放射至背部,伴发热。黄疸的典型症状易于和 PU 鉴别,对于症状不明显者,需借助 B 超或内镜下逆行胆道造影检查。

3.胃癌

难以从症状上鉴别 GU 与胃癌,必须依赖钡餐检查和内镜检查(取组织做病理检查)。恶性溃疡 X 线钡餐检查示龛影位于胃腔之内,边缘不整,龛影周围胃壁强直,呈结节状,向溃疡聚集的皱襞有融合中断现象。内镜下恶性溃疡形状不规则,底凹凸不平,苔污秽,边缘呈结节状隆起。

4.促胃液素瘤

促胃液素瘤是由胰腺非 B 细胞瘤分泌大量促胃液素者所致。肿瘤往往很小(<1 cm),生长缓慢,半数为恶性,大量促胃液素可刺激壁细胞增生,分泌大量胃酸,使上消化道经常处于高酸环境,导致胃、十二指肠球部和不典型部位(十二指肠降段、横段甚至空肠近端)发生多发性溃疡。与常见 PU 鉴别主要是溃疡发生于不典型部位,有难治性特点,有过高胃酸分泌及空腹血清促胃液素>200 pg/mL。

七、治疗原则

消化性溃疡治疗的策略,首先要区分幽门螺杆菌是阳性还是阴性。如果是阳性,则应首先进行抗幽门螺杆菌治疗,必要时加 2～4 周抑酸治疗;对幽门螺杆菌阴性的溃疡及 NSAIDs 相关溃疡,可按过去常规治疗。至于是否进行维持治疗,应根据危险因素的有无,综合考虑后作出决定。参考《消化性溃疡病诊断与治疗规范建议(2008,黄山)》及中华医学会《临床诊疗指南(消化系统疾病分册)》中有关内容,对消化性溃疡的治疗原则归纳如下。

(一)一般治疗

一般治疗包括消除病因,如根除幽门螺杆菌,禁用或慎用对胃黏膜有损伤的药物等。

(二)药物治疗

消化性溃疡的药物治疗主要包括以下 4 类。

1.降低胃内酸度

一般包括中和胃酸的药物及抑制胃酸分泌的药物。中和胃酸的药物包括氢氧化铝、氧化镁、复方氢氧化铝片等。抑制胃酸分泌的药物临床常用的有两类,其一是 H_2 受体拮抗剂,如西咪替丁、雷尼替丁、法莫替丁等;其二是质子泵抑制剂,如奥美拉唑、兰索拉唑、泮托拉唑等。

2.保护消化道黏膜

黏膜保护药治疗是促进黏膜修复、提高溃疡愈合质量的基本手段。黏膜保护药包括各种剂型的胶态铋、硫糖铝、铝碳酸镁等。

3.抗幽门螺杆菌治疗

对幽门螺杆菌阳性的消化性溃疡,无论初发或复发,有无并发症,均应根除幽门螺杆菌,这是促进溃疡愈合和防止复发的基本措施。目前对于广大患者,特别是在发达城市、中心地区及对幽门螺杆菌常用抗生素耐药的地方,应推荐含铋剂的四联疗法作为首次治疗,以提高根除率,防止继发耐药;而对于在广大农村、边远地区及社区基层的耐药较低的人群,则仍可采用以 PPIs 三联或铋三联为主的传统三联疗法。

4.对症治疗

消化性溃疡对症治疗的要点是调节胃肠功能。根据患者症状酌情分别给予解痉剂(阿托品、溴苯胺太林、颠茄片等)、促动力剂(多潘立酮、伊托比利、莫沙比利、马来酸曲美布汀等)、抗胆汁反流剂(铝碳酸镁、考来烯胺、甘羟铝片等)。

(三)其他治疗

1.心理治疗

神经精神心理因素与消化性溃疡的关系十分密切,调节神经功能,避免精神刺激,调整心态十分重要。应帮助患者保持心情舒畅、乐观、平和,树立战胜疾病的信心,针对患者实际情况进行心理疏导,酌情给予镇静药或抗抑郁药。

2.饮食治疗

消化性溃疡的进食原则是易消化、富营养、少刺激。应避免刺激性食物、烟酒、咖啡、浓茶等。

3.手术治疗

如有上消化道大出血、胃出口梗阻、难治性溃疡经内科治疗无效者,或有急性穿孔或巨型溃疡、重度异型增生等恶变倾向者,应考虑外科手术治疗。

第四章

常见肝脏疾病

第一节　病毒性肝炎

一、概述

病毒性肝炎是由多种肝炎病毒引起的,以肝脏炎症和坏死病变为主的一组全身性感染病。按病原学分类目前有甲型肝炎(hepatitis A)、乙型肝炎(hepatitis B)、丙型肝炎(hepatitis C)、丁型肝炎(hepatitis D)和戊型肝炎(hepatitis E)。各型病毒性肝炎临床表现相似,以疲乏、食欲减退、肝大、肝功能试验异常为主,部分病例出现黄疸,但无症状感染亦常见。甲型肝炎和戊型肝炎经消化道途径传播,主要表现为急性肝炎;乙型肝炎、丙型肝炎、丁型肝炎主要经血液、体液等胃肠外途径传播,临床上大部分患者呈慢性感染,少数病例可发展为肝硬化、重型肝炎(肝衰竭)或肝细胞癌。

二、临床表现

甲型和戊型肝炎主要表现为急性肝炎。乙、丙、丁型肝炎除了表现为急性肝炎外,慢性肝炎更常见。5 种肝炎病毒之间可出现重叠感染或混合感染,导致病情加重。

(一)甲型肝炎

潜伏期为 2～6 周,平均 4 周,临床分为急性黄疸型、急性无黄疸型、亚临床型和急性淤胆型。

1.急性黄疸型

(1)黄疸前期:急性起病,多有畏寒发热,体温 38 ℃左右,有全身乏力、食欲减退、厌油、恶心、呕吐、上腹部饱胀不适或轻泻,少数病例以上呼吸道感染症状为主要表现,偶见荨麻疹,继之尿色加深。本期一般持续 5～7 天。

(2)黄疸期:可总结为"退热黄疸现,症状有所减"。可见皮肤、巩膜不同程度黄染;肝区隐痛,肝大,触之有充实感,有叩痛和压痛;尿色进一步加深。黄疸出现后全身及消化道症状即减轻,否则可能发生重症化,但较为罕见,且预后较佳。本期持续2～6 周。

(3)恢复期:黄疸逐渐消退,症状逐渐消失,肝脏逐渐回缩至正常,肝功能逐渐恢复。本期持续 2～4 周。

2.急性无黄疸型

起病较徐缓,除无黄疸外,其他临床表现与黄疸型相似,症状一般较轻。多在 3 个月内恢复。

3.亚临床型

部分患者无明显临床症状,但肝功能有轻度异常。

4.急性淤胆型

特点是肝内胆汁淤积性黄疸持续较久,消化道症状较轻,肝实质损害表现不明显,而黄疸很深,多有皮肤瘙痒及粪色变浅,预后良好。

(二)乙型肝炎

潜伏期为 30～180 天,平均 70 天。

1.急性乙型肝炎

急性乙型肝炎可分急性黄疸型、急性无黄疸型和急性淤胆型,临床表现与甲型肝炎相似,多呈自限性(占 90%～95%),常在半年内痊愈。

2.慢性乙型肝炎

急性乙型肝炎病程超过半年,仍有肝炎症状、体征及肝功能异常者可诊断为慢性肝炎。发病日期不明或无肝炎病史,但肝组织病理学检查符合慢性肝炎,或根据症状、体征、化验、超声检查及 CT 检查综合分析,做出相应诊断。由于急性乙型肝炎少见慢性化过程,而我国大部分慢性乙型肝炎(CHB)由母婴传播所致,均经过了数年到数十年的免疫耐受期,故隐袭发病者十分普遍。慢性肝病的症状主要有体力下降、乏力、消瘦、食欲减退、肝区不适或隐痛,体征主要有面色晦暗 (以眼周为主)、蜘蛛痣、肝掌、面部毛细血管扩张、腮腺肿大、肝增大、脾增大、男性乳房发育及关节痛等。

3.重型乙型肝炎

病毒性肝炎发生肝衰竭称为重型肝炎。肝衰竭是指迅速发生的严重肝功能不全,凝血酶原活动度(PTA)降至 40% 以下,血清总胆红素迅速不同程度上升。我国的重型肝炎肝衰竭以乙型肝炎为主。

4.瘀胆型肝炎

HBV 所致急性瘀胆型肝炎少见,实际上多数患者属慢性肝炎伴淤胆。起病类似急性黄疸型肝炎,但自觉症状常较轻,黄疸持续 3 周以上,皮肤瘙痒,粪便灰白,常有明显肝脏增大,肝功能检查以直接胆红素为主,PTA>60% 或应用维生素 K 肌内注射 1 周后可升至 60% 以上,血清胆酸、谷氨酰转肽酶(GGT)、碱性磷酸酶(ALP)及胆固醇水平明显升高。在慢性肝炎基础上发生上述临床表现者,则属慢性瘀胆型肝炎。

5.妊娠期乙型肝炎

常发生于妊娠的中、晚期,大多数为急性黄疸型肝炎,易致流产、早产及死胎。妊娠末 3 月发病者重型肝炎较常见,病死率高。据观察,经病原学和病理学确诊的妊娠期乙型肝炎,伴有暂时性皮肤瘙痒者远较非妊娠乙型肝炎常见,易与妊娠期肝内胆汁淤积症 (妊娠良性复发性黄疸)相混淆。

6.老年期乙型肝炎

绝大多数为慢性肝炎,或伴淤胆型,易发展成重型肝炎,常有老年性夹杂症。

(三)丙型肝炎

丙型肝炎的临床表现一般较轻,常为亚临床型。输血后丙型肝炎潜伏期为2～26周,平均8周。非输血后散发性病例的潜伏期尚待确定。

1.急性丙型肝炎

急性丙型肝炎约20%为丙型肝炎病毒(HCV)感染,这意味着约80%患者将发生慢性化。40%～75%的急性HCV感染患者是无症状的。临床发病者除急性肝炎相关的临床症状外,肝功能异常主要是血清ALT升高,但峰值较乙型肝炎低。ALT升高曲线分三种类型:单相型、双相型和平台型。单相型可能是一种急性自限性HCV感染,很少慢性化;双相型临床表现较重,慢性率也较高。平台型ALT升高持续时间较长。输血后丙型肝炎2/3以上无黄疸型,多无明显症状或症状很轻,非输血后散发型丙型肝炎无黄疸型病例更多。急性黄疸型病例临床症状也较轻,少见黄疸,血清ALT轻、中度升高。仅少数病例临床症状明显,肝功能改变较重。

2.重型丙型肝炎

单纯HCV感染引起的重型肝炎很少见,这可能归因于丙型肝炎的惰性特征。近年研究提示,乙型肝炎或慢性HBV携带者重叠HCV感染,以及混合性肝细胞-胆管细胞癌(CHC)同时嗜酒者颇易重型化。此外,在CHC发展到失代偿性肝硬化后可见肝衰竭。

3.慢性丙型肝炎

丙型肝炎慢性化率为60%～85%。由CHC演变为肝硬化者高达20%以上,从输血到诊断为肝硬化需20～25年。在肝硬化的基础上又可转变为肝细胞癌,年发生率为1%～4%。

(四)丁型肝炎

丁型肝炎可分为丁型肝炎病毒(HDV)与乙型肝炎病毒(HBV)同时感染和HDV与HBV重叠感染两种类型。HDV与HBV同时感染(急性丁型肝炎)的潜伏期为6～12周,临床表现与急性自限性乙型肝炎类似,多数为急性黄疸型肝炎。整个病程较短,HDV感染常随HBV感染终止而终止,预后良好,很少向重型肝炎、慢性肝炎或无症状慢性HDV携带者发展。

(五)戊型肝炎

潜伏期为15～75天,平均约6周。绝大多数为急性病例,包括急性黄疸型肝炎和急性无黄疸型肝炎,两者比例约为1:13。临床表现与甲型肝炎相似,但其黄疸前期较长,症状较重。除瘀胆型病例外黄疸常于一周内消退。戊型肝炎胆汁淤积症状(如浅灰色大便、全身瘙痒等)较甲型肝炎为重,约20%的急性戊型肝炎患者会发展成瘀胆型肝炎。部分患者有关节疼痛。临床上戊型肝炎是一种典型的自限性疾病,本病未见慢性肝炎及慢性戊型肝炎病毒(HEV)携带者。孕妇患戊型肝炎时病情严重,容易发生肝衰竭。HBV/乙型肝炎表面抗原(HBsAg)携带者重叠感染HEV后病情较重。

三、检查项目

检查项目一般包括血液检查(血清酶检查、血清蛋白检查、血清和尿胆红素检测、凝血酶原活动度检查、血氨浓度检测、肝炎病毒病原学)、尿液检查、粪便检查、腹部超声检查、胸部 X 线检查、心电图检查。

四、用药指导

(一)保肝类药物

常用药物有甘草酸制剂、水飞蓟宾制剂、还原型谷胱甘肽等。

(1)目的:可改善肝脏生物化学指标,不宜同时应用多种抗炎保肝药物。

(2)用法:静脉输入或口服。

(3)不良反应:恶心、呕吐、眼部瘙痒、一过性视力模糊,但少见。

(4)注意事项:注意检测肝功能和甲胎蛋白。

(二)抗病毒药物

对于急性肝衰竭或症状严重、病情迁延者给药有助于改善预后。

1.核苷类药物

常用药物有阿德福韦酯、恩替卡韦、拉米夫定、替比夫定、替诺福韦酯等。

(1)目的:抑制病毒作用强,不良反应少,可用于肝硬化(包括代偿期和失代偿期)。可延缓肝硬化的进展和延长生存期。

(2)用法:静脉滴注。

(3)不良反应:头痛、失眠、胃肠道反应等。

(4)注意事项:长期应用可产生耐药,尽量避免单药使用。老年人、儿童、肾或肝损害者慎用,用药期间暂停哺乳,注意定期复查血象、肝功能、肾功能等。

2.干扰素

(1)目的:抑制 HBV DNA 及 HCV RNA 的复制。

(2)用法:干扰素的耐药发生率低,需要注射给药。

(3)不良反应:发热、胃肠道反应、脱发、肝功能损害、神经精神症状、周围血象改变等。

(4)注意事项:在医师指导下用药,不要自行停药或减量。不宜用于有失代偿期肝硬化、过敏体质、心脏疾病、抑郁、癫痫或中枢神经系统功能低下、骨髓抑制、严重的肝损害、严重的肾损害者。定期复查肝功能、血常规及测量病毒的血清学指标。

五、饮食指导

(1)保证饮食营养的同时又遵守必要的饮食限制,这是改善肝功能、延缓病情进展的基本措施。适当补充维生素 B 族和维生素 C,进食量过少时可以静脉补充葡萄糖及维生素 C,不强调高糖及低脂肪饮食。

(2)饮食治疗的原则是高热量、高蛋白、高维生素、易消化饮食,严禁饮酒,适当摄入脂肪,但动物脂肪不宜过多摄入,并根据病情变化及时调整。保证进食富含丰富维生素的新鲜蔬菜和水果。

(3)蛋白质是肝细胞修复和维持血浆清蛋白正常水平的重要物质基础,优质蛋白质来源以豆制品、鸡蛋、牛奶、鱼、鸡肉、瘦猪肉为主。血氨升高时应限制或禁食蛋白质,待病情好转后再逐渐增加摄入量,并选择植物蛋白。昏迷不能进食者可经鼻饲供食;慢性肝性脑病者无须禁食蛋白质,蛋白质摄入量为 1.0~1.5 g/(kg·d)。

(4)食管胃底静脉曲张者应食菜泥、肉末、软食,进餐时细嚼慢咽,咽下的食团宜小且外表光滑,切勿混入糠皮、硬屑、鱼刺、甲壳等坚硬、粗糙的食物,以防损伤曲张的静脉而导致出血。必要时遵医嘱静脉补充高营养。

(5)保持大便通畅,不要用力排大便。肝硬化有腹水者应限制钠的摄入,低盐饮食,每天食盐 1.5~2.0 g;进水量限制在每天 500~1 000 mL。高钠的食物有咸肉、酱菜、酱油、罐头食品、含味精食品等,应尽量少食用;含钠较少的食物有粮谷类、瓜茄类、水果等。限钠饮食常使患者感到食物淡而无味,可适量添加柠檬汁、食醋等,改善食品的调味,以增进食欲。

六、出院指导

(一)日常指导

慢性乙型肝炎和丙型肝炎可反复发作,诱因常为过度劳累、暴饮暴食、酗酒、不合理用药、感染、不良情绪等。慢性患者及无症状携带者应做到以下几点。

(1)正确对待疾病,保持乐观情绪。过分焦虑、愤怒等不良情绪会造成免疫功能减退,不利于肝脏功能恢复。

(2)生活规律,劳逸结合,恢复期可参加散步、体操等轻微体育活动,待体力完全恢复后参加正常工作。

(3)加强营养,适当增加蛋白质摄入,但要避免长期高热量、高脂肪饮食。戒烟酒。

(4)不滥用药物,如吗啡、苯巴比妥类、磺胺类等药物,以免加重肝损害。

(5)实施适当的家庭隔离,如食具、用具和洗漱用品应专用,排泄物、分泌物可用漂白粉消毒后弃去。提高个人卫生水平,防止病从口入。流动水洗手及洗餐具,在单位就餐自备餐具,养成饭前便后洗手的良好习惯。不去不符卫生条件的或无证的饮食摊贩就餐。

(6)定期复查:急性肝炎患者出院后 1 个月复查 1 次,以后每 1~2 个月复查 1 次,半年后每 3 个月复查 1 次,定期复查 1~2 年。

(7)慢性乙型和丙型肝炎患者、无症状 HBV 和 HCV 携带者应进一步检测各项传染性指标,HBsAg、乙型肝炎 e 抗原(HBeAg)、HBV DNA 和 HCV RNA 阳性者应禁止献血和从事托幼、餐饮业工作。

(二)预防接种

(1)主动免疫:接种甲肝疫苗。

(2)被动免疫:对密切接触者,包括当传染源已明确(如食物或水)的所有已暴露者,已流行甲肝的学校、医院、家庭或其他单位中的成员,应及时行丙种球蛋白的预防。

第二节　酒精性肝病

酒精性肝病是长期大量饮酒所致的肝脏疾病。初期通常表现为脂肪肝,进而可发展成酒精性肝炎、酒精性肝纤维化和酒精性肝硬化。严重酗酒时可诱发广泛肝细胞坏死甚或肝功能衰竭。

一、诊断

(一)病史

患者有长期饮酒史,一般超过 5 年,折合酒精量男性≥40 g/d,女性≥20 g/d;或 2 周内有大量饮酒史,折合酒精量>80 g/d。酒精量换算公式为:酒精量(g)=饮酒量(mL)×酒精含量(%)×0.8。

(二)临床表现

酒精性脂肪肝一般情况良好,常无症状或症状轻微,可有乏力、食欲缺乏、右上腹隐痛或不适,肝脏有不同程度的肿大;酒精性肝炎常发生在近期(数周至数月)大量饮酒后,出现全身不适、食欲缺乏、恶心呕吐、乏力、肝区疼痛等症状,常有黄疸、肝大并有触痛,严重者可并发急性肝功能衰竭;酒精性肝硬化发生于长期大量饮酒者,其临床表现与其他原因引起的肝硬化相似,可以门脉高压为主要表现,可伴有慢性酒精中毒的其他表现,如精神神经症状、慢性胰腺炎等。

(三)生化检查

酒精性脂肪肝可有血清天冬氨酸氨基转移酶(AST)、丙氨酸氨基转移酶(ALT)轻度升高。酒精性肝炎具有特征性的酶学改变,即 AST 升高比 ALT 升高明显,AST/ALT 常大于 2,但 AST 和 ALT 值很少大于 500 IU/L。

(四)影像学检查

B 超或 CT 检查的肝脏影像学表现符合肝病的影像学诊断标准。

(五)肝活组织检查

肝活组织检查是确定酒精性肝病及分期分级的可靠方法,是判断其严重程度和预后的重要依据。

二、鉴别诊断

应与非酒精性脂肪性肝病、病毒性肝炎、药物性肝损害、自身免疫性肝病等其他肝病及其他原因引起的肝硬化进行鉴别。

三、常用治疗策略

(一)保肝药物

(1)多烯磷脂酰胆碱:开始时 2 粒(456 mg),3 次/天。服用量最大不能超过 1 368 mg/d(6 粒胶囊)。服用一段时间后,剂量可减至一粒(228 mg),3 次/天,维持剂量。餐中用足够量的液体整粒吞服,不要咀嚼。

(2)S-腺苷甲硫氨酸:初始治疗采用粉针剂,最初 2 周,肌肉注射或静脉注射 500~1 000 mg/d。维持治疗采用肠溶片,口服 1 000~2 000 mg/d。

(3)维生素 E:具抗氧化作用,2 粒,1 次/天,饭前服用。长期服用,效果更佳。

(二)维生素

补充多种维生素(如维生素 B、C、K 及叶酸)。

(三)糖皮质激素

对重症酒精性肝炎可缓解症状,改善生化指标。

四、用药指导

(1)多烯磷脂酰胆碱可稳定肝窦内皮细胞膜和肝细胞膜,降低脂质过氧化,减轻肝细胞脂肪变性及其伴随的炎症和纤维化。

(2)美他多辛有助于改善酒精中毒。

(3)糖皮质激素用于治疗酒精性肝病尚有争论,但对重症酒精性肝炎可缓解症状,改善生化指标。其他药物(如 S-腺苷甲硫氨酸)有一定的疗效。

第三节　药物性肝病

药物性肝病(drug induced liver disease,DILI)是指药物或其代谢产物引起的肝损害。药物引起的肝损害主要表现为肝细胞坏死、胆汁淤积、肝细胞内微脂滴沉积,并可演变为慢性肝炎、肝纤维化和肝硬化等。目前发现近 1 000 种药物与肝损伤有关,其中包括中草药。随着药物应用的不断增加,医源性肝毒性已成为中毒性肝损害的一个重要因素。据报道,在因急性肝损害而住院的病例中,药物致病者占2%～9%,50 岁以上药物致病者可达 40%以上。估计每 100 例接受药物治疗的患者中,约有 1 例在住院期间发生 DILI。在暴发性肝衰竭病例中,药物所致者达 25%以上,其病死率达 50%以上。目前,虽然药物性肝损害的发病率越来越引起人们的重视,但与其严重性相比较,仍处于被低估的状态。

一、病因

(一)药物在肝脏中的代谢

肝脏是药物在体内代谢的最主要场所,药物在肝脏内经过一系列药物代谢酶的作用,经过生物转化后排出体外。因此,肝脏的病理状态可以影响药物在体内的代谢过程,从而影响药物的疗效并可产生不良反应,同时药物及其代谢产物也可造成肝脏损害。药物依赖药物代谢酶的作用,经过氧化、还原、水解及结合等途径转化为具有极性的代谢物质,这一过程称为生物转化。药物代谢酶是光面内质网内一组混合功能性氧化酶,包括细胞色素 P450 Ⅰ、Ⅱ、Ⅲ,单胺氧化酶,细胞色素 C 还原酶及胞质中的辅酶Ⅱ(还原型 NADPH)。药物在肝内进行的生物转化过程分为两个阶段,分别称为Ⅰ相反应和Ⅱ相反应。

1.Ⅰ相反应

Ⅰ相反应包括氧化、还原和水解 3 种途径,其中以氧化反应最为重要,其次为还原和水解反应。多数药物的第Ⅰ相反应在肝细胞表面内质网进行,经过表面内质网上微粒体内一系列药物代谢酶的作用,使非极化脂溶性化合物产生带氧的极性基团,如羟基(-SH)、羧基(-COOH)、氨基(-NH)等,从而提高其水溶性,羟化不稳定产物,使其进一步分解。一般药物经过第Ⅰ相的氧化、还原或水解后变为极性和水溶性较高而活性较低的中间代谢产物,为第2阶段提供可被药酶作用的合适底物。

　　2.Ⅱ相反应

　　通过结合反应途径,以Ⅰ相反应所提供的极性代谢物为底物,在转移酶的作用下,底物极性基团分别与极性配体葡萄糖醛酸、谷胱甘肽、谷酰胺甘胺酸、乙酰基甲基等基团结合。结合作用不仅掩盖了某些药物分子上的某些功能基团,而且可改变其理化性质,增加水溶性,形成水溶性的最终产物,通过尿液或胆汁将其排出体外。因此,Ⅱ相反应为合成生物转化反应,通常是解毒反应,破坏化合物及其产物的生物活性,转化为葡萄糖醛酸、硫醛氨酸衍生物和其他化合物排出体外。

$$药物 \xrightarrow{\text{(Ⅰ相酶类)}} 氧化、还原和(或)水解后产物 \xrightarrow{\text{(Ⅱ相酶类)}} 结合产物$$

　　药物的结合反应分为两种类型,第1种类型为药物与活性基团结合,第2种类型为被激活的药物与有关化合物结合。Ⅰ相反应的P450酶系与Ⅱ相反应的结合作用酶系在分布、功能及诱导性等方面均有差别,提示这两相反应具有不同的生物学定义,谷胱甘肽(GSH)在结合和解毒作用中起重要作用,它能与亲电子基、氧基相作用,可防止肝细胞损害。

　　(二)肝脏对药物的排泄

　　肝脏对药物代谢的功能包括生物转化和将药物从胆汁排泄出体外,一般分子量>400的化合物主要直接从胆汁排泄,而分子量<300的化合物则进入血液从肾脏排出。大多药物通过Ⅰ相反应和Ⅱ相反应生物转化后形成的结合代谢物从胆汁中排出。肝脏对少数未经过转化或仍呈活性状态的药物的排泄能力直接影响该药在血液中的浓度。经胆汁排入肠道的结合代谢产物呈高度水溶性,不易被肠道吸收而随同肠内容物一起排出体外。但有些代谢产物在肠黏膜或肠内细菌分泌的葡萄糖醛酸苷酶等水解酶的作用下去掉结合酶又转为脂溶性,被肠黏膜吸收进入肝门静脉系统,即形成"肠肝循环",从而延长了药物的作用时间。此外,当肾功能减退时会影响一些药物从肾脏排出,在此状态下肝脏对药物的排泄则成为重要的代偿途径。

　　(三)影响药物代谢的因素

　　1.药物代谢的遗传多态性

　　肝脏药酶系特别是P450具有遗传多态性,从而形成药物代谢的个体差异,影响药物的药理作用,产生药物的不良反应、致癌性和易感性。在Ⅰ相反应中药物多态性以异奎胍为例,具有P450ⅡD变异。对异奎胍羟化作用有遗传性的个体,在应用抗高血压药、钙离子拮抗药、β受体拮抗药、膜抑制抗心律失常药等时会出现药物代谢异常,导致药效增强,时间延长,易发生不良反应。在Ⅱ相反应中药物代谢呈多态性,以异烟肼为例,分为乙酰化快型和乙酰化慢型,慢型乙酰化个体长期服用异烟肼可产生红斑狼疮综合征,易发生周围神经病变。P450ⅠA1和P450ⅠA2能激活某些致癌源,其遗传变异与对某些癌的易患性有关。

　　2.药酶的诱导和抑制

　　(1)酶诱导作用:一些亲脂药物或外源性物质可使肝内药酶的合成显著增加,导致对其他药物的代谢增加,这种作用称为酶的诱导。目前,已知至少有200种药物和环境中的化学物质具有酶诱导作用,例如苯巴比妥、苯妥英钠、螺内酯(安体舒通)、利福平等。药酶的诱导作用有时可造成药物性肝损害或化学性致癌。

(2)酶抑制作用:某些药物可通过抑制药酶而使另一药物代谢延迟,使药物作用增强或延长。由于微粒体药酶专一性少,这种药物可作为同一酶系的底物导致多种药物之间对酶结合部位的竞争,因此某种药物受一种酶催化时,可以影响对其他药物的作用,如氯霉素可抑制苯妥英钠、双香豆素、甲磺丁胺的代谢。

(3)其他因素:年龄、性别、营养状态、饥饿、妊娠、内分泌昼夜调节等,均可导致不同个体的药效和不良反应出现差异。

(四)肝脏疾病对药物代谢的影响

肝脏疾病影响肝脏药酶的结合作用,从而影响药物的代谢。此外血液浓度、血浆蛋白浓度、肝脏有效血容量、有效肝细胞总数、门-体血液分流等发生改变,也会影响药物代谢和血液浓度。药物从肝门静脉进入肝脏后,被不同程度地清除,其他部分则通过肝脏进入体循环。肝脏清除率表示单位时间内血浆内药物被肝脏所清除的量,提示肝清除和进入肝脏药物浓度的关系。肝脏清除率(CIH)＝Q×ER,Q代表肝脏血流量,ER为肝脏摄取率。肝脏对各种药物摄取率不同,高摄取率的药物在肝脏内清除率高,这类药物的清除率受血流量影响大,受血浆蛋白结合影响小,成为流速限定性药物。低摄取率药物在肝脏内清除率低,受药酶和结合酶影响大,同时也受血浆蛋白结合影响,而受血流量影响小,称为能力限定性药物。药物代谢和清除能力与肝病的严重程度成正比,肝病时药物清除能力的改变与药物本身的理化特性也有一定的关系。在急性肝炎时药物清除率改变较短暂,而在肝硬化失代偿期药物清除率的改变显著而持久。如在肝硬化时,地西泮、氯霉素、西咪替丁等药物的半衰期延长,肝脏的清除率降低。患严重肝病或慢性肝病时,由于有效血流量降低,使一些口服的高ER药物通过受阻,生物利用度增加,药物清除率降低导致血药浓度升高。例如,吗啡、水杨酸类、氯丙嗪等。严重肝病时由于某些药物(如吗啡、地西泮等)受体增加或其敏感阈值降低,即使正常剂量的 $1/2 \sim 1/3$ 也可能诱发肝性脑病。

二、发病机制

造成药物性肝病的机制基本上分为两类,即可预测性(内源性肝毒性)和不可预知性(特异性反应)。可预测性药物性肝损害主要是药物的直接作用所致。近年来,由于药物性不良反应日益引起人们的重视,对药物的筛选和监测也越来越严格和严密,因此,临床上大多数药物性肝损害是不可预测的。不可预测性的肝损害在发病机制上可分为代谢异常和变态反应。

(一)药物代谢异常的肝损害机制

绝大多数药物被机体摄入或吸收后经过机体代谢处理后排出体外,小部分药物不经过代谢而直接从肾脏或肠道排出。Ⅰ相反应属于细胞色素 P450(CYP)酶系,药物在 CYP 催化下由脂溶性变为水溶性,以利于药物代谢产物从肾脏排泄,因为 CYP酶系在肝脏中含量最多,因此肝脏是绝大多数药物包括内源性物质在内的最大代谢脏器。CYP 酶系对药物代谢有两重性,既可以解毒也可以增加其毒性,致使肝脏被损害。首先,药物在肝脏 CYP 酶系催化作用下,被氧化或水解或被还原;催化反应后产生的药物代谢产物绝大多数无毒或有低毒性,而少部分代谢产物的毒性大于原药;被活化的毒性代谢产物损害肝脏,甚至有致癌性。其次,某些因素可诱导或抑制 CYP 酶系的功能,从而干扰正常药物的代谢过程,例如某种 CYP 酶被超常诱导催化,产生过量的毒性产物而损害肝脏。此外,患急性和慢性肝病的患者,肝脏 CYP 酶的表达受到影响,药物代谢紊乱,在肝病状态下使用某些药物更易引起肝脏损害。

Ⅱ相反应药物酶可使一些具有结合作用的酶蛋白(如还原性谷胱甘肽、葡萄糖醛酸酶等)直接与原药结合,使之失活或灭活,并由 CYP 酶催化毒性代谢物质。如果这些药酶绝对或相对不足会使结合容量降低,导致原药或毒性代谢产物的游离浓度过高而产生肝毒性。

(二)药物损害的免疫机制

药物变态反应是免疫机制介导的肝脏损害,其特点:①不可预测。②药物剂量和疗程无关。③仅发生于某些个人或人群。④具有免疫异常的指征。⑤可有肝外组织器官的损害。⑥实验动物模型无法复制。

以下肝外变态反应提示药物性肝损害与免疫介导有关:①使用某种药物后出现发热、皮疹、关节痛等。②血液嗜酸性粒细胞增多,血液中免疫复合物阳性,非器官特异性自身免疫抗体阳性,其中可能有与药物相关的自身抗体。③肝组织中嗜酸性粒细胞浸润,肉芽组织形成。

目前,免疫介导肝损害的确切机制尚未明确,但大多研究认为细胞免疫和体液免疫均参与了药物性肝损害的过程,药物或其他代谢产物与肝脏特异蛋白质结合成为抗原,经过巨噬细胞加工后被免疫活性细胞识别,导致了变态反应。一般认为是 T 杀伤细胞或抗体依赖的细胞介导的细胞毒作用(ADCC 反应)导致了肝损害,如果多量的免疫复合物沉积于肝组织内就可能引起重症肝炎。

20 世纪 80 年代,关于药物与机体相互作用的研究结果证实摄入药物后可打破机体的免疫耐受,导致自身免疫反应,可以降低功能性 T 抑制细胞的活性,造成脏器损害,合并单核巨噬细胞的功能改变;当 T 抑制细胞功能全面下降时,则会导致器官非特异性自身抗体的出现。因肝脏是药物代谢的主要场所,因此,绝大多数外来物质进入机体后均要经过肝脏代谢,肝细胞代谢过程中产生的具有活性的代谢产物,与肝细胞内的大分子物质相结合,再被转运到细胞膜,形成具有抗原性的靶点,诱导产生抗肝细胞抗体。免疫介导的药物性肝损害具有个体差异性,宿主对某种药物的免疫应答反应是决定药物性肝损害的主要因素。免疫介导的药物性肝损害较少见,往往集中发生于某一个家族成员内部。氟烷肝炎是免疫介导药物性肝损害的典型例子,一般在用药后 28 天内出现肝损害,外周血嗜酸性粒细胞增多,肝脏嗜酸性粒细胞浸润,体内器官非特异性抗体阳性,循环免疫复合物阳性。研究证实氟烷肝炎患者体内产生的抗体可与多种肝脏蛋白质抗原结合,包括 CYP94、CYP2EL、与药物代谢相关的酶或蛋白质成分,氟烷代谢过程中代谢物等构成自身抗原,被转运到肝细胞膜,成为免疫系统的攻击目标,产生自身抗体。

对某种药物易发生肝炎的患者可能存在药物代谢、胞内自身抗原向胞膜转运、抗原呈递和抗原识别等多方面异常,该类患者属于特异体质人群。

(三)药物性胆汁淤积机制

胆汁主要在肝细胞内形成,排入毛细胆管再进入叶间胆管、胆管和胆总管。当胆汁不能正常流入胆管,则出现肝内胆汁淤积引起的一系列病理和临床表现。药物引起淤胆主要是肝细胞水平的胆汁流障碍。肝细胞是高度极化的上皮细胞,其基侧膜面向肝窦,顶端膜形成毛细胆管腔,基侧膜面与毛细胆管膜交界处紧密相连,将细胞旁间隙封闭,使毛细胆管与肝窦隔开,结果阻止了胆汁流入血液。肝细胞水平胆汁流形成过程包括将血液内的胆汁酸、卵磷脂、胆红素等有机物质从肝窦摄入肝细胞,并在肝细胞内转运,通过毛细胆管排出,如上述步骤出现障碍将造成肝内细胞淤胆。此外,胆汁是由毛细胆管膜分泌的,该膜的流通性和完整性如果受损,对于胆汁淤积的发生也有重要影响。

三、病理

依据临床表现和病变程度的变化,药物性肝病一般分为急性和慢性两大类。急性药物性肝病包括急性肝炎型、肝内胆汁淤积型、急性脂肪肝型和混合型等,临床以肝病表现为主或伴有肝外表现。慢性药物性肝病种类较多,若早期发现,停药后病变可逆转。

(一)急性药物性肝病

1.肝细胞毒损害

(1)肝炎型:多种药物可引起肝细胞损害和坏死,病理学改变轻重不一。轻者仅见点状坏死;重者表现为带状或大块性坏死伴有网状支架塌陷,汇管区和小叶内炎性细胞浸润、淤胆和库普弗细胞增生。不同药物引起的病理改变有所不同,如异烟肼和甲基多巴引起急性弥漫性肝炎,而醋氨酚过量可引起大块性肝坏死,丙戊酸可引起小叶中心性坏死和微泡性脂肪变性。

(2)脂肪肝型:使用某些药物可发生脂肪肝,如大剂量静脉滴注四环素、门冬酰胺酶、丙戊酸等,可引起肝细胞内大量脂肪小滴沉着。而甲氨蝶呤、硫唑嘌呤等可引起脂肪大滴沉着,电镜显示光面内质网呈蜂窝状变化。患微泡性脂肪肝时,转氨酶升高可达正常的 $5\sim20$ 倍,而患巨泡性脂肪肝时转氨酶为轻中度升高,为正常人的 $1\sim3$ 倍。凝血酶原时间延长,肾功能减退,亦可有代谢性酸中毒,血小板可正常或轻度增高。

2.急性肝内淤胆

(1)毛胆管型:即为单纯淤胆型,睾酮衍生物可引起此类肝病,在其 C17 的 a 位置均有烷基。通常在服药 $3\sim4$ 个月出现黄疸,丙氨酸氨基转移酶增高,长期服用均可发生 BPC 滞留。病理变化主要为肝小叶中心区肝内淤胆,毛细胆管内有胆栓,肝细胞和库普弗细胞内有胆色素沉着,一般无肝实质细胞损害,亦无炎症反应。内镜下见毛细胆管扩大,微绒毛变短或消失,高尔基体肥大,毛细胆管周围溶酶体增多。

(2)肝毛细胆管型:以淤胆为主,伴轻度肝细胞损害(炎症),大多数含有卤素的环状化合物可引发肝内淤胆伴炎症。黄疸发生率为 1‰,黄疸的发生与药物剂量无关;70% 病例再次服药时可再次发生黄疸或肝功能障碍。如果发生脱敏反应,继续服药后黄疸可消退。病理变化表现为毛细胆管肝细胞和星状细胞内有胆汁淤积,小叶中心尤为显著。汇管区有单核细胞、淋巴细胞和中性粒细胞浸润,早期有嗜酸性粒细胞浸润,肝细胞呈球状、羽毛状变形和灶状坏死。电镜可见毛细胆管扩张,微绒毛减少、消失和变性,内质网肿胀和破裂。

(3)胆管型:此型少见,一般见于动脉插管进行滴注的患者和氟脱氧尿苷导致的硬化性胆管炎的患者。

3.混合型

在病理和临床兼有淤胆和肝细胞损害的药物性肝炎称为混合性肝损害。此种损害包括两种情况:一种以肝实质损害为主,伴有淤胆,ALT/AST升高明显,ALP及胆固醇相对升高,呈现淤胆的临床表现,引起此类混合性肝损害的药物有磺胺类、对氨基水杨酸(PAS)、抗惊厥药等;另一种以淤胆为主,伴有肝实质损害,ALT/AST亦相对升高,血清ALP及胆固醇极度升高,引起此类混合性肝损害的药物有氯丙嗪、红霉素等。

4.变态反应性肝炎

此类药物性肝损害是指药物所致的肝损害不易归类,一般认为此型肝炎与免疫机制有关。病理改变以肝实质损害为主,呈灶状、带状或大块坏死等,有时伴有不同程度的淤胆,同时伴有肝外脏器损害,如淋巴结、皮肤病变、血液骨骼改变、心肌炎、间质性肾炎和关节炎等。

(二)慢性肝损害

见表4-1。

表4-1 慢性药物肝损害

类 型	类似病症	药物举例
慢性肝炎		
非特异性	慢性病毒性肝炎	阿司匹林、异烟肼、氟烷
活动性	自身免疫性肝炎	甲基多巴、双醋酚汀、丙硫氧嘧啶、磺胺类
脂肪变性		
脂肪肝	酒精性脂肪肝	皮质类固醇、胺碘酮(乙胺碘呋酮)
磷脂蓄积症	酒精性肝病	哌克昔林、胺碘酮
胆汁淤积		
原发性胆汁性肝硬化	肝外梗阻性黄疸	氯丙嗪、赛庚啶、氟氯西林(氟氯青霉素)
硬化性胆管炎	肝外梗阻性黄疸	氟脲苷
肝纤维化/肝硬化	病毒性肝炎、肝硬化	慢性肝炎、脂肪肝性药物、甲氨蝶呤
肝血管病变		
肝静脉血栓形成	非硬化性门脉高压症	口服避孕药、抗癌联合化疗
肝小静脉闭塞病	非硬化性门脉高压病	硫唑嘌呤、千里光、抗肿瘤药
慢性肝炎		
肝紫癜病	肝结节增生	雄激素、口服避孕药、抗肿瘤药
肝肿瘤		

续表

类 型	类似病症	药物举例
肝腺瘤	肝肿瘤	雄激素、口服避孕药
肝癌	肝肿瘤	雄激素、口服避孕药
肝血管瘤	肝肿瘤	氯乙烯单体
其他		
肝肉芽肿	肝大＋肝外表现	氟烷、磺胺类、磺吡酮(苯磺保泰松)、奎尼丁

1.慢性肝炎

药物引起的慢性肝损害的临床表现轻重不一,往往无症状或仅有轻度转氨酶升高,肝活检可见轻度非特异局灶性肝炎,伴汇管区和小叶内炎症反应。可有库普弗细胞增生、假小胆管增生和纤维化等,如发生桥状坏死可进一步发展为多小叶性亚急性重型肝炎。临床表现多为缓慢发病,有时可见急性发病,但病理上仍为慢性炎症。症状为乏力、食欲减退、上腹不适、肝区痛、黄疸、尿色深等,可见肝掌、蜘蛛痣、肝脾大。可有全身症状,如皮肤黏膜病变、关节炎、痤疮、多毛、闭经,还有血清转氨酶、胆红素、丙种球蛋白、吲哚氰绿(ICG)和凝血酶原时间异常等。部分患者血清IgG、IgM增高,抗核抗体、抗平滑肌抗体、抗红细胞抗体可呈阳性,可找到狼疮(LE)细胞。并发亚急性重型肝炎时可出现明显厌食、恶心、呕吐、少尿、腹水和出血倾向,黄疸渐加深,肝浊音界缩小,出现肝性脑病和肝肾综合征,也可演变成肝硬化、门脉高压等。药物肝损害所致慢性肝炎治疗的关键是立即停用有关药物,停药数周后临床症状和生化可明显改善。预后较慢性病毒性肝炎为好。

2.肝硬化

药物可引起肝硬化,病理分为4种类型:①大结节性或坏死性肝硬化,由药物导致的慢性活动性肝炎或亚急性重型肝炎发展而来。②胆汁性肝硬化。③淤血性肝硬化,继发于肝内小静脉或肝静脉闭塞。④伴脂肪变性的肝硬化,为大结节或小结节性肝硬化,其病理改变与用药剂量、疗程和给药方式密切相关,如甲氨蝶呤可引起小结节性肝硬化,药物累积量超过4g时,肝纤维化和肝硬化发生率增高。肝脏病理学检查可见肝脏脂肪变性,肝细胞气球样变性、坏死和纤维化,最终为肝硬化。

3.慢性肝内胆汁淤积

某些药物可引起急性和慢性肝内胆汁淤积,慢性胆汁淤积表现为皮肤瘙痒、长期黄疸、皮肤黄疸、大便色淡、有出血倾向和脂肪泻等。脾大、血清ALP和胆固醇明显升高,转氨酶和结合胆红素增高,凝血酶原时间延长。肝组织学检查可有毛细胆管内胆栓,肝细胞和库普弗细胞内胆色素沉着,小胆管增生和假小胆管形成。停药后,黄疸仍可持续数个月至1年以上,然后逐渐消失,仅有极少数患者发展为胆汁性肝硬化。据文献报道,引起慢性肝内胆汁淤积的常见药物有氯丙嗪、磺胺药、甲基睾酮、酮康唑和卡马西平等。

4.肝硬化性胆管炎

卡马西平、动脉注射氟脱氧尿苷等可引起硬化性胆管炎。

5.脂肪肝

药物引起的肝细胞脂肪变,一般无临床症状,但如引起弥漫性脂肪变性则可出现临床症状,如肝大、血转氨酶升高、碱性磷酸酶和胆红素轻至中度增高、清蛋白降低、凝血酶原时间延长等。肝组织学检查见弥漫性脂肪变性,同时可伴有胆汁淤积、肝生化异常。停药后2周内可恢复,但病理恢复较慢,须停药后逐渐恢复。

6.肝血管病变

(1)肝静脉血栓形成:据文献报道,某些药物长期服用后可引起肝静脉血栓形成,如长期服用避孕药物可影响凝血机制,导致肝静脉血栓形成和阻塞。肝组织学检查可见肝小叶,中央静脉扩张,肝窦充血、出血,肝小叶中央区坏死,最终致肝纤维化和淤血性肝硬化,并可演变成巴德-基亚里综合征。

(2)肝小静脉闭塞症:硫鸟嘌呤、氨基甲酸乙酯等药偶尔可导致肝小静脉、血管内皮下水肿,胶原形成,管腔闭塞,肝小叶中央区充血和坏死,继之纤维化和肝硬化,其临床表现类似巴德-基亚里综合征。

7.肝磷脂蓄积症

据报道,胺碘酮等药可引起肝磷脂蓄积,20%～40%服用胺碘酮的患者可有轻度ALT增高,部分肝大。肝组织学检查可见肝细胞内马洛里透明小体伴炎性细胞浸润、小胆管增生、巨泡性脂肪变性,镜下所见雷同于原发性磷脂沉着症,溶酶体内有明显的同心层状磷脂包涵体。

8.肝肿瘤及肝癌

(1)肝肉芽肿:在肝活检、腹部手术或尸检时发现。可见肝细胞损害和胆汁淤积,见于服用奎尼丁、甲基多巴和磺脲类降糖药,亦可见于使用青霉素、肼屈嗪、别嘌呤等药,一般无肝损害。

(2)良性肿瘤:主要见于口服避孕药,其发生率与服药时间长短及剂量成正比,长期服雄激素也可引起肝肿瘤。

(3)恶性肿瘤:口服避孕药和雄性激素偶尔可致腺瘤癌变为肝细胞癌或胆管细胞癌。此类肝癌特点为甲胎蛋白大致正常。

(4)特发性门脉高压症:长期服用含砷的 Fowler 溶液或长期接触石灰硫酸铜杀虫剂的专业人员可因慢性砷中毒引起本病。病理特点为肝内门静脉末梢分支闭塞,中等门脉分支减少,门脉内血栓形成,汇管区纤维化并延伸至小叶。临床表现为门脉高压、脾大和脾功能亢进。

四、临床表现

肝炎型药物性肝病因损肝药物种类、发病机制、肝细胞损害程度、范围不同而呈现不同的临床表现。患者有类似病毒性肝炎表现,常有乏力、纳差、恶心、呕吐、黄疸、尿色深等症状。肝脏可大,伴有压痛,但病程中不发热,生化检查 AST、ALT 明显升高,靛青绿 ICG 滞留和凝血时间延长。重者可呈现肝衰竭,大块性肝坏死,可并发肝性脑病而死亡,肝损害轻者症状轻微,仅有转氨酶增高,肝轻度大。

急性肝内淤胆型药物性肝炎类似急性病毒性肝炎,经过数天的潜伏期后,常有发热、皮肤瘙痒、尿色加深。黄疸一般持续 1~4 周。ALT 明显增高,同时有 ALP、胆固醇和溴磺酞钠(BSP)增高。

五、诊断

易漏诊和误诊药物性肝病,难以及时诊断的原因首先是药物性肝病的临床表现和实验室检查无特异性,易被误诊为其他肝胆系统疾病。其次,药物性肝炎常被原有疾病的表现掩盖而得不到及时的鉴别。此外,轻微和局限的药物性肝病肝功能检查无明显异常。因此,提高对本病的认识和警惕性是做好鉴别诊断并提高药物性肝病诊断率的关键。

诊断药物性肝病前应了解以下病史:①用药史,必须了解患者 3 个月以内用过的药物,用药的途径、剂量、持续时间,有无合并用药,有无中草药、非处方药和保健药用药史。②既往有无药物过敏史、过敏性疾病史及变态反应。③发生肝损害与用药时间之间的关系,绝大多数肝损伤出现在用药第 5~90 天,或停药后 15 天之内。④有无其他致肝损伤的因素,如各种类型的病毒性肝炎、酒精性肝病、自身免疫疾病、胆管疾病、糖尿病、甲状腺病、全身细菌性感染和充血性心力衰竭等。⑤了解患者的职业及工作、生活环境。

药物性肝病的诊断标准:①服药开始后 5~90 天及最后 1 次用药 15 天之内出现肝功能障碍。②临床首发症状为发热、皮疹、皮肤瘙痒和黄疸等。③发病初期外周血嗜酸性粒细胞上升 6% 以上,或白细胞增加。④药物过敏试验如淋巴细胞培养试验、皮肤试验为阳性,血清中有自身抗体。⑤再次用药时,可再次引起肝损伤。具有①、④或①、⑤者可以确诊,具有①、②或①、③者可以拟诊。发病早期进行肝活检有助于了解肝损害程度,鉴别病变类型。此外,应用药物致敏的巨噬细胞移动抑制试验和(或)淋巴细胞转化试验如获得阳性结果,则有助于对过敏型药物性肝病的诊断。

六、治疗

(1)应立即停用有关或可疑药物。

(2)适当休息,给予高糖、高蛋白、低脂饮食,补充维生素 C、维生素 B、维生素 E,维持电解质平衡。

(3)根据药物性质给予相应的解毒和保肝药物。①腺苷蛋氨酸(思美泰):通过转甲基作用,增加膜磷脂的生物合成,增加 Na^+、K^+-ATP 酶活性,加快胆汁运转,同时通过硫基作用增加生成肝细胞内解毒剂即谷胱甘肽和半胱氨酸,增加对自由基的保护作用和解毒作用,生成半磺酸与胆酸结合,可防治肝内胆汁淤积。用药方法:1~2 g/d,静脉滴注,2 周后改为 1.6 g/d,分为 2 次口服,用药4~8周。②还原型谷胱甘肽(GSH):补充肝内 SH 基团,以利于药物的生物转化,一般病例肌内注射300 mg,每天 1 次,病情重者 600 mg/d,静脉滴注,2~4 周为 1 个疗程。③熊去氧胆酸(UD-CA):可稳定细胞膜,保护线粒体,有免疫抑制作用,用药方法,0.25 g,每天 2~3 次,口服。④苯巴比妥:有利于肝细胞内运载蛋白 Y 和 Z 的生成,改善胆红素代谢,淤胆者可试用。⑤考来烯胺(消胆胺):可减少胆酸和药物在胃肠道的再吸收,适用于严重淤胆的患者。用法为 30 mg,早、晚各 1 次。⑥强力宁和糖皮质激素:对于顽固性淤胆者,可短期使用强力宁和糖皮质激素。⑦N-乙酰半胱氨酸:可补充肝内具有解毒作用的谷胱甘肽,用于治疗对乙酰氨基酚(醋氨酚)引起的肝损伤。

(4)人工肝或肝移植:并发暴发性肝衰竭者,应按急性重型肝炎(暴发性肝炎)原则处理,对于暴发性肝衰竭或重度胆汁淤积者可用人工肝装置或人工肾清除药物及代谢产物。

药物性肝病进展到肝硬化时,亦可考虑做肝移植。

七、预后

绝大多数患者停药后可恢复,临床症状和组织学改善快者仅需数周,而慢者需要数年之久。少数严重广泛肝损伤可导致暴发性肝衰竭或进展为肝硬化。

八、预防

(1)在患者用药治疗期间,特别是应用新药治疗时,要注意药物的各种毒性作用,定期监测血象、尿液、肝功能等。

(2)对有药物过敏史或过敏体质者,用药时要格外注意监测。

(3)对有肝、肾疾病及营养障碍者,孕妇,新生儿应慎重考虑用药,注意药物剂量。

(4)在用药期间一旦出现肝功能异常,应立即停药。

(5)对有药物性肝损害病史的患者,应避免再度给予相同药物或化学结构相似的药物。

第四节　胆汁淤积性肝病

胆汁淤积性肝病是一组以胆汁淤积为主要表现的临床常见疾病。近年来,对该病的诊断治疗取得迅速进展。胆汁淤积性肝病的诊断治疗受多种因素的影响,应在规范化基础上进行个体化治疗以达到最佳治疗效果。

一、胆汁淤积性肝病的定义

胆汁淤积性肝病是各种原因引起的胆汁形成、分泌和(或)胆汁排泄异常引起的肝脏病变。根据病因可分为肝细胞性胆汁淤积、胆管性胆汁淤积及混合性胆汁淤积。胆汁淤积持续超过 6 个月称为慢性胆汁淤积。生化指标方面建议 ALP 水平高于 1.5 倍正常值上限(ULN),并且 GGT 水平高于 3xULN 可诊断为胆汁淤积性肝病。

二、常见成人胆汁淤积性肝病的病因分类

具体内容见表 4-2。

三、成人胆汁淤积性肝病的诊断流程

疑似胆汁淤积初步诊断步骤包括:①询问现病史、既往史、家族史、药物治疗史和

酒精摄入情况。②体格检查。③腹部超声、CT检查以排除肝外胆管阻塞,必要时可行超声内镜检查以评价远端是否存在胆道梗阻。④磁共振胰胆管造影(magnetic resonance cholangiopancreatography,MRCP)用于未能解释的胆汁淤积患者。经内镜逆行胆胰管成像(endoscopic retrograde cholangiopancreatography,ERCP)主要用于可能需治疗的患者。这是由于ERCP相关并发症的发生率和病死率高于超声内镜检查术(EUS)及MRCP。⑤实验室检查包括肝功能、肝炎病毒血清学标志物检查及筛查肝病自身抗体等。

表 4-2 常见成人胆汁淤积性肝病的病因分类

肝细胞性胆汁淤积	胆管细胞性胆汁淤积
脓毒血症、内毒素血症	原发性胆汁性肝硬化(PBC)
各型病毒性肝炎	原发性硬化性胆管炎(PSC)
酒精或非酒精性脂肪性肝病	PBC、PSC与自身免疫性肝炎(AIH)重叠综合征
药物或胃肠外营养介导的胆汁淤积	IgG4相关性胆管炎
遗传性疾病:良性复发性肝内胆汁淤积	特发性成人肝内胆管缺失症
进行性家族性肝内胆汁淤积	胆管板畸形:胆管错构瘤、Caroli综合征
ABCB4基因缺陷	囊性纤维化
妊娠期肝内胆汁淤积(ICP)	药物介导胆管病
红细胞生成性原卟啉病	移植物抗宿主病
恶性浸润性疾病:如血液病、转移癌	继发性硬化性胆管炎,如各种形式的胆管结石症、缺血性胆管病(遗传性良性浸润性疾病:淀粉样变性、肝结节病和其他肉芽肿病、糖原贮积病、遗传性出血性毛细血管扩张症、结节性多发性动脉炎及其他形式的脉副肿瘤综合征,如霍奇金淋巴瘤、肾癌管炎)、获得性免疫缺陷综合征及其他形式免疫抑制相关的感染性胆管板畸形,如先天性肝纤维化管炎血管病[如巴德-基亚里综合征、静脉闭塞性病、充血性肝病肝硬化(任何原因)]
结节性再生性增生	

四、胆汁淤积性肝病的治疗

(一)病因治疗

针对导致胆汁淤积性肝病的不同原因进行针对性的治疗。

(二)药物治疗

1.熊去氧胆酸

多数胆汁淤积性肝病可以通过服用UDCA达到治疗目标。熊去氧胆酸可以促进内源性胆酸排泌,改变胆汁酸的组成,增加亲水性胆汁酸的比例,使肝细胞和胆管细胞免受有毒性胆酸的毒害,阻止疏水性胆酸对线粒体膜的干扰,抑制肝细胞凋亡。显著改善血清肝功能结果的同时可以改善肝组织学特征,阻止肝纤维化、肝硬化、食管静脉曲张的进一步发展,从而延长患者的生存时间。

2.牛磺熊去氧胆酸

牛磺熊去氧胆酸是牛磺酸与熊去氧胆酸的结合。形式为人胆汁中天然存在的亲水性胆汁酸。以熊去氧胆酸的生理活性形式参与肠肝循环,在回肠末端通过主动转运方式被吸收利用。口服牛磺熊去氧胆酸相对于熊去氧胆酸能被更好地富集,可以更有效地促进胆汁池的亲水性转化保护肝实质细胞和胆管细胞。

3.S-腺苷甲硫氨酸

S-腺苷甲硫氨酸是存在于人体组织的一种生理活性分子,是由 S-腺苷甲硫氨酸合成酶催化蛋氨酸和三磷酸腺苷(ATP)而成的。S-腺苷甲硫氨酸(SAMe)在肝脏内通过转甲基作用增加膜磷脂的生物合成,增加膜流动性,并增加 Na^+-K^+-ATP 酶活性加快胆酸转运;同时通过转巯基作用增强生成细胞内主要解毒剂谷胱甘肽和半胱氨酸增加肝细胞的解毒作用和对自由基的保护作用,生成的牛磺酸可与胆酸结合增加其可溶性。研究发现 SAMe 可调控肝细胞的生长,对肝细胞的凋亡应答也有一定调控作用,还可抗炎和抗纤维化。此外很多胆汁淤积性肝病患者普遍存在焦虑和抑郁情绪。SAMe 具有情绪调节作用,可以影响多巴胺、去甲肾上腺素及 5-羟色胺的代谢,增加神经递质的合成,以缓解慢性疾病患者的情感障碍。

4.糖皮质激素和其他免疫抑制剂糖皮质激素

通过阻止细胞因子的产生和黏附分子的表达而限制 T 淋巴细胞的活化同时可选择性地抑制 B 淋巴细胞产生抗体。硫唑嘌呤在体内分解为巯嘌呤,其具有嘌呤拮抗作用,能抑制 DNA 合成,从而抑制淋巴细胞增殖而产生免疫抑制作用。小剂量的硫唑嘌呤即可抑制细胞免疫。在部分胆汁淤积性肝病患者的治疗中,两者联合应用可减少糖皮质激素的用量,增强疗效,减少不良反应。

(三)其他治疗

1.ERCP 和内镜下治疗

诊断性 ERCP 在过去对于怀疑 PSC 的诊断是标准选择。在仅进行诊断性 ERCP 检查时,并发症的发生率很低。但当镜下干预,如球囊扩张、内镜下乳头肌切开及支架植入时,其并发症的发生率升高 14% 以上。

2.肝移植术

肝移植术可显著改善晚期胆汁淤积性肝病患者的生存期。移植指征与其他原因所致肝衰竭相同:生活质量不能耐受的失代偿期肝硬化患者或由于难治性腹水和自发性细菌性腹膜炎、反复静脉曲张破裂出血、肝性脑病或肝细胞癌而预期寿命短于 1 年的患者应到肝移植中心进行评估。

3.血液净化治疗

胆汁淤积性肝病在不同程度上存在自身抗体及免疫复合物,这与疾病的发生发展有一定的相关性。此外,胆汁淤积导致一些物质在体内蓄积,从而出现瘙痒等症状,甚至造成神经系统、心脏和肾脏等的继发性损伤。利用血液净化技术清除体内致病物质和有害物质,有可能改善病情或缓解症状。目前应用于胆汁淤积性疾病治疗的人工肝支持手段主要有血浆置换和分子吸附再循环系统等方法,并且主要应用于胆汁淤积性肝病伴重度黄疸或严重瘙痒症者的治疗。

瘙痒症是肝内胆汁淤积症的常见表现,严重瘙痒显著影响患者的生活质量。导致瘙痒的原因尚不清楚,可能与胆汁淤积的某些物质在体内蓄积影响了神经传导有关。应用 PE、血浆吸附或分子吸附再循环系统(MARS)等血液净化手段,可以明显缓解胆汁淤积的瘙痒症状,对药物治疗无效或药物治疗禁忌的患者可考虑应用,尽管 PE 能够清除血液循环中的自身抗体和免疫复合物,

但没有证据表明 PE 能改善自身免疫相关的胆汁淤积性疾病的病程和预后。对于出现重度黄疸或肝衰竭的胆汁淤积性肝病,可选择非生物型人工肝或生物型人工肝进行支持,可缓解病情进展或作为肝移植的过渡性治疗。

4.中医中药及其他治疗

胆汁淤积性肝病属于中医黄疸病的范畴。湿热内蕴中焦熏蒸肝胆,肝失疏泄,胆汁外溢是基本病因病机。病位主要在肝胆、脾胃,病久亦可及肾。常用清热利湿、活血化瘀、凉血、化痰等方法辨证论治是主要原则。CALLE-D0NAU 是由蔡乙酸和甲基苯甲醇烟酸酯组成的复方制剂,其作为水相/固相双相胆汁分泌促进药具有促进生理性胆汁分泌的特点。同时 CALLE-D0NAU 具有良好的抗炎作用,通过减轻汇管区、毛细胆管的炎性水肿,有利于缓解肝内胆汁淤积。

第五节 自身免疫性肝病

自身免疫性肝炎(autoimmune hepatitis,AIH)是一种以不同程度的血清转氨酶升高、高丙种球蛋白血症和自身抗体阳性为主要临床特征的肝脏疾病,主要表现为慢性肝炎,但亦可以急性肝炎甚至急性肝衰竭起病。该病最初描述于 20 世纪 50 年代初,曾被称为狼疮样肝炎、慢性活动性自身免疫性肝炎、自身免疫性活动性肝炎等,1994 年国际胃肠病学大会上被正式定名为"自身免疫性肝炎"。

一、流行病学

AIH 在全世界范围内均有发生,无论性别、年龄、种族均可发病。以女性发病占优势,男女比例约1:3.6。其发病存在两个年龄高峰:青少年期(10～30 岁)及绝经期。文献报道 AIH 的年发病率:英国(0.1～0.2)/(10 万人·年)、法国 0.12/(10 万人·年)、澳大利亚 1.2/(10 万人·年)、日本(0.015～0.080)/(10 万人·年)。目前我国尚无 AIH 发病率的流行病学调查资料。

二、病因及发病机制

自身免疫性肝炎的病因及发病机制尚不清楚,可能涉及遗传、病毒感染、药物、毒素及免疫等多种因素。

遗传学研究发现 HLA II 类分子关键部位的基因多态性是影响 AIH 发生的主要原因。例如,本病多见于 HLA-DR3(DRB1 * 0301)及 DR4(DRB1 * 0401)阳性者,但在不同种族人群中 MHC II 类分子对 AIH 的影响有所不同。亦有研究认为,其他免疫分子的基因多态性,如肿瘤坏死因子 α(TNF-α)基因、细胞毒 T 细胞抗原

4(CTLA-4)基因的改变会促使 AIH 发生。

虽然在 I 型 AIH 患者中没有明确找到病原体,但 HCV 感染的患者中有 10%
LKM1 阳性,有研究提示 HCV 有可能通过分子模拟诱导自身反应性 $CD8^+$ CTL,产
生病毒相关性 AIH。

在人体内,特异性自身抗原肽被 HLA-2 类分子识别,并被抗原呈递细胞(APC)
呈递给 T 细胞从而激活 T 细胞,后者随后分化为 Th_1 和 Th_2 两个亚型,分泌重要的
致炎性细胞因子从而引起自身免疫反应。正常情况下,机体的免疫应答受到精细的
调节和控制(主要通过免疫细胞的凋亡),因而不会发生自身免疫现象。而一旦免疫
细胞的凋亡机制发生障碍,则已激活的免疫细胞可能持续不断地攻击肝细胞从而引
发 AIH。最新动物实验研究表明,具有免疫抑制作用的调节性 T 细胞活性低下和促
进免疫细胞凋亡的分子 PD-1 信号通路受阻,可导致小鼠产生抗核抗体及致死性的肝
炎伴肝脏中 $CD4^+$ T 细胞和 $CD8^+$ T 细胞浸润。以上证据均说明,负向免疫调节机制
障碍是产生自身免疫性肝损伤的重要机制。

三、临床表现

自身免疫性肝炎起病方式多样,约半数患者隐匿起病,可无任何临床症状,仅在
常规体检或因其他原因就诊时发现肝功能异常。对于有症状的患者,其临床表现也
无特异性,最常见的症状是乏力和肌肉酸痛,其他表现包括食欲减退、恶心、呕吐、腹
痛、皮肤瘙痒、皮疹、发热及不同程度的黄疸等。大约 30% 的患者就诊时已经进展至
肝硬化,8% 的患者表现为呕血和(或)黑粪。此外,AIH 亦可呈急性肝炎起病,甚至表
现为急性肝衰竭。

AIH 可有以下肝外表现,包括①关节疼痛:多为对称性、游走性、反复发作,但多
无畸形。②皮肤损害:皮疹、皮下淤血、毛细血管炎。③血液系统改变:轻度贫血、白
细胞和血小板减少、嗜酸性粒细胞增多。④肺部病变:可有胸膜炎、肺不张、肺间质纤
维化、纤维性肺泡炎、肺动脉高压症。⑤肾脏病变:肾小球肾炎、肾小管酸中毒、肾小
球内可有免疫复合物沉积。⑥内分泌失调:可出现类似库欣病的综合征、桥本甲状腺
炎、黏液性水肿或甲亢、糖尿病。⑦合并有其他风湿病,少数患者伴有溃疡性结肠炎。

大部分患者体格检查可无异常发现,但部分患者可有肝大、脾大、黄疸及肝掌、蜘
蛛痣等慢性肝病的体征。

四、实验室检查

肝功能异常主要表现为血清转氨酶(ALT、AST)明显升高,可达正常值上限
10 倍以上。胆红素也可有不同程度升高,但碱性磷酸酶、γ谷氨酰转肽酶多正常或仅
轻度升高。比较有特征的生化改变是血清球蛋白、丙种球蛋白或免疫球蛋白 G 明显
增高。

血清自身抗体是 AIH 的重要特征之一,有助于 AIH 的诊断和分型。但尚未发
现任何自身抗体具有明确的致病性,自身抗体的滴度与 AIH 的肝脏炎症程度之间也
无明显的相关性。70% 以上患者抗核抗体(ANA)和(或)抗平滑肌抗体(SMA)阳性,
少数患者抗肝肾微粒体抗体(抗-LKM1)、抗肝细胞胞质抗原 1 型抗体(抗-LC1)、抗可

溶性肝抗原抗体/肝胰抗原抗体(抗-SLA/LP)、抗去唾液酸糖蛋白受体抗体(抗-ASGPR)、抗中性粒细胞胞质抗体(ANCA)阳性。约10%的患者血清全部自身抗体均阴性。

五、病理学

AIH在病理学主要表现为界面性肝炎(以前称为碎屑样坏死),中至重度的淋巴细胞、特别是浆细胞浸润,伴或不伴小叶性肝炎,有些肝细胞呈玫瑰花结样排列,但无明显的胆管损伤、肉芽肿、铁沉积、铜沉积或提示其他病因的组织学变化。汇管区浆细胞浸润是该病的特征但并非诊断所必需;界面性肝炎伴或不伴小叶性肝炎是诊断AIH的必要条件,但界面性肝炎也可见于急慢性病毒性肝炎和药物性肝损害,因此需结合临床和其他实验室检查进行鉴别。

六、临床分型

根据血清自身抗体可将AIH分为3型,亦有学者认为3型和1型的临床表现相似故应归为1型(表4-3)。

表 4-3　自身免疫性肝炎临床分型

	1 型	2 型	3 型
特征性抗体	ANA/SMA	抗-LKM1	抗-SLA/LP
所占比例	80%	4%～20%	<20%
发病年龄	任何年龄	儿童(2～14岁)	任何年龄
相关 HLA	B8、DR3、DR4	B14、DR3、C4A-QO	DR3
常见的伴随疾病	甲状腺炎 溃疡性结肠炎 类风湿关节炎	皮肤白斑病 1型糖尿病 甲状腺炎	甲状腺炎 溃疡性结肠炎 类风湿关节炎
肝硬化发生率	45%	82%	75%

七、诊断标准

2002年,美国肝病学会发表的AIH描述性诊断标准(表4-4)中的确诊和可疑诊断之间的主要区别是丙种球蛋白、ANA、SMA、抗-LKM的水平,还需排除酒精、药物及各种肝炎病毒感染等导致的肝损害。AIH描述性诊断标准简单易懂,临床上应用较为方便,但诊断的敏感性和特异性难以评价。

1999年,国际自身免疫性肝炎工作组(International AIH Group,IAIHG)发表了新修订的AIH诊断评分系统(表4-5)。这一诊断评分系统主要根据临床表现、生化和免疫学检查、组织学检查及对治疗的应答等权重进行积分,治疗前积分超过15分或治疗后超过17分者可确诊为AIH,积分在10～15疑诊为AIH。其诊断AIH的敏感性达97%～100%,鉴别慢性丙型肝炎的特异性也达到66%～100%。该评分系统对统一诊断和开展国际临床研究交流很有帮助,但因其过分繁杂而不便于临床广泛应用。为此,2008年IAIHG提出了简化的AIH评分系统,它仅包括自身抗体、免疫球蛋白、组织学表现及除外病毒性肝炎4个项目(表4-6)。其积分不低于6时,诊断

AIH 的特异性为 97%，敏感性为 88%；积分不低于 7 时，诊断 AIH 的特异性为 99%，敏感性为 81%。

表 4-4　AIH 描述性诊断标准

	明确 AIH	可能 AIH
无遗传性肝病	α-抗胰蛋白酶表型正常，血清铜蓝蛋白、铁和铁蛋白水平正常	α-抗胰蛋白酶部分缺乏，非特异性的血清铜、血清铜蓝蛋白、铁和（或）铁蛋白异常
无活动性病毒性肝病	HAV、HBV、HCV 现症感染的标志物阴性	HAV、HBV、HCV 现症感染的标志物阴性
无药物或酒精性肝病	每天饮酒低于 25 g/d，近期未使用肝毒性药物	每天饮酒低于 50 g，近期未使用肝毒性药物
实验室特征	主要为血清转氨酶异常，球蛋白、丙种球蛋白或免疫球蛋白 G 水平超过正常值上限 1.5 倍	主要为血清转氨酶异常，任何程度的高丙种球蛋白血症
自身抗体	ANA、SMA 或抗-LKM1 滴度≥1∶80（成人）或≥1∶20（儿童）；AMA 阴性	ANA、SMA 或抗-LKM1 滴度≥1∶40（成人）或其他自身抗体阳性
病理学发现	界面性肝炎，无胆管损伤、肉芽肿或提示其他病因的组织学变化	界面性肝炎，无胆管损伤、肉芽肿或提示其他病因的组织学变化

表 4-5　AIH 诊断评分系统

指　标	计分	指　标	计分
性别		饮酒	
女	+2	<25 g/d	+2
男	0	>60 g/d	−2
血清 ALP/ALT 比值（升高超过正常上限倍数的比值）		HLA	
>3.0	−2	DR3 或 DR4	+1
<1.5	+2	其他自身抗体	+2
丙种球蛋白或 IgG（正常值上限的倍数）		抗-SLA/LP	
>2.0	+3	抗-LC1 抗-ASGPR	
1.5～2.0	+2	Panca	
1.0～1.5	+1	其他自身免疫性疾病	+2
<1.0	0	组织学特征	
ANA、SMA 或抗-LKM1 滴度		界面性肝炎	+3
>1∶80	+3	玫瑰花结	+1
1∶80	+2	浆细胞浸润	+1
1∶40	+1	无上述改变	−5

续表

指 标	计分	指 标	计分
<1∶40	0	胆管变化	−3
AMA		提示其他病因的变化	−3
阳性	−4	对糖皮质激素治疗的反应	1.5～2.0
阴性	0	完全缓解	+2
肝炎病毒标志物		缓解后复发	+3
阳性	−3	治疗前积分	
阴性	+3	确定诊断	>15
用药史		可能诊断	10～15
有	−4	治疗后积分	
无	+1	确定诊断	>17
		可能诊断	12～17

表 4-6　简化的 AIH 评分系统

指 标	积分
ANA 或 SMA≥1∶40	1
ANA 或 SMA≥1∶80 或 LKM≥1∶40 或 SLA 阳性	2
IgG:>正常值上限	1
>1.1 倍正常值上限	2
组织学特征:符合 AIH	1
有典型的 AIH 表现	2
无病毒性肝炎的特征	3
确定诊断	≥6
可能诊断	≥7

　　回顾性病例分析研究认为,使用原有的评分系统能够提高临床特征较少的或不典型的 AIH 的诊断率,而简化的评分系统则能够更好地对具有自身免疫现象的其他疾病进行排除诊断,因而二者各有所长。

八、鉴别诊断

（一）原发性胆汁性肝硬化

　　原发性胆汁性肝硬化(PBC)多见于女性,年龄集中在 30～70 岁,罕见于儿童。临床表现主要表现为乏力、皮肤瘙痒;血清转氨酶轻度升高,而 ALP、GGT 升高明显;免疫球蛋白以 IgM 升高为主;组织学特征性改变为小叶间胆管非化脓性炎症、淋巴细胞聚集及非干酪样肉芽肿形成;最具诊断意义的免疫学检查是血清 AMA-M2 阳性。

（二）药物性肝炎

　　药物性肝炎多有明确的用药史,停药后多数患者的肝功能试验很快恢复正常。但有些药物可导致自身免疫性肝炎样的肝损伤,包括血清球蛋白升高、免疫球蛋白升高甚至自身抗体阳性,临床上不易与 AIH 鉴别。有明确的用药史、典型组织病理学特点和特征性的临床演变过程有助于二者的区别。对于困难病例需要进行长期临床观察、生化检验、甚至病理学随访才能做出明确诊断。

(三)病毒性肝炎

虽然在多数情况下,病毒性肝炎与 AIH 比较容易区别,但是当病毒感染与自身免疫现象共存时,则鉴别有一定难度。两者的鉴别要点包括以下几点。

(1)在急性病毒感染时,自身抗体的出现常常是短暂的,随病情恢复而消失;慢性感染时,有20%～40%的患者多种自身抗体持续阳性,但多数情况下其自身抗体滴度相对较低。

(2)病毒性肝炎诱导的自身免疫反应,抗核抗体和抗平滑肌抗体两者极少同时出现,且很少有pANCA及抗肝胞质抗原抗体阳性,而在 AIH 中抗核抗体和抗平滑肌抗体通常滴度较高且通常共同出现。

(3)病毒性肝炎伴发自身免疫反应以男性多见,而 AIH 患者以女性多见。

(4)病毒水平检测是确诊病毒感染的最可靠证据。

九、治疗

(一)治疗指征

血清 AST 长期升高超过正常值上限 10 倍以上或血清 AST 值在正常值上限5 倍以上伴丙种球蛋白水平在正常值 2 倍以上者,6 个月内的病死率可达 40%;组织学上出现桥接坏死或多腺泡塌陷者,5 年病死率达 45%。因此,对有以上表现者应当给予积极治疗,目前已有多项随机对照试验证实激素治疗可改善严重 AIH 患者的症状、实验室指标、组织学及生存率(表 4-7)。

表 4-7　自身免疫性肝炎治疗的适应证

绝对适应证	相对适应证
血清 AST 大于正常上限 10 倍	症状(乏力、关节痛、黄疸)
血清 AST 大于正常上限 5 倍伴丙种球蛋白高于正常 2 倍	血清 AST 和(或)丙种球蛋白小于绝对适应证标准
病理学有桥接样坏死或多小叶坏死	界面炎

病情较轻的 AIH 患者属于相对治疗指征,是否需要给予激素治疗需全面考虑。有研究表明,无症状且血清转氨酶、IgG 水平低的患者,肝脏炎症活动度指数也较低的患者,在随访期间不需接受免疫抑制剂治疗,其预后良好。此外,有研究表明实验室指标轻度到中度异常的患者,病情进展亦较缓慢,15 年内肝硬化发生率为 49%,10 年病死率仅为 10%。因此,对于病情较轻的患者是否给予激素治疗应当个体化,需结合患者的症状、疾病进展、潜在的药物不良反应及患者的个人意愿,在充分考虑、权衡利弊后再做出决定。

(二)治疗方案

自 20 世纪 70 年代起,国外多项随机对照试验证实单独应用糖皮质激素或小剂量激素联合硫唑嘌呤可使严重 AIH 患者症状缓解,实验室指标和组织学得到改善,并能延长患者生存期。即使已经发展至肝硬化阶段,对于上述治疗也有良好的效果。单用泼尼松疗法适合用于年轻女性、已妊娠或准备妊娠者、恶性肿瘤患者、白细胞明显减少者和硫嘌呤甲基转移酶缺陷者。泼尼松与硫唑嘌呤联合疗法适合用于绝经后妇女,肥胖、痤疮、情绪不稳定、糖尿病、不稳定性高血压、骨质疏松症患者。两种治疗方案在疗效上无明显差别,但是联合治疗可以减轻激素的不良反应,一般优先推荐联合使用(表4-8)。

表 4-8　美国肝病学会 2002 年推荐的成人 AIH 初始治疗方案

疗程	泼尼松(mg/d)	泼尼松(mg/d)＋硫唑嘌呤(mg/d)	
第 1 周	60	30	50
第 2 周	40	20	50
第 3 周	30	15	50
第 4 周	30	15	50
维持量至治疗终点	20	10	50

(三)治疗终点及对策

成人 AIH 应持续治疗至完全缓解、治疗失败、不完全应答或发生药物毒性等终点(表4-9)。90％的患者开始治疗 2 周内血清转氨酶、胆红素和丙种球蛋白水平即有改善,65％的患者在治疗后18 个月内达到完全缓解,80％的患者在治疗 3 年内达到完全缓解。转氨酶及丙种球蛋白恢复正常的患者中有 55％仍有界面性肝炎,这些患者停药后不可避免地出现复发。因此,对于治疗中临床及实验室指标达到缓解的患者,建议在停药前行肝穿刺病理学检查以确认组织学是否恢复正常。

表 4-9　初始治疗的终点及对策

治疗终点	标　准	对　策
完全缓解	症状消失;血清胆红素和丙种球蛋白恢复正常;血清转氨酶正常或低于 2 倍正常值;肝组织正常或轻微炎症,无界面性肝炎	6 周以上的时间逐渐停用泼尼松、停用硫唑嘌呤;定期监测以防复发。
治疗失败	临床、实验室和组织学恶化;血清转氨酶增加 67％以上;发生黄疸、腹水或肝性脑病	泼尼松 60 mg/d,或泼尼松 30 mg/d 加硫唑嘌呤 150 mg/d,至少 1 个月;临床症状改善时每月泼尼松减量 10 mg,硫唑嘌呤减量 50 mg,直至维持病情处于缓解状态的最低量
不完全应答	治疗期间临床、实验室和组织学特征有改善或无改善;持续治疗超过 3 年,不能达到缓解;状况无恶化。	低剂量维持治疗阻止恶化
药物毒性	发生有症状的骨量较少,情绪不稳定、难以控制的高血压、糖尿病或进行性细胞减少	药物减量,调整剂量后仍不能耐受者停药,能够耐受的维持治疗

(四)复发后的治疗

复发是指经治疗达到完全缓解停药后,转氨酶水平高于正常上限 3 倍以上、丙种球蛋白＞0.2 g/L(2 g/dL)、肝活检再次出现界面性肝炎者。20％～100％的患者停药后复发,复发率取决于停药前的病理学改变。最理想的治疗终点是组织学恢复正常,因为达到组织学完全缓解的患者复发率仅为20%。对第1次复发者可重新选用初治方案,但对第2次复发者则需调整治疗方案。有2种方案可供选择。

1.最低剂量泼尼松长期维持治疗

一般在采用泼尼松诱导缓解后每月减量2.5 mg,直至症状缓解并使转氨酶控制在正常值5倍以下的最低剂量(多数患者的最低平均剂量为7.5 mg/d)。对于泼尼松、硫唑嘌呤联合用药者,首先将泼尼松逐渐减量至能够维持生化水平稳定的最低剂量,然后停用硫唑嘌呤同时调整泼尼松剂量以保持病情稳定。

2.单用硫唑嘌呤的长期维持治疗

此法最早用于泼尼松联合硫唑嘌呤治疗的患者,病情缓解后硫唑嘌呤加量至2 mg/(kg·d),然后泼尼松每月减量2.5 mg直到完全停用。对于单用泼尼松的患者,可以加用硫唑嘌呤2 mg/(kg·d),然后泼尼松每月减量2.5 mg至停药。

目前尚无两种治疗方案的比较研究,因此无法判断哪种方法疗效更好。回顾性的研究表明维持治疗不需要终生使用,完全停药后5年的持续缓解率为13%。因此对于所有接受治疗的患者均可根据病情变化选择合适的停药时机。

(五)其他治疗药物

虽然单独应用糖皮质激素或联合硫唑嘌呤治疗是目前AIH的标准治疗方案,但并非所有人都对激素治疗产生应答。且即使激素治疗有效,尚需考虑药物不良反应对患者造成的影响。如无效或出现药物不耐受,可考虑试用环孢素、他克莫司、环磷酰胺、硫基嘌呤、麦考酚酯等药物,它们在一些小型临床试验研究中显示有一定效果。

1.环孢素

常规剂量为5～6 mg/(kg·d),其作为补救治疗方法曾成功应用于标准化治疗失败的成人AIH患者。同时有研究显示,先用环孢素作为一线药物,继之应用糖皮质激素和硫唑嘌呤,对儿童AIH有效。

2.他克莫司

常规剂量为4 mg,每天2次。在几项小型试验中应用于常规治疗无效的AIH患者,结果提示可改善患者的生化指标及组织学炎症活动指数。

3.麦考酚酯

3个小型临床研究提示其可以在标准治疗中替代硫唑嘌呤,但必须与泼尼松联合应用。其优点是不受患者体内硫代嘌呤甲基转移酶活性的影响。

4.布地奈德

布地奈德是第2代皮质类固醇激素,口服后90%的药物在肝脏内首过代谢,在肝脏内被清除前可以高浓度作用于淋巴细胞,因而可减轻或避免激素的全身不良反应。在严重的AIH及糖皮质激素依赖的患者中被证实无效,但初步研究认为该药对轻型AIH患者可能有应用价值。

5.6-硫基嘌呤

最初给药剂量为5 mg/(kg·d),后逐渐增至15 mg/(kg·d)。可用于硫唑嘌呤治疗失败的补救治疗。

6.熊去氧胆酸

已被证实在严重 AIH 患者辅助治疗中无效,但可改善实验室指标,故可能对轻微炎症活动的患者治疗有一定价值。

(六)肝脏移植

肝移植是治疗终末期自身免疫性肝炎肝硬化的有效方法,患者移植后 5 年存活率为 80%~90%,10 年存活率为 75%,多数患者于肝移植后 1 年内自身抗体转阴,高丙种球蛋白血症缓解。有报道称肝移植术后 5 年 AIH 的复发率为 17%,但通过调整免疫抑制药可有效控制病情。

第六节 肝纤维化

肝纤维化是指各种病因引起肝细胞发生炎症及坏死等变化,进而刺激肝脏中细胞外基质(extra cellular matrix,ECM)的合成与降解平衡失调,导致肝内纤维结缔组织异常沉积的病理过程。肝纤维化时,纤维结缔组织主要在汇管区和肝小叶内广泛增生和大量沉积,但尚未形成小叶内间隔。若肝纤维化持续发展,使肝小叶结构改建、假小叶及结节形成,则称为肝硬化。肝纤维化是肝硬化的早期阶段。

一、肝纤维化的发病机制

肝纤维化的发生机制十分复杂,主要认为是肝细胞外基质的过度增生及降解减少所致。肝实质细胞和间质细胞均参与肝纤维化的形成,其中肝星状细胞在肝纤维化的发生发展过程中起着十分重要的作用(表 4-10)。

表 4-10 参与肝纤维化形成的主要细胞及作用

细胞名称	存在部位	作用
肝星状细胞	窦周隙	由细胞因子激活后转化为肌成纤维细胞,分泌 Ⅰ、Ⅱ、Ⅳ 型胶原、纤维连接素及层黏蛋白
窦内皮细胞	肝窦壁内	释放大量炎性细胞因子,刺激肝细胞再生、激活肝星状细胞合成 ECM
库普弗细胞	肝窦周围	分泌许多细胞因子,促进肝星状细胞增殖合成大量 ECM
肝内大颗粒淋巴细胞	肝窦周围	可能参与肝纤维化的形成,其机制不详
肝细胞	肝板上	可能合成 Ⅰ、Ⅱ、Ⅳ、Ⅴ 型胶原

正常情况下,肝细胞外基质的合成与降解处于动态平衡,若平衡失调,细胞外基质的合成增多和(或)降解减少,是细胞外基质沉积的主要原因。

(一)肝星状细胞的活化

肝星状细胞在肝纤维化的发生发展中起重要作用。正常情况下肝星状细胞处于静止状态,当致肝病因子造成肝细胞损伤时,激活的库普弗细胞、窦内皮细胞、血小板以及损伤的肝细胞等均可以分泌血小板衍生生长因子（platelet-derived growth factor，PDGF）、转化生长因子-β（transforming growth factor-β，TGF-β）、TNF、Ⅱ-1等细胞因子和某些化学介质，它们共同作用于肝星状细胞，经多种信号转导途径使肝星状细胞激活，并转化为肌成纤维细胞，其中血小板衍生生长因子是目前已知的多肽生长因子中对肝星状细胞作用最强的丝裂原，即 PDGF 是肝星状细胞最强的增殖因子，与位于肝星状细胞（HSC）质膜上的 PDGF 受体（PDGFR）特异性结合，启动胞内信号转导的级联反应，导致 HSC 的活化。活化的 HSC 的主要特征包括 HSC 增殖和 HSC 内 α-平滑肌肌动蛋白（α-smooth muscle actin，α-SMA）的表达。激活的肝星状细胞（肌成纤维细胞）通过自分泌和旁分泌，促进肝星状细胞增殖分化，合成大量的细胞外基质，并在肝内沉积，导致肝纤维化。

（二）细胞外基质合成增多

细胞外基质主要由胶原、非胶原糖蛋白、蛋白聚糖三种成分构成，这三种成分均为不溶性蛋白，分布在肝脏间质、肝细胞及血管的基底膜上。肝损害时，细胞外基质合成增多，同时各组分比例与分布也发生变化。

1.胶原

正常人肝脏中胶原的含量约为 5.5 mg/g 新鲜肝，Ⅰ 型、Ⅲ 型胶原含量最多，占肝脏胶原总量的 70% 以上，两者比例为 1:1。肝纤维化的基本病理改变是细胞外基质，尤其是胶原在肝脏内的过度增生和沉积。各种致病因子：肝炎病毒、血吸虫、酒精代谢产物乙醛等均激活肝组织中多种细胞因子生成，细胞因子刺激产生胶原的细胞（主要是位于窦周隙内的肝星状细胞）增殖、活化，使胶原合成增加，肝内胶原增加可达 5~7 倍，以 Ⅰ 型、Ⅲ 型胶原增加为主，而 Ⅰ 型胶原在肝纤维化及肝硬化发生发展中最为显著，Ⅰ 型、Ⅲ 型的比值可大于 2。肝纤维化早期，胶原（主要是 Ⅰ 型、Ⅳ 型胶原）沉积在窦周隙内皮下，使内皮细胞间"窗"的数目减少、间隙变小，甚至完全消失，正常血窦似乎有了一层基底膜，致使肝窦毛细血管化，这是肝纤维化的分子病理学基础。正常情况下，肝细胞可直接与肝血窦接触，一旦肝窦毛细血管化，妨碍肝细胞与血窦间营养物质的交换，致使肝细胞发生缺血、缺氧、变性坏死，导致功能障碍。这种肝内增生的基膜结构紊乱，造成了肝细胞索和周围结缔组织结构的改建与破坏，最终形成门脉高压，即肝硬化。

2.非胶原糖蛋白

非胶原糖蛋白包括纤维连接蛋白、层粘连蛋白、副纤维连接蛋白、粗纤维调节素、细胞黏合素、副层粘连蛋白、血栓黏合素等，其中研究较多的是纤维连接蛋白。纤维连接蛋白在肝纤维化的形成中可能起多种作用，包括作用于肝细胞，使之分泌胶原；使成纤维细胞、窦内皮细胞在高浓度的纤维连接蛋白部位增生，并分泌细胞外基质；具有较强的黏附作用，使肝星状细胞分泌的胶原与窦内皮细胞黏附。层粘连蛋白主要存在于大血管、小胆管的基底膜及窦周隙内，为基底膜的特有成分，主要由肝星状细胞、肝细胞、窦内皮细胞等产生，可以连接细胞外基质中的大分子，从而参与基底膜的形成及肝窦的毛细血管化。

3.蛋白多糖

蛋白多糖主要由肝星状细胞产生,是一类含有蛋白骨架和在骨架侧链上连接有大量糖胺聚糖的大分子物质,主要包括透明质酸、硫酸软骨素、硫酸皮肤素、硫酸角质素和硫酸肝素等。它们和胶原蛋白互相连接,构成三维结构,分布在细胞外基质和基底膜上,有些还分布于细胞膜上,构成许多细胞因子的受体。蛋白多糖的含量随肝纤维化的加重而增加,早期是透明质酸和硫酸软骨素增多,晚期以硫酸角质素增多为主。肝纤维化活动期,血清中透明质酸的含量明显增高,在肝病的诊断中具有一定的意义。

(三)细胞外基质的降解减少

细胞外基质主要由基质金属蛋白酶(matrix metalloproteinase,MMP)降解,该酶是体内四大蛋白酶(丝氨酸脂酶、金属蛋白酶、弹力蛋白酶、巯基蛋白酶)之一。MMP是一组锌与钙依赖的肽链内切酶,通常提及的细胞外基质降解酶是锌依赖的MMP。具有以下特点:酶活性部位含一个锌离子,去除锌离子可明显抑制该酶的活性;各种MMP之间具有序列同源性;均以无活性酶前体方式产生,可被蛋白水解酶激活;可被特异的组织金属蛋白酶抑制因子所抑制。MMP按其作用底物不同可被分为如下3类。

1.胶原酶

胶原酶包括间质胶原酶(MMP-1)和胶原酶3(MMP-3),主要降解Ⅰ、Ⅱ、Ⅲ型胶原。肝组织内的MMP-1主要来源于库普弗细胞、肝星状细胞、成纤维细胞和肝细胞,而MMP-3的表达细胞尚有争议。许多研究证实,肝纤维化的早期胶原酶的活性增高,以降解增生的胶原;晚期尤其在肝硬化时,胶原酶的活性明显降低,甚至不能测出,其原因可能与库普弗细胞数减少、酶原合成和激活降低及特异性抑制物增加有关。

2.明胶酶

明胶酶包括明胶酶A(MMP-2)和明胶酶B(MMP-9),主要降解基底膜胶原(Ⅳ)和变性胶原(明胶)。MMP-2主要来源于肝星状细胞、肝窦内皮细胞及库普弗细胞;MMP-9由库普弗细胞合成、分泌。研究发现,在慢性肝损伤中,许多细胞因子和乙醛等因素可促进明胶酶的表达,使其活性增加,危害在于降解正常肝窦内皮下基质,成为诱发和促进肝纤维化过程中肝组织改建的重要病理环节之一。

3.基质分解素

MMP-3在人体被称为基质分解素,在大鼠被称作transin。MMP-7、MMP-10、MMP-11亦属MMP-3家族,但仅MMP-3在肝脏中存在,并由肝星状细胞、内皮细胞分泌。基质分解素的作用底物广泛,对蛋白多糖、层粘连蛋白、纤维连接蛋白、Ⅳ型胶原、明胶等分解。MMP-3在肝脏疾病中的动态变化尚不清楚。

细胞外基质中还存在MMP抑制物,主要有金属蛋白酶组织抑制物(tissue inhibitor of metalloproteinase,TIMP)、α2巨球蛋白,它们对细胞外基质的降解起重要调节作用。肝中的TIMP由肝星状细胞、库普弗细胞、肌成纤维细胞产生;α2巨球蛋白则来自肝星状细胞、肝细胞。目前已知TIMP家族是一个多基因编码的蛋白群,主要有4个成员组成,即TIMP-1、TIMP-2、TIMP-3、TIMP-4,它们均可与MMP成员1:1结合而抑制MMP的活性。α2巨球蛋白主要与间质型胶原酶和基质分解素结合并抑制

MMP 活性。

许多因素可影响 MMP 抑制物的活性,如转化生长因子-β_1、上皮生长因子等可促进 TIMP 的基因表达,糖皮质激素起抑制作用;转化生长因子-β_1、肿瘤坏死因子-α、白介素-9 均能促进 $\alpha2$ 巨球蛋白的表达,而白介素-1 则抑制 $\alpha2$ 巨球蛋白的合成。慢性肝病时,上述两种抑制物增多,从而加重细胞外基质的沉积。在肝纤维化形成过程中,血清 TIMP-1 的含量与肝纤维化的严重程度呈平行关系,而与 MMP-1 的含量负相关,故血清中 TIMP-1 的含量可作为肝纤维化的一个重要标志。

(四)细胞因子的作用

细胞因子通过旁分泌形式介导细胞-细胞相互作用或通过自分泌形式作用于自身,多种细胞因子同时是组织生长的重要调控活性分子。已证实,转化生长因子-β 和血小板衍生生长因子是参与肝纤维化最重要的细胞因子。

1.转化生长因子-β

TGF-β 有五种亚型,在人及哺乳动物中存在 3 种亚型,它们有相似的生物学功能,绝大多数组织细胞受刺激后都可产生 TGF-β,表达 TGF-β 受体。TGF-β 对多种组织、细胞的生长分化具有调控作用。

大量的基础与临床研究证明,TGF-β 对肝纤维化的发生发展的作用最为重要。已知其作用可归纳为以下几方面:①TGF-β 可激活肝星状细胞增殖、活化,分泌 Ⅰ、Ⅲ、Ⅳ型胶原、透明质酸、纤维连接蛋白和层粘连蛋白。活化的肝星状细胞又可分泌大量的 TGF-β,这种自分泌的正反馈机制,可能是肝纤维化持续发展的原因之一。②促进淋巴细胞分泌肿瘤坏死因子、转化生长因子-α、成纤维细胞生长因子、白介素-1、转化生长因子-β 和血小板衍生生长因子等多种细胞因子,从而对肝纤维化的调控起到逐级放大的作用。③促进成纤维细胞和内皮细胞合成细胞外基质。④抑制金属蛋白酶的表达,刺激金属蛋白酶抑制因子的表达,使细胞外基质降解减少。⑤增强血小板衍生生长因子和细胞黏附受体的表达。

2.血小板衍生生长因子

血小板衍生生长因子主要由血小板的前体骨髓巨核细胞产生,以 α 颗粒形式储存在血小板内。此外,成纤维细胞、平滑肌细胞、肾上皮细胞、肝星状细胞和内皮细胞等也可释放出很多血小板衍生生长因子样的促生长蛋白。血小板衍生生长因子是一种强效的丝裂原和趋化因子,在早期发育、组织修复和创伤愈合中起着重要的作用。

肝纤维化时血小板衍生生长因子主要来自血小板、单核细胞和肝脏中的库普弗细胞、窦内皮细胞、肝星状细胞。正常情况下,肝星状细胞均不表达血小板衍生生长因子受体。当肝损伤或急、慢性炎症时,在转化生长因子、白介素-1 等的刺激下,活化的肝星状细胞开始表达血小板衍生生长因子受体,故血小板衍生生长因子并非是肝纤维化的启动因子。它在肝纤维化中的作用可概括如下。①促进肝星状细胞分裂和增殖:血小板衍生生长因子是目前已知的体外肝星状细胞最强的丝裂原,而以血小板衍生生长因子-BB 的作用最强。肝损伤后,炎症部位浸润的血小板和活化的库普弗细胞释放血小板衍生生长因子和其他细胞因子,刺激肝星状细胞增殖并向肌成纤维细胞转化,而肌成纤维细胞已被证实在肝纤维化的形成中起重要作用。血小板衍生生长因子对经 TGF-β 或其他细胞因子活化后的肝星状细胞有促分裂作用。②促进胶原合成和抑制胶原降解:在纤维化的肝组织中,血小板衍生生长因子-BB 的分布与单核巨噬细胞、胶原生成细胞及Ⅰ、Ⅲ型胶原沉积部位是一致的,而且在肌成纤维细胞和纤维隔的大量间质细胞中有血小板衍生生长因子受体的过度表达,提示血小板衍生生长因子及其受体的表达与组织改建和胶原沉积的严重程度密切相关。③趋化性:血小板衍生生长因子是中性粒细胞、巨噬细胞和肝星状细胞的趋化剂。

3.其他细胞因子

转化生长因子-α(TGF-α)、上皮生长因子(EGF)、胰岛素样生长因子(IGF)和成纤细胞生长因子(FGF)等都是肝星状细胞的有丝分裂原。TGF-α 除促进肝星状细胞增殖外,还促进肌纤维母细胞合成细胞外基质。肿瘤坏死因子(TNF)和白介素-1 主要作为炎症介质参与肝纤维化的形成。γ 干扰素(interferon-gamma,IFN-γ)则抑制肝星状细胞的活化,使Ⅰ、Ⅳ型胶原和纤维连接蛋白合成减少。内皮素-1 可使肝星状细胞收缩,并促进早期活化的肝星状细胞增殖。

二、肝纤维化的防治原则

(一)病因治疗

消除肝纤维化的致病因素,如抗肝炎病毒,特别是乙型肝炎病毒,防治慢性酒精中毒等,使肝脏损伤的病变活动停止,多数肝纤维化会发生逆转。

(二)抗纤维化治疗

肝纤维化是多种病因导致肝硬化的共同病理基础,应当重视抗肝纤维化的治疗,以阻止其发展。近年来,随着对肝纤维化发生机制的深入了解,给抗肝纤维化的治疗找到了一些可能途径。西医治疗、中医中药治疗及中西医结合治疗均取得了许多重要的进展。如已证实马洛替酯、秋水仙碱、干扰素等可以通过不同的环节抑制胶原基因的转录、细胞因子的释放等机制,用于抗肝纤维化的治疗。目前抗肝纤维化的中药主要有活血化瘀类、健脾益气类、疏肝理气类、补肾类等。

第七节 肝 脓 肿

一、细菌性肝脓肿

(一)流行病学

细菌性肝脓肿通常指由化脓性细菌引起的感染,故亦称化脓性肝脓肿。本病病原菌可来自胆管疾病(占 16%~40%),门静脉血行感染(占 8%~24%),经肝动脉血行感染报道不一,最多者为 45%,直接感染者少见,隐匿感染占 10%~15%。致病菌以革兰氏阴性菌最多见,其中 2/3 为大肠埃希菌,粪链球菌和变形杆菌次之;革兰氏阳性球菌以金黄色葡萄球菌最常见。临床常见多种细菌的混合感染。细菌性肝脓肿

70％～83％发生于肝右叶,这与门静脉分支走行有关。左叶者占10％～16％;左右叶均感染者为6％～14％。脓肿多为单发且大,多发者较少且脓肿小。少数细菌性肝脓肿患者的肺、肾、脑及脾等亦可有小脓肿。尽管目前对本病的认识、诊断和治疗方法都有所改进,但病死率仍为30％～65％,其中多发性肝脓肿的病死率为50％～88％,而孤立性肝脓肿的病死率为12.5％～31.0％。本病多见于男性,男女比例约为2:1。但目前的许多报道指出,本病的性别差异已不明显,这可能与女性胆管疾患发生率较高,而胆源性肝脓肿在化脓性肝脓肿发生中占主导地位有关。本病可发生于任何年龄,但中年以上者约占70％。

(二)病因

肝由于接受肝动脉和门静脉双重血液供应,并通过胆管与肠道相通,发生感染的机会很多。但是在正常情况下由于肝的血液循环丰富和单核吞噬细胞系统的强大吞噬作用,肝可以杀伤入侵的细菌并且阻止其生长,不易形成肝脓肿。但是当各种原因导致机体抵抗力下降时,或当某些原因造成胆管梗阻时,入侵的细菌便可以在肝内重新生长引起感染,进一步发展形成脓肿。化脓性肝脓肿是一种继发性病变,病原菌可由下列途径进入肝。

1.胆管系统

这是目前最主要的侵入途径,也是细菌性肝脓肿最常见的原因。当各种原因导致急性梗阻性化脓性胆管炎,细菌可沿胆管逆行上行至肝,形成脓肿。胆管疾病引起的肝脓肿占肝脓肿发病率的21.6％～51.5％,其中肝胆管结石并发肝脓肿更多见。胆管疾病引起的肝脓肿常为多发性,以肝左叶多见。

2.门静脉系统

腹腔内的感染性疾病,如坏疽性阑尾炎、内痔感染、胰腺脓肿、溃疡性结肠炎及化脓性盆腔炎等可均引起门脉属支的化脓性门静脉炎,使脱落的脓毒性栓子进入肝形成肝脓肿。近年来由于抗生素的应用,这种途径的感染已大为减少。

3.肝动脉

体内任何部位的化脓性疾患,如急性上呼吸道感染、亚急性细菌性心内膜炎、骨髓炎和痈等,病原菌由体循环经肝动脉侵入肝。当机体抵抗力低下时,细菌可在肝内繁殖形成多发性肝脓肿,多见于小儿败血症。

4.淋巴系统

与肝相邻部位的感染如化脓性胆囊炎、膈下脓肿、肾周围脓肿、胃及十二指肠穿孔等,病原菌可经淋巴系统进入肝,亦可直接侵及肝。

5.肝外伤后继发感染

开放性肝外伤时,细菌从创口进入肝或随异物直接从外界带入肝引发脓肿。闭合性肝外伤时,特别是中心型肝损伤患者,可在肝内形成血肿,易导致内源性细菌感染。尤其是合并肝内小胆管损伤,则感染的机会更高。

6.医源性感染

近年来,由于临床上开展了许多肝脏手术及侵入性诊疗技术,如肝穿刺活检术、经皮肝穿刺胆管造影术(percutaneous transhepatic cholangiography,PTC)、内镜逆行胰胆管造影术(endoscopic retrograde cholangiopancreatography，ERCP)等，操作过程中有可能将病原菌带入肝形成肝的化脓性感染。肝脏手术时由于局部止血不彻底或术后引流不畅，形成肝内积血积液时均可引起肝脓肿。

7.其他

有一些原因不明的肝脓肿，如隐源性肝脓肿，可能肝内存在隐匿性病变。当机体抵抗力减弱时，隐匿病灶"复燃"，病菌开始在肝内繁殖，导致肝的炎症和脓肿。Ranson指出，25%隐源性肝脓肿患者伴有糖尿病。

(三)病理

细菌性肝脓肿的病理变化与细菌的感染途径、种类、数量、毒性、患者全身情况和治疗及时与否等因素密切相关。化脓性细菌侵入肝脏后，发生炎症反应，或形成许多小脓肿，在适当的治疗下，散在的小脓肿多能吸收机化，但在病灶较密集部位由于肝组织的破坏，小的脓肿可融合成一个或数个较大的脓肿。细菌性肝脓肿可以是多发的，也可以是单发的。从病因角度来看，血源性感染者常至多发性，病灶多见于右叶或累及全肝；胆源性肝脓肿亦常为多发且与胆管相通；外伤性和隐源性脓肿多属单发性。细菌性肝脓肿常有肝增大，重量增加，肝包膜有炎性改变，常与周围脏器(如膈肌、网膜)粘连，脓腔大小不一，相互融合，坏死区域可构成蜂窝状外观。显微镜下见门脉炎症，静脉壁有圆形细胞浸润，管腔内存在白细胞及细胞碎片，脓腔内含有坏死组织。由化脓性胆管炎所致的多发性脓肿，脓腔内有胆汁性脓液。当脓肿转为慢性后，周围肉芽组织和纤维组织增生，脓肿周围形成一定厚度的纤维组织膜。肝脓肿可侵蚀并穿破邻近脏器，可向膈上穿入胸腔，造成脓肿-肺-支气管瘘；可穿入腹腔导致化脓性腹膜炎；胆源性脓肿可并发胆管出血，脓肿愈合后，可能因门静脉血栓形成而导致门静脉高压症。由于肝脏血供丰富，肝脓肿形成发展过程中，大量细菌毒素被吸收，临床上可表现为严重的全身毒血症，如寒战、高热，甚至中毒性休克等一系列全身性感染的表现。

(四)临床表现

细菌性肝脓肿并无典型的临床表现，急性期常被原发性疾病的症状所掩盖，一般起病较急，全身脓毒性反应显著。

1.寒战和高热

多为最早也是最常见的症状。患者在发病初期骤感寒战，继而高热，热型呈弛张型，体温在38～40℃，最高可达41℃，伴有大量出汗、脉率增快，反复发作。

2.肝区疼痛

由于肝增大和肝被膜急性膨胀，肝区出现持续性钝痛。钝痛出现的时间可在其他症状之前或之后，亦可与其他症状同时出现，疼痛剧烈者常提示单发性脓肿。疼痛早期为持续性钝痛，后期可呈剧烈锐痛，随呼吸加重者提示脓肿位于肝膈顶部。疼痛可向右肩部放射，左肝脓肿也可向左肩部放射。

3.乏力、食欲缺乏、恶心和呕吐

由于伴有全身毒性反应及持续消耗，患者可出现乏力、食欲缺乏、恶心、呕吐等消化道症状。少数患者还出现腹泻、腹胀及顽固性呃逆等症状。

4.体征

肝区压痛和肝增大最常见。右下胸部和肝区叩击痛。若脓肿移行于肝表面,则其相应部位的皮肤呈红肿,且可触及波动性肿块。右上腹肌紧张,右季肋部饱满,肋间水肿并有触痛。左肝脓肿时上述症状出现于剑突下。并发胆管梗阻的肝脓肿患者常出现黄疸。其他原因的肝脓肿,一旦出现黄疸,表示病情严重,少数患者可出现右侧反应性胸膜炎和胸腔积液,可查及肺底呼吸音减弱、啰音和叩诊浊音等。晚期患者可出现腹水,这可能是门静脉炎及周围脓肿的压迫影响门静脉循环及肝受损,长期消耗导致营养性低蛋白血症引起。

(五)诊断

1.病史及体征

在急性肠道或胆管感染的患者中,突然发生寒战、高热、肝区疼痛、压痛和叩击痛等,应高度怀疑本病的可能,做进一步详细检查。

2.实验室检查

白细胞计数明显升高,总数达$(1\sim2)\times10^{10}/L$或以上,中性粒细胞在90%以上,并可出现核左移或中毒颗粒,ALT、碱性磷酸酶升高,其他肝功能检查也可出现异常。

3.B超检查

B超检查是诊断肝脓肿最方便、简单又无痛的方法,可显示肝内液性暗区,区内有"絮状回声"并可显示脓肿部位、大小及距体表深度,并用以确定脓腔部位作为穿刺点和进针方向,或为手术引流提供进路。此外,还可供术后动态观察及追踪随访。能分辨肝内直径2 cm以上的脓肿病灶,可作为首选检查方法,其诊断阳性率可达96%以上。

4.X线和CT检查

X线检查可见肝阴影增大,右侧膈肌升高,活动受限,肋膈角模糊或胸腔少量积液,右下肺不张或有浸润,以及膈下有液气面等。肝脓肿在CT图像上均表现为密度减低区,吸收系数介于肝囊肿和肝肿瘤之间。CT可直接显示肝脓肿的大小、范围、数目及位置,但费用昂贵。

5.其他

如放射性核素肝扫描(包括ECT)、选择性腹腔动脉造影等对肝脓肿的诊断有一定价值。但这些检查复杂费时,因此对急性期患者最好选用操作简便、安全、无创伤性的B超检查。

(六)鉴别诊断

1.阿米巴肝脓肿

阿米巴肝脓肿的临床症状和体征与细菌性肝脓肿有许多相似之处,但两者的治疗原则有本质上的差别,前者以抗阿米巴和穿刺抽脓为主,后者以控制感染和手术治疗为主,故在治疗前应明确诊断,阿米巴肝脓肿者常有阿米巴肠炎和脓血便的病史,发生肝脓肿后病程较长,全身情况尚可,但贫血较明显。肝显著增大,肋间水肿,局部隆起和压痛较明显。若粪便中找到阿米巴原虫或滋养体,则更有助于诊断。此外,诊断性肝脓肿穿刺液为"巧克力"样,可找到阿米巴滋养体。

2.胆囊炎、胆石症

此类病有典型的右上部绞痛和反复发作的病史,疼痛放射至右肩或肩胛部,右上腹肌紧张,胆囊区压痛明显或触及增大的胆囊,X线检查无膈肌抬高,运动正常。B超检查有助于鉴别诊断。

3.肝囊肿合并感染

这些患者多数在未合并感染前已明确诊断。对既往未明确诊断的患者合并感染时,详细询问病史和仔细检查,亦能加以鉴别。

4.膈下脓肿

膈下脓肿者往往有腹膜炎或上腹部手术后感染史。脓毒血症和局部体征较化脓性肝脓肿为轻,主要表现为胸痛,深呼吸时疼痛加重。X线检查见膈肌抬高、僵硬、运动受限明显,或膈下出现气液平。B超可发现膈下有液性暗区。但当肝脓肿穿破合并膈下感染者,鉴别诊断就比较困难。

5.原发性肝癌

巨块型肝癌中心区液化坏死而继发感染时易与肝脓肿相混淆。但肝癌患者的病史、发病过程及体征等均与肝脓肿不同,如能结合病史、B超和 AFP 检测,一般不难鉴别。

6.胰腺脓肿

有急性胰腺炎病史,除脓肿症状之外尚有胰腺功能不良的表现;肝无增大,无触痛;B超及 CT 等影像学检查可辅助诊断并定位。

(七)并发症

细菌性肝脓肿如得不到及时、有效的治疗,脓肿破溃后向各个脏器穿破可引起严重并发症。右肝脓肿可向膈下间隙穿破形成膈下脓肿;亦可再穿破膈肌而形成脓肿;甚至能穿破肺组织至支气管,脓液从气管排除,形成支气管胸膜瘘;如脓肿同时穿破胆管则形成支气管胆瘘。左肝脓肿可穿破入心包,发生心包积脓;严重者可发生心脏压塞。脓肿可向下穿破入腹腔引起腹膜炎。有少数病例,脓肿穿破入胃、大肠,甚至门脉、下腔静脉等;若同时穿破门静脉或胆管,大量血液由胆管排出十二指肠,可表现为上消化道大出血。细菌性肝脓肿一旦出现并发症,病死率成倍增加。

(八)治疗

细菌性肝脓肿是一种继发疾病,如能及早重视治疗原发病灶可起到预防的作用。即便在肝脏感染的早期,如能及时给予大剂量抗生素治疗,加强全身支持疗法,也可防止病情进展。

1.药物治疗

对急性期已形成而未局限的肝脓肿或多发性小脓肿,宜采用此法治疗。即在治疗原发病灶的同时,使用大剂量有效抗生素和全身支持治疗,以控制炎症,促使脓肿吸收自愈。全身支持疗法很重要,由于本病的患者中毒症状严重,全身状况较差,故在应用大剂量抗生素的同时应积极补液,纠正水、电解质紊乱,给予维生素 B、维生素 C、维生素 K,反复多次输入少量新鲜血液和血浆以纠正低蛋白血症,改善肝功能和输注免疫球蛋白。目前多主张有计划地联合应用抗生素,如先选用对需氧菌和厌氧菌均有效的药物,待细菌培养和药敏结果再选用敏感抗生素。多数患者可望治愈,部分脓肿可局限化,为进一步治疗提供良好的前提。多发性小脓肿经全身抗生素治疗不能控制时,可考虑在肝动脉或门静脉内置管滴注抗生素。

2.B超引导下经皮穿刺抽脓或置管引流术

适用于单个较大的脓肿,在B超引导下以粗针穿刺脓腔,抽吸脓液后反复注入生理盐水冲洗,直至抽出液体清亮,拔出穿刺针。亦可在反复冲洗吸净脓液后,置入引流管,以备术后冲洗引流之用,至脓腔直径小于1.5 cm时拔除。这种方法简便,创伤小,疗效亦满意。特别适用于年老体虚及危重患者。操作时应注意:①选择脓肿距体表最近点穿刺,同时避开胆囊、胸腔或大血管;②穿刺的方向对准脓腔的最大径;③多发性脓肿应分别定位穿刺。但是这种方法并不能完全替代手术,因为脓液黏稠,会造成引流不畅,引流管过粗易导致组织或脓腔壁出血,对多分隔脓腔引流不彻底,不能同时处理原发病灶,厚壁脓肿经抽脓或引流后,脓壁不易塌陷。

3.手术疗法

(1)脓肿切开引流术适用于脓肿较大或经非手术疗法治疗后全身中毒症状仍然较重或出现并发症者,如脓肿穿入腹腔引起腹膜炎或穿入胆管等。常用的手术途径有以下几种。①经腹腔切开引流术:取右肋缘下斜切口,进入腹腔后,明确脓肿部位,用湿盐水垫保护手术野以免脓液污染腹腔。先试穿刺抽得脓液后,沿针头方向用直血管钳插入脓腔,排出脓液,再用手指伸进脓腔,轻轻分离腔内间隔组织,用生理盐水反复冲洗脓腔。吸净后,脓腔内放置双套管负压吸引。脓腔内及引流管周围用大网膜覆盖,引流管自腹壁戳口引出。脓液送细菌培养。这种入路的优点是病灶定位准确,引流充分,可同时探查并处理原发病灶,是目前临床最常用的手术方式。②腹膜外脓肿切开引流术:位于肝右前叶和左外叶的肝脓肿,与前腹膜已发生紧密粘连,可采用前侧腹膜外入路引流脓液。方法是做右肋缘下斜切口或右腹直肌切口,在腹膜外间隙,用手指推开肌层直达脓肿部位。此处腹膜有明显的水肿,穿刺抽出脓液后处理方法同上。③后侧脓肿切开引流术:适用于肝右叶膈顶部或后侧脓肿。患者左侧卧位,左侧腰部垫一沙袋。沿右侧第12肋稍偏外侧做一切口,切除一段肋骨,在第1腰椎棘突水平的肋骨床区做一横切口,显露膈肌,有时需将膈肌切开到达肾后脂肪囊区。用手指沿肾后脂肪囊向上分离,显露肾上极与肝下面的腹膜后间隙直达脓肿。将穿刺针沿手指方向刺入脓腔,抽得脓液后,用长弯血管钳顺穿刺方向插入脓腔,排出脓液。用手指扩大引流口,冲洗脓液后,置入双套管或多孔乳胶管引流,缝合切口部分。

(2)肝叶切除术。适用于①病期长的慢性厚壁脓肿,切开引流后脓肿壁不塌陷,长期留有无效腔,伤口经久不愈合者;②肝脓肿切开引流后,留有窦道长期不愈者;③合并某肝段胆管结石,因肝内反复感染、组织破坏、萎缩,失去正常生理功能者;④肝左外叶内多发脓肿致使肝组织严重破坏者。肝叶切除治疗肝脓肿应注意术中避免炎性感染扩散到术野或腹腔,特别对肝断面的处理要细致妥善,术野的引流要通畅,一旦局部感染,将导致肝断面的胆瘘、出血等并发症。肝脓肿急诊切除肝叶,有使炎症扩散的危险,应严格掌握手术指征。

（九）预后

本病的预后与年龄、身体素质、原发病、脓肿数目、治疗是否及时与合理，以及有无并发症等密切相关。有人报道多发性肝脓肿的病死率明显高于单发性肝脓肿。年龄超过 50 岁者的病死率为 79％，而 50 岁以下则为 53％。手术病死率为 10％～33％。全身情况较差，肝明显损害及合并严重并发症者预后较差。

二、阿米巴肝脓肿

（一）流行病学

阿米巴肝脓肿是肠阿米巴病最多见的主要并发症。本病常见于热带与亚热带地区。好发于20～50 岁的中青年男性，男女比例约为 10∶1。脓肿以肝右后叶最多见，占 90％以上，左叶不到 10％，左右叶并发者亦不罕见。脓肿单腔者为多。国内临床资料统计，肠阿米巴病并发肝脓肿者占 1.8％～20.0％，最高者可达 67％。综合国内外报道 4 819 例中，男性为 90.1％，女性为9.9％，农村高于城市。

（二）病因

阿米巴肝脓肿是由溶组织阿米巴原虫引起。有的在阿米巴痢疾期间形成，有的发生于痢疾之后数周或数月。据统计，60％发生在阿米巴痢疾后 4～12 周，但也有在长达 20～30 年或更久时间发病者。

溶组织阿米巴是人体唯一的致病型阿米巴，在其生活史中主要有滋养体型和虫卵型。前者为溶组织阿米巴的致病型，寄生于肠壁组织和肠腔内，通常可在急性阿米巴痢疾的粪便中查到，在体外自然环境中极易破坏死亡，不易引起传染；虫卵仅在肠腔内形成，可随粪便排出，对外界抵抗力较强，在潮湿低温环境中可存活 12 天，在水中可存活 9～30 天，在低温条件下其寿命可为 6～7 周。虽然没有侵袭力，但为重要的传染源。当人吞食阿米巴虫卵污染的食物或饮水后，在小肠下段，由于碱性肠液的作用，阿米巴原虫脱卵而出并大量繁殖成为滋养体，滋养体侵犯结肠黏膜形成溃疡，常见于盲肠、升结肠等处，少数侵犯乙状结肠和直肠。寄生于结肠黏膜的阿米巴原虫分泌溶组织酶，消化溶解肠壁上的小静脉。阿米巴滋养体侵入静脉，随门静脉血流进入肝，也可穿过肠壁直接或经淋巴管到达肝内。进入肝的阿米巴原虫大多数被肝内单核吞噬细胞消灭。仅当侵入的原虫数目多、毒力强而机体抵抗力降低时，其存活的原虫即可繁殖，引起肝组织充血炎症，继而原虫阻塞门静脉末梢，造成肝组织局部缺血坏死；又因原虫产生溶组织酶，破坏静脉壁，溶解肝组织而形成脓肿。

（三）病理

进入肝内的阿米巴原虫，大部分在小叶间静脉内被消灭，在此过程中只出现肝轻度到中等度增大、肝区隐痛而无明显局限性病变。少量未被消灭的原虫，于门静脉小支内继续繁殖，阻塞了门静脉小支末梢，因原虫不断分泌溶组织酶，使肝细胞溶解破坏，致肝组织呈点状或片状坏死，周围充血，以后坏死斑点逐渐融合成团块样病变，此即所谓阿米巴性肝炎或肝脓肿前期。此期若能得到及时有效治疗，坏死灶可被吸收，代以纤维结缔组织。若得不到及时治疗，病情继续发展，使已变性的肝细胞进一步溶解液化形成肝脓肿。脓肿呈巧克力色（即果酱色）、较黏稠、无臭味，脓液中除含有变性坏死的肝细胞外,还有红细胞、白细胞、脂肪、阿米巴滋养体及麦克-雷登结晶等,一般是无菌的。原虫在脓液中很难发现,但在脓肿壁上搔刮则容易找到。除肝脏外,原虫还可经过肝静脉进入体循环,停留在肺、脑等器官,形成阿米巴性肺脓肿或脑脓肿。自阿米巴原虫进入肝脏到脓肿形成,平均需要 1 个月左右。脓肿可分 3 层:外层早期系炎性肝细胞,随后有纤维结缔组织伸入,最后形成纤维膜;中层为间质;内层中央区为脓液。脓肿部位以肝右叶居多,尤其是右肝的顶部最为多见,或在其下面近结肠肝曲处,这可能与肝的门静脉血流有关。结肠阿米巴病变以右半结肠为主,而右半结肠的血流通过肠系膜上静脉多沿门静脉主干的右侧流入右半肝,故原虫可随静脉血流进入右半肝。据报道阿米巴肝脓肿位于右肝者占 81%～96%,国内资料为 90%～94%。典型的阿米巴肝脓肿多为单发,文献报道一组 3 406 例阿米巴肝脓肿中,单发脓肿占 83%。脓肿如不及时治疗,可逐渐增大,最大者可容纳数百至上千毫升脓液。慢性脓肿常合并有大肠埃希菌、葡萄球菌、链球菌、变形杆菌、产气杆菌等的继发性感染,如发生穿破则感染率更高。如继发细菌感染,则脓液多呈黄色或绿色,并有臭味,患者可有发热等脓毒血症表现。

(四)临床表现

本病的发展过程一般比较缓慢,急性阿米巴肝炎期较短暂,如不能及时治疗,继之为较长时期的慢性期。其发病可在肠阿米巴病数周至数年之后,甚至可长达 30 年后才出现阿米巴肝脓肿。

1.急性肝炎期

在肠阿米巴病过程中,出现肝区疼痛、肝增大、压痛明显,伴有体温升高(持续在 38～39 ℃),脉速、大量出汗等症状亦可出现。此期如能及时、有效治疗,炎症可得到控制,避免脓肿形成。

2.肝脓肿期

临床表现取决于脓肿的大小、位置、病程长短及有无并发症等。但大多数患者起病比较缓慢,病程较长,此期间主要表现为发热、肝区疼痛及肝增大等。

(1)发热:大多起病缓慢,持续发热(38～39 ℃),常以弛张热或间歇热为主。在慢性肝脓肿患者体温可正常或仅为低热;如继发细菌感染或其他并发症时,体温可高达 40 ℃以上,常伴有畏寒、寒战或多汗。体温大多晨起低,在午后上升,夜间热退时有大汗淋漓。患者多有食欲缺乏、腹胀、恶心、呕吐、甚至腹泻、痢疾等症状;体重减轻、虚弱乏力、消瘦、精神不振、贫血等亦常见。

(2)肝区疼痛:常为持续性疼痛,偶有刺痛或剧烈疼痛,疼痛可随深呼吸、咳嗽及体位变化而加剧。疼痛部位因脓肿部位而异,当脓肿位于右膈顶部时,疼痛可放射至右肩胛或右腰背部;也可因压迫或炎症刺激右膈肌及右下肺而导致右下肺肺炎、胸膜炎,产生气急、咳嗽、肺底湿啰音等。如脓肿位于肝的下部,可出现上腹部疼痛症状。

(3)局部水肿和压痛:较大的脓肿可出现右下胸、上腹部膨隆,肋间饱满,局部皮肤水肿发亮,肋间隙因皮肤水肿而消失或增宽,局部压痛或叩痛明显。右上腹部可有压痛、肌紧张,有时可扪及增大的肝脏或肿块。

(4)肝增大:肝往往呈弥漫性增大,病变所在部位有明显的局限性压痛及叩击痛。

右肋缘下常可扪及增大的肝,下缘钝圆有充实感,质中坚,触痛明显,且多伴有腹肌紧张。部分患者的肝有局限性波动感,少数患者可出现胸腔积液。

(5)慢性病例:慢性期疾病可迁延数月甚至1~2年。患者呈消瘦、贫血和营养性不良性水肿,甚至胸腔积液和腹水。如不继发细菌性感染,发热反应可不明显。上腹部可扪及增大坚硬的包块。少数患者由于巨大的肝脓肿压迫胆管或肝细胞损害而出现黄疸。

(五)并发症

1.继发细菌感染

多见于慢性病例,致病菌以金黄色葡萄球菌和大肠埃希菌多见。患者表现为症状明显加重,体温上升至40 ℃以上,呈弛张热,白细胞计数升高,以中性粒细胞为主;抽出的脓液为黄色或黄绿色,有臭味,光镜下可见大量脓细胞。但用抗生素治疗难以奏效。

2.脓肿穿破

巨大脓肿或表面脓肿易向邻近组织或器官穿破。向上穿破膈下间隙形成膈下脓肿;穿破膈肌形成脓胸或肺脓肿;也有穿破支气管形成肝-支气管瘘,常突然咳出大量棕色痰,伴胸痛、气促,胸部X线检查可无异常,脓液自气管咳出后,增大的肝可缩小;肝右叶脓肿可穿破至心包,呈化脓性心包炎表现,严重时引起心脏压塞;穿破胃时,患者可呕吐出血液及褐色物;肝右下叶脓肿可与结肠粘连并穿入结肠,表现为突然排除大量棕褐色黏稠脓液,腹痛轻,无里急后重症状,肝迅速缩小,X线显示肝脓肿区有积气影;穿破至腹腔引起弥漫性腹膜炎。有学者报道1 122例阿米巴肝脓肿,破溃293例,其中穿入胸腔29%、肺27%、心包15.3%、腹腔11.9%、胃3%、结肠2.3%、下腔静脉2.3%、其他9.25%。国内资料显示,发生破溃的276例中,破入胸腔37.6%、肺27.5%、支气管10.5%、腹腔16.6%、其他7.6%。

3.阿米巴原虫血行播散

阿米巴原虫经肝静脉、下腔静脉到肺,也可经肠道下至静脉或淋巴道入肺,双肺呈多发性小脓肿。在肝或肺脓肿的基础上易经血循环至脑,形成阿米巴性脑脓肿,其病死率极高。

(六)辅助检查

1.实验室检查

(1)血液常规检查:急性期白细胞总数可达$(10\sim20)\times10^9$/L,中性粒细胞在80%以上,明显升高者应怀疑合并有细菌感染。慢性期白细胞升高不明显。病程长者贫血较明显,血沉可增快。

(2)肝功能检查:肝功能多数在正常范围内,偶见谷丙转氨酶、碱性磷酸酶升高,血浆清蛋白下降。少数患者血清胆红素可升高。

(3)粪便检查:仅供参考,因为阿米巴包囊或原虫阳性率不高,仅少数患者的新鲜粪便中可找到阿米巴原虫,国内报道阳性率约为14%。

(4)血清补体结合试验:对诊断阿米巴病有较大价值。有报道结肠阿米巴期的阳性率为15.5%,阿米巴肝炎期为83%,肝脓肿期可为92%~98%,且可发现隐匿性阿米巴肝病,治疗后即可转阴。但由于在流行区内无症状的带虫者和非阿米巴感染的患者也可为阳性,故诊断时应结合具体患者进行分析。

2.超声检查

B超检查对肝脓肿的诊断有肯定的价值,准确率在90%以上,能显示肝浓性暗区。同时B超定位有助于确定穿刺或手术引流部位。

3.X线检查

由于阿米巴肝脓肿多位于肝右叶膈面,故在X线透视下可见到肝阴影增大,右膈肌抬高,运动受限或横膈呈半球形隆起等征象。有时还可见胸膜反应或积液,肺底有云雾状阴影等。此外,如在X线片上见到脓腔内有液气面,则对诊断有重要意义。

4.CT

可见脓肿部位呈低密度区,造影强化后脓肿周围呈环形密度增高带影,脓腔内可有气液平面。囊肿的密度与脓肿相似,但边缘光滑,周边无充血带;肝肿瘤的CT值明显高于肝脓肿。

5.放射性核素肝扫描

可发现肝内有占位性病变,即放射性缺损区,但直径<2 cm的脓肿或多发性小脓肿易被漏诊或误诊,因此仅对定位诊断有帮助。

6.诊断性穿刺抽脓

这是确诊阿米巴肝脓肿的主要证据,可在B超引导下进行。典型的脓液呈巧克力色或咖啡色,黏稠无臭味。脓液中查滋养体的阳性率很低(为3%～4%),若将脓液按每毫升加入链激酶10 U,在37 ℃条件下孵育30分钟后检查,可提高阳性率。从脓肿壁刮下的组织中,几乎都可找到活动的阿米巴原虫。

7.诊断性治疗

如上述检查方法未能确定诊断,可试用抗阿米巴药物治疗。如果治疗后体温下降,肿块缩小,诊断即可确立。

(七)诊断及鉴别诊断

对中年男性患有长期不规则发热、出汗、食欲缺乏、体质虚弱、贫血、肝区疼痛、肝增大并有压痛或叩击痛,特别是伴有痢疾史时,应疑为阿米巴肝脓肿。但缺乏痢疾史,也不能排除本病的可能性,因为40%阿米巴肝脓肿患者可无阿米巴痢疾史,应结合各种检查结果进行分析。应与以下疾病相鉴别。

1.原发性肝癌

同样有发热、右上腹痛和肝大等,但原发性肝癌常有传染性肝炎病史,并且合并肝硬化占80%以上,肝质地较坚硬,并有结节。结合B超检查、放射性核素肝扫描、CT、肝动脉造影及AFP检查等,不难鉴别。

2.细菌性肝脓肿

细菌性肝脓肿病程急骤,脓肿以多发性为主,且全身脓毒血症明显,一般不难鉴别。

3.膈下脓肿

常继发于腹腔继发性感染,如溃疡病穿孔、阑尾炎穿孔或腹腔手术之后。本病全身症状明显,但腹部体征轻。X线检查肝向下推移,横膈普遍抬高和活动受限,但无局限性隆起,可见膈下发现液气面;B超提示膈下液性暗区而肝内则无液性区;放射性核素肝扫描不显示肝内有缺损区;MRI检查在冠状切面上能显示位于膈下与肝间隙内有液性区,而肝内正常。

4.胰腺脓肿

本病早期为急性胰腺炎症状。脓毒症状之外可有胰腺功能不良,如糖尿、粪便中有未分解的脂肪和未消化的肌纤维。肝增大亦甚轻,无触痛。胰腺脓肿时膨胀的胃挡在病变部前面。B超扫描无异常,CT可帮助定位。

(八)治疗

本病的病程长,患者的全身情况较差,常有贫血和营养不良,故应加强营养和支持疗法,给予高糖类、高蛋白、高维生素和低脂肪饮食,必要时可补充血浆及蛋白,同时给予抗生素治疗。最主要的是应用抗阿米巴药物,并辅以穿刺排脓,必要时采用外科治疗。

1.药物治疗

(1)甲硝唑(灭滴灵):为首选治疗药物,视病情可给予口服或静脉滴注,该药疗效好、毒性小、疗程短,除妊娠早期均可适用,治愈率为70%～100%。

(2)依米丁(吐根碱):由于该药毒性大,目前已很少使用。对阿米巴滋养体有较强的杀灭作用,可根治肠内阿米巴慢性感染。本品毒性大,可引起心肌损害、血压下降、心率失常等。此外,还有胃肠道反应、肌无力、神经疼痛、吞咽和呼吸肌麻痹。故在应用期间,每天测量血压,若发现血压下降应停药。

(3)氯喹:本品对阿米巴滋养体有杀灭作用。口服后肝内浓度高于血液200～700倍,毒性小,疗效佳,适用于阿米巴性肝炎和肝脓肿。成人口服第1、第2天每天0.6 g,以后每天服0.3 g,3～4周为1个疗程,偶有胃肠道反应、头痛和皮肤瘙痒。

2.穿刺抽脓

经药物治疗症状无明显改善者,或脓腔大或合并细菌感染病情严重者,应在抗阿米巴药物应用的同时,进行穿刺抽脓。穿刺应在B超检查定位引导下和局部麻醉后进行,取距脓腔最近部位进针,严格无菌操作。每次尽量吸尽脓液,每隔3～5天重复穿刺,穿刺术后应卧床休息。如合并细菌感染,穿刺抽脓后可于脓腔内注入抗生素。近年来,也加用脓腔内放置塑料管引流,收到良好疗效。患者体温正常,脓腔缩小为5～10 mL后,可停止穿刺抽脓。

3.手术治疗

常用术式有两种,即切开引流术和肝叶切除术。

(1)切开引流术。下列情况可考虑该术式:①经抗阿米巴药物治疗及穿刺抽脓后症状无改善者;②脓肿伴有细菌感染,经综合治疗后感染不能控制者;③脓肿穿破至胸腔或腹腔,并发脓胸或腹膜炎者;④脓肿深或由于位置不好不宜穿刺排脓治疗者;⑤左外叶肝脓肿,抗阿米巴药物治疗不见效,穿刺易损伤腹腔脏器或污染腹腔者。在切开排脓后,脓腔内放置多孔乳胶引流管或双套管持续负压吸引。引流管一般在无脓液引出后拔除。

(2)肝叶切除术:对慢性厚壁脓肿者,引流后腔壁不易塌陷者,遗留难以愈合的无效腔和窦道者,可考虑做肝叶切除术。手术应与抗阿米巴药物治疗同时进行,术后继续抗阿米巴药物治疗。

(九)预后

本病预后与病变的程度、脓肿大小、有无继发细菌感染或脓肿穿破及治疗方法等密切相关。根据国内报道,抗阿米巴药物治疗加穿刺抽脓,病死率为 7.1%,但在兼有严重并发症时,病死率可增加 1 倍多。本病是可以预防的,主要在于防止阿米巴痢疾的感染。只要加强粪便管理,注意卫生,对阿米巴痢疾进行彻底治疗,阿米巴肝脓肿是可以预防的。即使进展到阿米巴肝炎期,如能早期诊断、及时治疗,也可预防肝脓肿的形成。

第五章

常见胆道疾病

第一节　急性胆道系统感染

一、概述

急性胆道系统感染主要包括急性胆囊炎和急性胆管炎。根据流行病学调查结果,全球5％～15％的人群存在胆道系统结石,其中每年有1％～3％的患者因为胆道系统结石而引起急性胆囊炎或急性胆管炎等胆道系统感染。我国胆道系统结石患者约占同期总住院人数的11.5％。

二、急性胆囊炎

(一)急性胆囊炎的病因与预后

在所有腹痛患者中,急性胆囊炎患者占3％～10％。急性胆囊炎是指胆囊的急性炎症性疾病,其中90％～95％由胆囊结石引起,5％～10％为非结石性胆囊炎。急性胆囊炎的危险因素有蛔虫、妊娠、肥胖、艾滋病等。短期服用纤维素类、噻嗪类、第三代头孢菌素类、红霉素、氨苄西林等药物,长期应用奥曲肽、激素替代治疗均可能诱发急性胆囊炎。

急性胆囊炎的并发症主要有胆囊穿孔、胆汁性腹膜炎、胆囊周围脓肿等,并发症发病率为7％～26％,总病死率为0～10％。急性胆囊炎患者一旦出现并发症,往往提示预后不佳。

急性非结石性胆囊炎是一种特殊类型的急性胆囊炎,通常起病严重,预后比急性结石性胆囊炎差,总病死率为15％。急性非结石性胆囊炎的危险因素主要有大手术、严重创伤、烧伤、肠外营养、肿瘤、感染及糖尿病等。

(二)急性胆囊炎的诊断标准与严重程度评估

早期诊断、早期治疗对于降低急性胆囊炎的并发症发病率和病死率极为重要。本指南制订的诊断标准见表5-1。在急性胆囊炎的影像学检查中,腹部超声检查的诊断依据(4级):墨菲征阳性(用超声探头压迫胆囊时出现疼痛),胆囊壁增厚[在不伴有慢性肝脏疾病和(或)腹水或右心衰竭时,胆囊壁厚度＞4 cm],胆囊增大

（长轴＞8 cm、短轴＞4 cm），胆囊颈部结石嵌顿，胆囊周围积液，胆囊壁"双边征"。CT 检查的诊断依据（3 级）：胆囊周围液体聚集、胆囊增大、胆囊壁增厚、胆囊周围脂肪组织出现条索状高信号区。RI 检查的诊断依据（1 级）：胆囊周围高信号、胆囊增大、胆囊壁增厚。

　　诊断急性非结石性胆囊炎最佳的影像学方法是腹部超声和 CT 检查，但诊断困难，确诊率低。

　　急性胆囊炎的严重程度不同，治疗方法和预后也不同。因此，将急性胆囊炎分为轻、中、重度三级。见表 5-2。

表 5-1　急性胆囊炎的诊断标准

诊断依据	诊断标准
症状和体征	右上腹疼痛（可向右肩背部放射），墨菲征阳性，右上腹包块、压痛、肌紧张、反跳痛
全身反应	发热，C 反应蛋白升高（≥30 mg/L），白细胞升高
影像学检查	超声、CT、MRI 检查发现胆囊增大、胆囊壁增厚、胆囊颈部结石嵌顿、胆囊周围积液等表现

注：确诊急性胆囊炎，症状和体征及全身反应中至少各有 1 项为阳性；疑似急性胆囊炎，仅有影像学证据支持。

表 5-2　急性胆囊炎的严重程度

严重程度	评估标准
轻度	囊炎症较轻，未达到中、重度评估标准
中度	1.白细胞＞$18×10^9$/L
	2.右上腹可触及包块
	3.发病持续时间＞72 小时
	4.局部炎症严重：坏疽性胆囊炎、胆囊周围脓肿、胆源性腹膜炎、肝脓肿
重度	1.低血压，需要使用多巴胺＞5 μg/（kg·min）维持，或需要使用多巴酚丁胺
	2.意识障碍
	3.氧合指数＜40.0kPa（300 mmHg）
	4.凝血酶原时间国际标准化比值＞1.5
	5.少尿（尿量＜17 mL/h），血肌酐＞20 mg/L
	6.血小板＜$10×10^9$/L

注：中度胆囊炎，符合中度评估标准 1～4 项中任何 1 项；重度胆囊炎，符合重度评估标准 1～6 项中任何 1 项。

　　对所有急性胆囊炎患者，尤其是重度患者应进行胆汁和血液培养 A 级推荐。在我国引起胆道系统感染的致病菌中，革兰氏阴性菌约占 2/3，前 3 位依次为大肠埃希菌、铜绿假单胞菌、肺炎克雷伯菌。革兰氏阳性菌前 3 位依次为粪肠球菌、屎肠球菌、表皮葡萄球菌。14.0％～75.5％的患者合并厌氧菌感染，以脆弱拟杆菌为主。大肠埃希菌和肺炎克雷伯菌对第三代、四代头孢菌素耐药率分别为 56.6％和 31.1％，对氟喹诺酮类药物耐药率分别为 64.6％和 29.2％。铜绿假单胞菌对亚胺培南、头孢哌酮/舒巴坦耐药率分别为 28.7％、19.8％。屎肠球菌对抗菌药物耐药率高于粪肠球菌，革兰氏阳性菌对万古霉素和替考拉宁耐药率较低。

　　轻度急性胆囊炎常为单一的肠道致病菌感染。如果患者腹痛程度较轻，实验室和影像学检查提示炎症反应不严重,可以口服抗菌药物治疗,甚至无需抗菌药物治疗。在解痉、止痛、利胆治疗的同时,适当使用非甾体抗炎药物(1级,A级推荐)。如需抗菌药物治疗,应使用单一抗菌药物,首选第一代或第二代头孢菌素(如头孢替安等)或氟喹诺酮类药物(如莫西沙星等)。由于肠道致病菌多可产生 β-内酰胺酶,对青霉素类和头孢唑啉耐药,推荐使用含 β-内酰胺酶抑制剂的复合制剂,如头孢哌酮、舒巴坦、哌拉西林、他唑巴坦、氨苄西林、舒巴坦等。

中度和重度急性胆囊炎应根据当地病原学分布和细菌耐药情况、病情的严重程度、既往使用抗菌药物的情况、是否合并肝肾疾病选择抗菌药物。首先进行经验性治疗(A级推荐),在明确致病菌后,应根据药敏试验结果选择合适的抗菌药物进行目标治疗,并定期对疗效进行评估,避免不必要地长期使用抗菌药物。

对中度急性胆囊炎,应静脉用药。经验性用药首选含 β-内酰胺酶抑制剂的复合制剂、第二代头孢菌素或者氧头孢烯类药物。重度急性胆囊炎常为多重耐药菌感染(2级),应静脉用药,首选含 β-内酰胺酶抑制剂的复合制剂、第三代及第四代头孢菌素、单环类药物(3级、4级)。如果首选药物无效,可改用碳青霉烯类药物,如美罗培南 $1.0 \sim 3.0$ g/d,亚胺培南-西司他丁钠 $1.5 \sim 3.0$ g/d,帕尼培南-倍他米隆 $1.0 \sim 2.0$ g/d。急性胆囊炎抗菌治疗 $3 \sim 5$ 天后,如果急性感染症状、体征消失,体温和白细胞计数正常,可以考虑停药。需要强调的是,不适当地使用或过度使用第三代、第四代头孢菌素及碳青霉烯类药物可能导致耐药菌株出现。

三、胆管炎

急性梗阻性化脓性胆管炎(acute obstructive suppurative cholangitis,AOSC)为急性胆管炎的严重阶段,病程进展迅速,是良性胆管疾病死亡的主要原因。

(一)病因

许多疾病可导致 AOSC,如肝内外胆管结石、胆道肿瘤、胆道蛔虫、急性胰腺炎、胆管炎性狭窄、胆肠或肝肠吻合口狭窄等,临床以肝内外胆管结石为最常见。近年随着内腔镜和介入技术的普及,经皮肝穿胆管造影(PTC)、经皮肝穿胆管引流(PTCD)、经内镜逆行胰胆管造影(ERCP)、经 T 管胆道镜取石等操作所致的医源性 AOSC 发生率有所上升。

(二)病理生理

AOSC 的发生和发展与多个因素相关,其中起主要作用的是胆道梗阻和感染,两者互为因果、互相促进。当胆道存在梗阻因素时,胆汁淤积,细菌易于繁殖,引起的感染常为需氧菌和厌氧菌混合感染,需氧菌多为大肠埃希菌、克雷伯菌、肠球菌等。胆汁呈脓性,胆管壁充血水肿,甚至糜烂。如果梗阻因素不解除,胆道压力将持续上升,当压力超过 2.94 kPa(30 cmH_2O)时,肝细胞停止分泌胆汁,脓性胆汁可经毛细胆管-肝窦返流进肝静脉。此外,脓性胆汁还可经胆管糜烂创面进入相邻的门静脉分支,或经淋巴管途径进入体循环。进入血循环的胆汁含有大量细菌和毒素,可引起败血症、全身炎症反应、感染性休克。病情进一步发展,将出现肝肾综合征、DIC、多器官功能障碍综合征(MODS)而死亡。

因梗阻位置不同,其病理特点也不一致。当梗阻位于胆总管时,整个胆道系统易形成胆道高压,梗阻性黄疸出现早。当梗阻位于肝内胆管时,局部胆管出现胆道高压并扩张,虽然局部胆血屏障遭受破坏,内毒素也会进入血内,但发生败血症、黄疸的几率较少。

(三)临床表现

根据梗阻部位的不同,可分为肝外型 AOSC 和肝内型 AOSC。

1.肝外型 AOSC

随致病原因不同,临床表现有所差别。胆总管结石所致的 AOSC,表现为腹痛、寒战高热、黄疸、休克、神经中枢受抑制(Reynold 五联征),常伴有恶心、呕吐等消化道症状。胆道肿瘤所致的 AOSC,表现为无痛、进行性加重的黄疸,伴寒战高热。医源性 AOSC 常常没有明显腹痛,而以寒战高热为主。体检可见患者烦躁不安,体温高达 39～40 ℃,脉快,巩膜皮肤黄染,剑突下或右上腹有压痛,可伴腹膜刺激征,多可触及肿大胆囊,肝区有叩击痛。

2.肝内型 AOSC

梗阻位于一级肝内胆管所致的 AOSC 与肝外型相类似,位于二级胆管以上的 AOSC 常仅表现为寒战发热,可无腹痛及黄疸,或较轻,早期可出现休克,伴有精神症状。体检见患者神情淡漠或神志不清,体温呈弛张热,脉搏细速,黄疸程度较轻或无,肝脏呈不对称性肿大,患侧叩击痛明显。

(四)辅助检查

1.实验室检查

外周血白细胞计数和中性粒细胞比值明显升高,血小板数量减少,血小板聚集率明显下降。有不同程度的肝功能受损,可伴水、电解质紊乱及酸碱平衡失调,糖类抗原 CA19-9 可升高。

2.影像学检查

B超、CT、MRCP 检查对明确胆道梗阻的原因、部位及性质有帮助,可酌情选用。

(五)诊断

AOSC 诊断标准,胆道梗阻的基础上出现休克,或有以下 2 项者:①精神症状。②脉搏＞120 次/分。③白细胞计数＞20×10^9/L。④体温＞39 ℃。⑤血培养阳性。结合影像学检查确定分型及梗阻原因,注意了解全身重要脏器功能状况。

(六)治疗

AOSC 治疗的关键是及时胆道引流,降低胆管内压力。

1.支持治疗

及时改善全身状况,为进一步诊治创造条件。主要措施:①监测生命体征,禁食水,吸氧,高热者予物理或药物降温。②纠正休克,包括快速输液、有效扩容、积极纠正水、电解质紊乱及酸碱平衡失调,必要时可应用血管活性药物。③联合使用针对需氧菌和厌氧菌的抗生素。④维护重要脏器功能。

2.胆道引流减压

只有及时引流胆道、降低胆管内压力,才能终止脓性胆汁向血液的反流,阻断病情进一步恶化,减少严重并发症发生。根据不同分型,可选择内镜、介入或手术等方法,以简便有效为原则。

(1)肝外型 AOSC:可选择内镜或手术治疗。①经内镜鼻胆管引流术(ENBD):内镜治疗 AOSC 具有创伤小、迅速有效的优点,对病情危重者可于急诊病床边进行。在纤维十二指肠镜下找到十二指肠乳头,在导丝引导下行目标管腔插管,回抽见脓性胆汁,证实进入胆总管后,内置鼻胆管引流即可。如病情允许,可行常规 ERCP,根据造影情况行内镜下括约肌切开术(EST),或用网篮取出结石或蛔虫,去除梗阻病因,术后常规留置鼻胆管引流。ERCP 主要并发症有出血、十二指肠穿孔及急性胰腺炎等,合并食管胃底静脉曲张者不宜应用。②手术治疗:注意把握手术时机,应在发病 72 小时内行急诊手术治疗,如已行 ENBD 但病情无改善者也应及时手术。已出现休克的患者应在抗休克同时进行急诊手术治疗。手术以紧急减压为目的,不需强求对病因做彻底治疗。手术方法为胆总管切开并结合 T 管引流。胆囊炎症较轻则切除胆囊,胆囊炎症严重或与四周组织粘连严重则行胆囊造瘘术。单纯行胆囊造瘘术不宜采用,因其不能达到有效引流目的。术后常见的并发症有胆道出血、胆瘘、伤口感染、肺部感染、应激性溃疡、低蛋白血症等。

(2)肝内型 AOSC:可选用介入或手术治疗。①PTCD:对非结石性梗阻导致的肝内型 AOSC 效果较好,适用于老年、病情危重难以耐受手术的患者,或恶性梗阻无手术条件的患者。可急诊进行,能及时减压并缓解病情。主要并发症包括导管脱离或堵塞、胆瘘、出血、败血症等。凝血功能严重障碍者禁用。②手术治疗:手术目的是对梗阻以上胆道进行迅速有效的减压引流。梗阻在一级胆管,可经胆总管切开疏通,并 T 管引流;梗阻在一级胆管以上,根据情况选用肝管切开减压和经肝 U 管引流、肝部分切除+断面引流或经肝穿刺置管引流术等(图 5-1)。

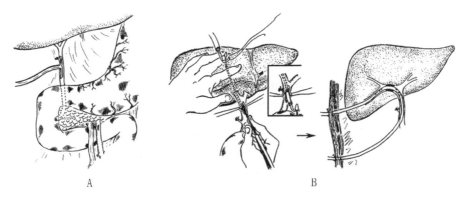

图 5-1 胆总管 T 管引流和经肝 U 管引流

A.胆总管 T 管引流;B.经肝 U 管引流

3.后续治疗

待患者病情稳定,一般情况恢复 1～3 个月后,再针对病因进行彻底治疗。

第二节　肝胆管结石病

一、概述

肝胆管结石病即原发性肝胆管结石,特指始发于肝内胆管系统的结石,不包括胆囊内排降并上移至肝内胆管的结石,也不包括继发于损伤性胆管狭窄、胆管囊肿、胆管解剖变异等其他胆道疾病所致胆汁淤滞和胆道炎症后形成的肝胆管结石。

肝胆管结石病是我国的常见病,在华南、西南、长江流域及东南沿海等广大区域尤为多见。由于其病变复杂、复发率高且常引起严重的并发症,此病成为我国良性胆道疾病死亡的重要原因。

肝胆管结石病多属于胆色素结石,临床上也可见到原发于肝内胆管的胆固醇结石。由于其成石机制及临床病理特点有别于胆色素性肝内胆管结石,故应将其作为一独立的疾病对待。以下内容主要是针对色素性肝胆管结石的诊断与治疗问题。

二、病因

肝胆管结石病的病因目前还不完全清楚。肝内结石的形成与胆道慢性炎症、细菌感染、胆道蛔虫、胆汁淤滞、营养不良等因素有关。胆管内慢性炎症是导致结石形成的重要因素,胆汁淤滞是结石形成的必要条件。胆流滞缓并有胆道慢性炎症最易形成肝内胆管结石。

三、病理改变及特点

肝胆管结石病的基本病理改变是胆道梗阻、胆道感染和肝实质破坏。受累区域表现为肝胆管扩张、胆管呈环状或节段性狭窄、管壁增厚、胆管壁及周围纤维组织增生并慢性炎症细胞浸润。汇管区大量炎性细胞浸润和纤维细胞增生,伴有肝实质损害。严重者形成肝段或肝叶的纤维化萎缩和功能丧失。合并胆道感染时可造成胆源性脓毒症、肝脓肿、膈下脓肿、胆管支气管瘘及胆道出血等一系列严重并发症。2.0%～9.0%的肝胆管结石病例在病程后期可并发肝胆管癌。

肝胆管结石病的重要临床病理特点:①结石沿肝内病变胆管树呈区段性分布。②结石多并存不同程度的肝胆管狭窄,胆管狭窄是引起结石形成和复发的重要因素。肝胆管结石合并一级分支以上肝管的狭窄时,易导致受累肝段或亚肝段萎缩;合并双侧肝门部胆管狭窄时,晚期常发生胆汁性肝硬化及胆源性门静脉高压症。③长期反复发作的胆道梗阻和(或)感染可导致肝胆管结石病变区域内胆管树、伴行血管及肝实质发生不可逆性损害,包括胆管壁结构破坏、多发性胆管狭窄、不规则性胆管扩张、胆管积脓、门静脉及肝动脉小分支狭窄、肝实质纤维化和萎缩、慢性肝脓肿、继发性肝内胆管癌等毁损性病变。而且,这类病变是只有手术切除才能得到有效治疗的病灶。④在肝胆管结石病的病变范围内肝组织发生萎缩,而正常肝组织增生肥大,形成肝脏萎缩增生性改变,即萎缩增生复合征。这一病理特征对于正确判断肝胆管结石的病变部位和选择合理治疗方法具有重要意义。

四、临床表现

肝胆管结石病的病程长而复杂,可出现多种严重并发症,故其临床表现是复杂多样的,其复杂程度主要取决于主要肝管和肝外胆管结石梗阻是否完全、合并胆道感染的严重程度、肝脏的病变范围、肝功能损害程度及并发症类型等。肝胆管结石病的基本临床表现可分为 3 大类型。

（一）静止型

患者无明显症状或症状轻微,仅有上腹隐痛不适,常在体检时才被发现。

（二）梗阻型

患者表现为间歇性黄疸、肝区和胸腹部持续性疼痛不适、消化功能减退等胆道梗阻症状。双侧肝胆管结石伴有肝胆管狭窄时可呈持续性黄疸。

（三）胆管炎型

患者表现为反复发作的急性化脓性胆管炎。急性发作时出现上腹部阵发性绞痛或持续性胀痛、畏寒、发热、黄疸、右上腹压痛、肝区叩击痛、肝肿大并有触痛等。严重者可伴脓毒症表现,即外周血白细胞和中性粒细胞显著升高,血清转氨酶急剧升高,血清胆红素、碱性磷酸酶、谷氨酰转肽酶升高。一侧肝管结石阻塞合并急性肝胆管炎时,可无黄疸或黄疸较轻,血清胆红素处于正常水平或轻度升高,发作间歇期无症状或呈梗阻性表现。当发生各种严重并发症时可出现肝脓肿、胆道出血、胆汁性肝硬化、门静脉高压症及肝胆管癌等。

五、诊断和评估

肝胆管结石病诊断和术前评估的内容应包括肝脏和胆道系统的病变、肝脏功能代偿状态、全身状况及对手术的耐受能力。以上诊断与评估主要依据病史、临床表现、影像学及实验室检查结果。

（一）诊断

诊断主要依靠临床表现和各种影像学检查。从外科治疗的要求出发,通过系统的影像检查,详细地了解结石在肝内的分布、胆管系统及肝脏的病变,这是选择和确定治疗方法所必需的步骤。

对肝胆管结石的诊断有实用价值的影像技术主要有 B 超、CT、MRI、ERCP、PTC、术后胆道引流管造影、胆道镜等。单一的检查常常不能获得全面的诊断,往往需要一种以上的影像学检查相互印证才能达到正确诊断的目的。因此应熟悉各项检查方法的性能和局限性,并结合具体患者的病变状况及当地所具有的设备条件,合理选择并联合应用最有效的检查方法。由于肝胆管结石病变复杂,在手术前很难做到全面准确的诊断,特别是对结石所引起的继发性病变的判断。故常需在手术中依据全面系统的探查,必要时结合术中 B 超、胆道镜和胆道造影等检查而进行术前诊断核准或重新评估,这是手术决策的重要步骤。

B 超一般作为首选检查。它能为临床诊断提供线索,但不能作为外科手术的全部依据。在决定行外科手术治疗前需要做其他影像学检查。在手术中进行 B 超检查,对于明确结石部位,引导取石和判断有无结石残留具有重要价值。B 超在引导 PTC 方面也有重要作用。但 B 超不能提供胆管树的整体影像,且难以显示胆管狭窄部位和合并的肝外胆管下端结石。

CT 可全面显示肝内胆管结石分布、胆管系统扩张和肝实质的病变,对肝胆管结石具有重要的诊断价值。系统地观察各层面 CT 照片,可获取肝内胆管系统的立体构象及肝内结石的立体分布情况。CT 与 B 超联合应用,一般能为手术方案的制定提供可靠的依据。但一般难以直接显示胆道狭窄部位,也不能发现不伴有明显胆管扩张的细小结石,以及密度与肝实质相似的结石。

MRI 结合 MRCP 可以多方位显示肝内胆管树,可准确判断肝内结石分布、胆管系统狭窄与扩张的部位和范围及肝实质病变。MRI 为无创性胆道影像诊断方法,并兼具断层扫描及胆道成像的优点,对肝胆管结石的诊断价值优于 CT 和胆道直接造影方法。但 MRI 对结石图像显示不如 CT 和 B 超清晰,而对狭细胆管的显示不如胆管直接造影清晰准确。

ERCP、PTC、手术中或经手术后胆道引流管造影是诊断肝胆管结石的经典方法。它们能清晰地显示结石在肝内外胆管的分布、胆管的狭窄和扩张及胆管的变异等情况。一个完整清晰的胆管树影像可作为制订外科手术方案的重要依据。对 CT 和 B 超易误诊的软组织密度结石、泥沙样结石及胆总管十二指肠段和胰腺段的结石,采用上述胆道直接显像方法可获准确诊断。胆道直接显像仅能显示肝管内病变,而不能直接显示肝管壁及肝实质病变,需结合 CT 或 B 超检查才能全面评估病变范围和性质。RCP 只能显示阻塞部位下游的胆管,而 PTC 只能显示阻塞部位上游的胆管,特别是二级肝管分支不显示易被忽视而造成漏诊,需联合 PTC 和 ERCP 或作多点选择性 PTC 方可获得完整的胆管树图像。这些胆道直接造影方法均属侵入性诊断方法,有诱发急性胆管炎等并发症的可能性。因此应安排在临近手术之前或术中进行,而对于近期有胆管炎发作的病例,术前应避免做此类造影检查。

在当前 B 超、CT、MRCP 等非侵入性诊断技术日臻完善的条件下,肝胆管结石的术前诊断应以联合应用 B 超、CT 和(或)MRI 为主,而 ERCP 和(或)PTC 等侵入性直接胆道显像检查已非必须。

(二)评估

1.肝功能的评估

除常规肝功能和凝血功能检查外,要注意黄疸程度、出血倾向、腹水、双下肢浮肿、腹壁静脉曲张等表现。必要时行胃镜检查以明确有无食管胃底静脉曲张,据以判断肝功能代偿状态,以及是否合并肝硬化和静脉高压症。

2.全身状况的评估

全身状况的评估包括重要器官功能及营养状况的系统检查和评估。

六、分型

根据结石在肝内的分布、相应肝管和肝脏的病变程度及合并肝外胆管结石的情况分为 2 个主要类型和 1 个附加型。

(一) Ⅰ 型

区域型,结石沿肝内胆管树局限性分布于一个或几个肝段内,常合并病变区段肝管的狭窄及受累肝段的萎缩。临床表现可为静止型、梗阻型或胆管炎型。

(二) Ⅱ 型

弥漫型,结石遍布双侧肝叶胆管内,根据肝实质病变情况,又分为种亚型。

Ⅱa 型:弥漫型,不伴有明显的肝实质纤维化和萎缩。

Ⅱb 型:弥漫型,伴有区域性肝实质纤维化和萎缩,通常合并萎缩肝脏区段主肝管的狭窄。

Ⅱc 型:弥漫型,伴有肝实质广泛性纤维化而形成继发性胆汁性肝硬化和门静脉高压症,通常伴有左右肝管或汇合部以下胆管的严重狭窄。

(三) E 型

附加型,指合并肝外胆管结石。根据 Oddi 括约肌功能状态,又分为 3 个亚型,包括 Ba:Oddi 括约肌正常;Eb:Oddi 括约肌松弛;Ee:Oddi 括约肌狭窄。

七、治疗

(一) 治疗原则

有明显临床症状的肝胆管结石需要治疗。对于症状不明显的静止型结石是否需要治疗,目前的意见尚未统一。鉴于随病程演进和病变发展,多数病例将出现明显症状且有受累肝管恶变的可能,对于静止型结石也多主张积极手术治疗或经皮经肝胆道镜取石治疗。

肝胆管结石的治疗主要靠外科手术,原则是去除病灶、取尽结石、矫正狭窄、通畅引流、防治复发。

针对肝胆管结石病复杂的肝内外胆道及肝脏病变有多种手术和非手术治疗方法,应根据肝内胆管结石数量及分布范围、肝管狭窄的部位和程度、肝脏的病理改变、肝脏功能状态及患者的全身状况,制定针对具体病例的个体化治疗方案并选择合适的手术方法。

(二) 手术方法

手术方法主要有 4 种,包括胆管切开取石术、肝部分切除术、肝门部胆管狭窄修复重建术、肝移植术。

1.胆管切开取石术

胆管切开取石是治疗肝胆管结石系统手术中的基本手段。单纯胆道取石引流手术多用于急症和重症病例,旨在暂时通畅胆流控制胆道感染、改善肝功能以挽救患者生命或为二期确定性手术做准备。只有对少数结石数量较少且受累的肝管及肝脏病变轻微、取尽结石后肝内外无残留病灶、胆管无狭窄的病例,单独肝胆管切开取石有可能作为确定性手术方式,但术后需要采取积极措施预防结石复发。

通过联合切开肝门部胆管和肝胆管及经肝实质切开肝内胆管,直视下探查结合术中胆道造影、术中B超、术中胆道镜检查可全面了解胆道结石的部位、数量胆管狭窄梗阻及胆管下端的通畅情况。

经肝外胆管途径盲目的器械取石是肝胆管结石手术后高残留结石率的重要原因。充分切开肝门部胆管狭窄,必要时切开二级肝管可在直视下去除主要肝管的结石,结合胆道镜明视下取石,能有效地清除肝管内结石,显著降低结石残留率。

2.肝部分切除术

切除病变肝段以最大限度地清除含有结石、狭窄及扩张胆管的病灶,是治疗肝内胆管结石的最有效手段。

手术适应证包括Ⅰ型及Ⅰb型肝胆管结石。对于区域型结石,切除含结石的肝段或肝叶;对于弥漫型结石,切除局限于肝段或肝叶的区域性毁损病灶。需切除的区域性毁损病变主要包括:肝叶或肝段萎缩;难以取净的多发性结石;难以纠治的肝管狭窄或囊性扩张;合并慢性肝脓肿;合并肝内胆管癌。

肝胆管结石的肝切除范围主要取决于结石分布及毁损性病变范围。肝胆管结石的病变范围是沿病变胆管树呈节段性分布的,因此其肝叶切除要求以肝段、肝叶为单位作规则性切除,以完整切除病变胆管树及所引流的肝脏区域。这是取得优良疗效的基本条件和关键。

3.肝门部胆管狭窄修复重建术

处理肝门部胆管狭窄的手术方法主要有以下3类。由于肝门部胆管狭窄病变类型比较复杂,常需结合多种手术方法进行治疗。

(1)胆管狭窄成形、空肠Roux-en-Y吻合术:适用于肝内病灶和上游肝管狭窄已去除的肝门部胆管狭窄病例。在充分切开肝门部狭窄胆管并进行原位整形的基础上,以Roux-en-Y空肠襻与胆管切口侧侧吻合修复胆管缺损。对有结石残留或复发可能的病例,可将空肠襻残端顺位埋置于皮下作为术后取石的通路。但胆肠吻合术废除了Oddi括约肌对胆系的控制功能,在上游肝管狭窄未纠正和肝内结石未取净的情况下,行不恰当的胆肠内引流可引发或加重胆道感染等严重并发症。目前尚无确实的证据表明各种在胆管空肠吻合口或空肠襻上附加抗反流措施能有效防止肠液向胆管的反流,因此不建议做此类附加手术。

(2)胆管狭窄成形、游离空肠段吻合术:适用于肝内病灶和上游肝管狭窄已去除,尚有结石残留或有结石复发可能而胆管下端通畅的病例。充分切开肝门部胆管狭窄并进行原位整形,截取长度适当的游离空肠段,用其输出端与胆管切口进行端侧吻合,修复胆管壁的缺损,将其输入端关闭并顺位埋置于皮下,作为日后用胆道镜清除残留或复发结石的通路。尚可用胆囊代替空肠段来完成本手术。

(3)胆管狭窄成形、组织补片修复术:适用于肝内病灶及上游肝管狭窄已去除,结石已取尽且无复发可能,而只存在肝门部胆管轻度狭窄的病例。充分切开狭窄段及其两端的胆管,切除瘢痕化的胆管组织,缝合肝胆管瓣形成胆管的后壁,胆管前壁的缺损用带血运的肝圆韧带瓣、胆囊瓣、胃瓣、空肠瓣或其他自体组织补片修复。

4.肝移植术

肝移植术适合于肝脏和胆管系统均已发生弥漫性不可逆损害和功能衰竭的Ⅱ型肝胆管结石。

(三)合并肝外病变的处理

1.肝外胆管结石

术中同时去除结石,应注意清除容易残留的胆管下端结石。经十二指肠镜Oddi括约肌切开后取石只适用于单纯肝外胆管结石;对于肝胆管结石及狭窄,Oddi括约肌切开后易发生反流性胆管炎,应视为禁忌。

2.Oddi括约肌松弛

合并肝外胆管结石和扩张者多伴有胆管下端Oddi括约肌松弛。若Oddi括约肌重度松弛且曾做Oddi括约肌成形术或胆管十二指肠吻合术,造成反流性胆管炎,可考虑胆总管横断和胆管空肠吻合术,由此可减少经胆管下端途径的反流性胆管炎。

3.Oddi括约肌狭窄

此种情况少见,应采用胆道镜检查排除胆管下端结石梗阻。确认为胆管下端狭窄者可行胆管空肠Roux-en-Y吻合术。

(四)术中辅助措施的应用价值

术中B超、术中胆道造影、术中胆道镜和各种物理碎石术的应用,对提高肝胆管结石的手术效果有重要作用。

1.术中B超

术中B超能清晰判断结石在肝内的分布,引导取石,明显降低残石率。同时还能显示出肝脏的重要血管与病灶的关系,确定病灶范围,从而引导肝切除。

2.术中胆道造影

术中胆道造影对了解胆道系统有无变异、避免发生胆管损伤和防治胆管内结石残留有重要作用。

3.术中胆道镜

术中胆道镜是当前治疗肝胆管结石的重要方法之一,能明视胆管内病理状况,辨别胆管结石、肿瘤和异物,观察胆管黏膜病变,对可疑病变可取活体组织或脱落细胞做病理检查。在镜下用取石网篮、碎石器械和气囊导管取石克服了常规器械取石的盲区,可提高取石效率,降低结石残留率。

4.物理碎石术

对于难以直接取除的大结石或嵌顿结石,可采用液电或激光碎石术将其击碎后取出。

(五)术后残留病变处理及复发病变的防治

对于术中结石残留的病例,可在手术后经T管窦道、胆道瘘道或胆管空肠吻合的皮下埋置盲襻进入胆管清除肝胆管内残余结石。对于复发结石可通过皮下盲襻用胆道镜取石。经皮肝穿刺进行内镜取石,也是治疗复发结石的有效方法。术后定期复查、服用利胆药物,早期发现和处理复发结石能明显改善远期疗效。

术后残留病变或复发病变(包括肝管结石和主要肝管狭窄)伴明显症状而用非手

术方法难以奏效者,需要再次手术处理。胆道手术后再次手术往往牵涉到许多复杂的问题,无论其技术难度、手术范围、手术后并发症发生率和患者的全身状况等,均属于复杂和高危的手术。因此,再次手术必须掌握好手术时机和适应证,手术方案应积极而稳妥。

(六)选择手术方法应遵循的原则

(1)肝胆管结石病的外科治疗应以根治性清除病灶为主要目标。

(2)对于Ⅰ型肝胆管结石,应首选病变肝段规则性切除以达到治愈的目的。对于肝脏和胆道病变广泛的Ⅱa和Ⅱb型结石,常需联合多种术式和辅助方法进行治疗。对于其中Ⅱb型结石,充分切除区段性病灶是保证联合手术治疗效果的前提条件。对于合并胆汁性肝硬化但肝功能仍处于代偿状态的Ⅱe型结石,应根据胆道病变的复杂性、肝硬化及门脉高压症严重程度等选择同期或分期胆道手术与门脉减压手术,以处理合并存在的胆道、肝脏和门静脉系统病变。对于肝功能陷于失代偿的Ⅱe型结石,肝移植术是唯一有效的治疗方法。

(3)主要肝胆管的狭窄必须修复矫正,但胆管空肠 Roux-en-Y 吻合术和胆管-游离空肠段吻合术的适应证应严格掌握。对于肝内病变已经去除,其下游胆管内结石已清除,肝门部胆管无狭窄,结石无复发危险的病例,应避免采用此类术式。

(4)对于结石残留或有复发可能的病例,可在术中设置连通胆道的空肠皮下盲襻,作为术后胆道镜取石的通路。

八、肝胆管结石常见并发症的诊断及治疗

(一)重症急性胆管炎

重症急性胆管炎即急性梗阻性化脓性胆管炎或胆源性脓毒症,是肝胆管结石的常见并发症和主要致死原因。诊断依据是确认肝胆管结石合并胆道感染并伴有全身脓毒症表现。初期治疗应予禁食、补液、抗生素等非手术治疗措施。经过短期的非手术治疗,若症状和体征未能缓解,持续脓毒症状态,原则上宜早期手术。急症手术的主要目的是胆管引流和减压,待病情稳定后再进行二次手术处理肝内胆管结石。

(二)胆源性肝脓肿

胆源性肝脓肿是肝内胆管结石继发急性化脓性胆管炎的后期表现。脓肿发生在病变肝管引流范围内。根据病史、急性胆管炎、脓毒症症候群及上腹部疼痛等典型临床表现,结合 B 超和 CT 检查不难做出正确诊断。

必要时还可做 B 超或 CT 引导下诊断性肝脓肿穿刺以获确诊。治疗措施包括全身支持治疗,选择针对多种肠源菌感染的抗生素,超声或 CT 引导下脓肿穿刺置管引流或手术切开引流。对于局限于肝叶或肝段的多发性小脓肿,宜尽早手术切除肝内病灶。

(三)胆道出血

由于结石梗阻继发胆道化脓性感染,受累区域胆管黏膜多发性溃疡侵蚀伴行肝动脉或门静脉支可导致胆道大出血。胆源性肝脓肿也可溃入胆道及邻近的肝内血管分支而发生胆道大出血。胆道出血典型的临床表现为突然发作的胆绞痛,继之出现呕血或便血、黄疸或黄疸加深,呈周期性发作,间歇期为 5～14 天。其诊断依靠病史、典型临床

表现,并结合影像学检查。B超和CT有助于出血的原发病灶的定位和定性诊断。经皮肝动脉选择性造影是胆道出血最有价值的诊断和定位方法。首选的治疗措施是经皮选择性肝动脉栓塞术,一般可达到止血的效果。手术治疗是针对非手术治疗未能有效控制胆道出血或原发病灶及合并的急性胆道感染需要急症手术处理的病例。

(四)肝胆管癌

肝内胆管结石合并肝胆管癌是发生在迁延性胆管炎的基础上的。病变胆管上皮及管壁腺体的异型增生是胆管癌的癌前病变。患者常有长期反复发作的肝内胆管结石病史及多次胆道手术史,近期内肝胆管梗阻迅速加重,可表现为频繁发作的重症胆管炎或胆瘘。诊断依据临床表现、影像学征象、升高的癌胚抗原(CEA)或CA19-9及病理学检查。治疗应早期手术,切除含病变肝胆管的肝叶,不能切除时,可采用间质消融和选择性动脉栓塞化疗等姑息性疗法。

(五)胆汁性肝硬化及门静脉高压症

胆管结石引起胆管长期梗阻和感染,造成肝实质弥漫性损害和纤维化,导致继发性胆汁性肝硬化和门静脉高压症。

1.典型的临床表现

(1)较长时间的胆道病史,表现为持续性的梗阻性黄疸或频繁发作的胆管炎。

(2)肝脾肿大、食管胃底静脉曲张。

(3)肝功能损害、低蛋白血症、贫血。

2.外科治疗方案的选择

(1)如果胆管狭窄及肝内病变比较简单、门静脉高压明显而肝脏代偿功能尚好者,可在一期手术同时处理胆道及门静脉高压的问题。

(2)如果胆道及肝脏的病变复杂、门静脉高压症明显肝功能损害严重,则以分期手术为宜。胆管梗阻严重及肝功能损害者,特别是合并感染时,应先行胆管引流,待肝功能改善后择期进行确定性胆道手术。若门静脉高压显著,肝十二指肠韧带曲张血管阻碍胆道手术,则先作门腔静脉分流术,待门静脉高压缓解后择期进行确定性胆道手术。

(3)肝内广泛性结石伴终末期肝硬化而肝功能陷入失代偿状态时,可行原位肝移植手术。

第六章

常见胰腺疾病

第一节 急性胰腺炎

一、概述

急性胰腺炎(acute pancreatitis,AP)是指多种病因引起的胰酶激活,继以胰腺局部炎症反应为主要特征,并且较重者可发生全身炎症反应综合征并可伴有器官功能障碍的疾病。

AP 是临床上常见的严重急腹症之一,发病急骤,临床过程凶险,是当前胰腺外科的难点之一。近年来,AP 的发病日益增多,占急腹症的 15%~30%,若诊治不及时,死亡率可高达 40%~70%;24~48 小时发生休克或多脏器衰竭,死亡率高达 80%。因此,寻找有效的治疗手段具有重要意义。但对于 AP 而言,由于其局部病变及其对全身多脏器的影响十分复杂,因此,针对 AP 复杂的病理生理变化,进行既全面系统,又针对不同病例的个体化治疗是非常重要的。

二、临床表现

急性发作性腹痛是 AP 的主要症状,位于上腹部,常向背部放射,少数无腹痛,可伴有恶心呕吐。发热常源于坏死胰腺组织的继发感染,黄疸者多见于胆源性胰腺炎。AP 常伴有全身并发症,如心动过速、低血压或休克、呼吸衰竭、少尿和急性肾衰竭等。

轻症者仅为轻压痛,重症者可出现口唇发绀、四肢湿冷、皮肤花斑、腹腔高压、尿量减少、格雷·特纳征、卡伦征等。少数患者因脾静脉栓塞出现门静脉高压、脾脏肿大。腹部因液体积聚或假性囊肿形成可触及包块。

局部并发症包括急性液体积聚、急性坏死物积聚、胰腺假性囊肿、包裹性坏死和胰腺脓肿;其他局部并发症包括胸腔积液、胃流出道梗阻、消化道瘘、腹腔出血、假性囊肿出血、脾静脉或门静脉血栓形成、坏死性结肠炎等。局部并发症并非判断 AP 严重程度的依据。全身并发症主要包括器官功能衰竭、全身感染、腹腔内高压或腹腔间隔室综合征、胰性脑病等。

三、诊断

临床上符合以下 3 项特征中的 2 项,即可诊断为 AP:①与 AP 符合的腹痛;②血清淀粉酶和(或)脂肪酶活性至少高于正常上限值 3 倍;③腹部影像学检查符合 AP 影像学改变。胰腺 CT 扫描是诊断 AP 并判断 AP 严重程度的首选检查方法。建议在急诊患者就诊后 12 小时内完成 CT 平扫,可以评估胰腺炎症的渗出范围,同时可鉴别其他急腹症。发病 72 小时后完成增强 CT 检查,可有效区分胰周液体积聚和胰腺坏死范围。

临床上完整的 AP 诊断应包括疾病诊断、病因诊断、分级诊断、并发症诊断,例如 AP(胆源性、重度、ARDS)。临床上应注意一部分 AP 患者有从轻度 AP 转化为重度 AP 的可能,因此,必须对病情作动态观察,其他有价值的判断指标,如 BMI >28 kg/m^2、胸膜渗出,尤其是双侧胸腔积液 72 小时后 CRP>150 mg/L 并持续增高等,均为临床上有价值的严重度评估指标。

四、治疗原则

AP 的治疗要求较高,一般均需在 ICU 的监护病房进行治疗,内科及外科的治疗原则是控制全身炎症反应等一系列并发症危象及针对病因的治疗,包括胆源性胰腺炎、高脂血症性急性胰腺炎等的病因治疗。

(一)内科治疗

1.一般治疗

一般治疗包括禁食、胃肠减压、药物治疗(包括解痉、镇痛、蛋白酶抑制剂和胰酶抑制治疗,如生长抑素及其类似物)。

2.液体复苏及重症监护治疗

液体复苏,维持水、电解质平衡和加强监护治疗是早期治疗的重点。

3.器官功能的维护治疗

针对呼吸衰竭的治疗,给予鼻导管或面罩吸氧,维持氧饱和度在 95% 以上,动态监测血气分析结果,必要时应用机械通气。针对急性肾衰竭的治疗,早期主要是容量复苏,稳定血流动力学,主要采用连续肾脏替代疗法。出现肝功能异常时可予以保肝药物,急性胃黏膜损伤需应用质子泵抑制剂。

4.营养支持

肠功能恢复前,可酌情选用肠外营养。一旦肠功能恢复,就要尽早进行肠内营养,其中经鼻空肠管置入是很好的肠内营养的手段,可在 X 线透视下完成。

5.抗生素应用

AP 患者不推荐静脉应用抗生素预防感染。针对部分易感人群(如胆道梗阻、高龄、免疫低下者)可能发生的肠源性细菌易位,可选择喹诺酮类、头孢菌素、碳青霉烯类及甲硝唑等预防感染。

(二)外科治疗

外科治疗主要针对胰腺局部并发症继发感染或者产生压迫症状,如消化道梗阻、胆道梗阻,以及胰瘘、消化道瘘等其他并发症。

(三)介入治疗

AP介入治疗主要包括持续性区域动脉灌注(continuous regional arterial infusion,CRAI)及AP引起的并发症如胰周渗出、胰腺假性囊肿或胰周脓肿的穿刺引流治疗。

1.持续性区域动脉灌注

(1)适应证:除非有强外科手术治疗指征者,CRAI适用于AP的急性期及亚急性期的治疗。

(2)禁忌证:无明确禁忌证。

(3)治疗方法:AP的病程可分为3阶段。第一阶段为发病至发病后2周,主要变化是血容量的改变,此期是CRAI治疗的重点,灌注药物为萘莫司他、5-FU、生长抑素、抗生素及丹参;第二阶段为发病后3~4周,此期间继续CRAI抗生素应用,停止使用抑酶制剂;第三阶段为发病4周后,此期一般停止CRAI。

CRAI置管及灌注方法:经股动脉穿刺,插入Cobra或RH导管至上述动脉内,插管成功后,导管固定在穿刺部位,连接输液泵,24小时药物持续注入直到患者症状缓解。对胰头部炎症采用胃十二指肠动脉和肠系膜上动脉的联合灌注;全胰腺的炎症采用胃十二指肠动脉和脾动脉的联合灌注。

治疗过程中必须将导管准确置入到胰腺病灶的供血动脉内,保证到达胰腺组织的药物浓度。灌注的药物通过微量泵持续24小时给药,可不间断地抑制胰腺分泌,尽快减轻和阻断胰腺组织的病理反应。因导管放置的时间较长,插入导管时要注意无菌操作。每天应消毒导管进入皮肤处及更换纱布,并定期向导管内注入肝素盐水,防止导管内血栓形成。治疗过程中需定期复查CT,了解胰腺病变发展的情况。

(4)并发症及处理:与其他血管置管引起的并发症相似,可引起穿刺部位的血肿、血管内膜损伤、血栓形成及栓塞,可发生导管的堵塞、脱落等,但一般发生率较低。

(5)疗效评价:据文献报道,与外周静脉给药治疗AP相比,CRAI的临床治愈率明显增高,感染发生率及死亡率明显降低。

2.胰腺脓肿或胰腺假性囊肿CT引导下引流术

胰腺脓肿是急性坏死性胰腺炎的严重并发症,病变从胰腺实质的出血坏死开始,坏死组织合并感染形成胰腺及胰周脓肿。胰腺假性囊肿是急性胰腺炎的常见并发症,多发生于胰腺尾部,继发感染可形成脓肿,破溃时引起腹水甚至内瘘。胰腺脓肿传统的治疗方法是坏死组织切除加引流术,也包括胰腺假性囊肿的治疗。CT引导下穿刺引流术已成为首要治疗手段或危重症急性胰腺炎外科手术重要的辅助手段。

(1)适应证:急性坏死性胰腺炎合并胰腺及胰周脓肿形成,胰腺假性囊肿出现压迫症状或者合并感染或出血。

(2)禁忌证:严重出血倾向、全身多脏器衰竭、严重心脏病等不能耐受CT引导下穿刺引流手术者。

(3)治疗方法采取穿刺置管引流,具体注意点包括以下几个方面。

穿刺路径选择:因为胰腺所处的解剖位置较深,周围结构复杂,所邻重要器官多,所以胰腺穿刺对穿刺路径要求高,应尽量避开重要脏器如脾脏、结肠、大血管等,特殊情况下可以经过肝左叶或者胃。

CT 引导下定位：根据病灶的位置，兼顾最近距离、最佳层面、无重要器官，采取仰卧位、侧位或者俯卧位，根据定位系统选取皮肤穿刺点，设计进针方向和角度，测量最佳进针深度及允许最大进针深度。

穿刺置管引流：定位后常规消毒铺巾，局麻下在穿刺点作一小切口，在 CT 引导下分 2～3 步进针，直达靶点，再次 CT 扫描证实穿刺满意。穿刺成功后拔出针芯，先抽出液体做细菌培养和药敏试验，经穿刺针引入导丝，拔除穿刺针，沿导丝用扩张管逐步扩张皮下组织，经导丝引入猪尾巴引流管，退出导丝，缝合固定引流管，包扎切口，用连接管同引流袋连接持续引流。

引流管的选择：对于胰腺脓肿，一般要选择≥12 F 的外引流管，保证引流管的侧孔位于脓腔或囊肿内。必要时可以放置多根引流管以达到充分引流的目的。对于胰腺的假性囊肿，引流管直径可选择 8 F 左右。

术后处理：每天至少冲洗两次，对于胰腺脓肿需用含抗生素的生理盐水冲洗，观察每天的引流量及引流液的性质，根据引流量来决定是否需 CT 扫描观察脓肿或囊肿的变化，一般引流管需放置十几天到一月余。

拔管标准：复查 CT 未示残余的脓液或囊液，连续两日以上的引流管每天的非脓性的引流液量小于 10 mL。

(4)并发症及处理：CT 引导下穿刺引流主要并发症是出血及邻近脏器的损伤。出血大部分是急性胰腺炎本身引起，穿刺引流引起的动脉出血包括动脉的损伤、假性动脉瘤的形成，可通过血管造影协助诊断及栓塞治疗。穿刺引流引起的静脉出血多可自限。对邻近脏器的损伤，比如对肠道的损伤，多不需要外科处理。术前肠道的充分准备及穿刺路径的选择非常重要。

(5)疗效评价：CT 引导下经皮穿刺胰腺脓肿或假性囊肿的引流术能够缩短病程、提高临床治愈率，且创伤小、并发症少、治疗成功率高。

总之，CRAI 治疗 AP 是一种有效的治疗方法，能明显提高胰腺局部的药物浓度，减少并发症，降低病死率，且方法简单。目前还需要进行具有前瞻性的大规模的动物实验及临床研究，同时不断研究 AP 的发病机制及开发新的药物，CRAI 治疗 AP 的疗效会进一步提高。而 CT 引导下对 AP 所引起的胰腺脓肿或假性囊肿的穿刺引流治疗是行之有效的方法，可明显缩短 AP 的病程，提高临床治愈率。

第二节　慢性胰腺炎

一、概述

慢性胰腺炎(chronic pancreatitis,CP)是各种因素造成的胰腺组织和功能的持续性、永久性损害。胰腺出现不同程度的腺泡萎缩、胰管变形、纤维化及钙化，并出现不同程度的胰腺外分泌和内分泌功能障碍，从而出现相应的临床症状。其发病率较低，临床诊断存在一定的困难

二、病因

CP 的病因较多，且存在地区差异。

(一)常见病因

酗酒与 CP 关系密切。资料表明我国与西方国家不同，胆道系统疾病可能是其病因之一。

(二)其他病因

高脂血症、遗传因素、自身免疫性疾病、胰腺先天性异常（如胰腺分裂症、囊性纤维化等）、甲状旁腺功能亢进等。有 10%～30% 的 CP 病因不能明确，称特发性 CP。

三、诊断

(一)临床表现

临床症状仍是诊断 CP 的重要依据，轻度 CP 无明显特异性临床表现。中重度 CP 临床表现包括以下几方面。

(1)腹痛、腹胀、黄疸等。腹痛是 CP 的主要临床症状，初为间歇性，后转为持续性，多位于上腹部，可放射至背部或两肋。腹痛常是饮酒、饱食、高脂肪餐或劳累诱发的。

(2)消化吸收不良、脂肪泻、体重减轻等症状。

(3)并发症可有糖尿病、胰腺假性囊肿、腹水、胰瘘、消化道梗阻及胰源性门脉高压症等。

(二)体征

可有轻度压痛。当并发巨大假性囊肿时可扪及包块。当胰头显著纤维化或假性囊肿压迫胆总管下段，可出现黄疸。由于消化吸收功能障碍导致消瘦，亦可出现并发症有关的体征。

(三)影像诊断

(1)腹部 X 线：X 线片可有胰腺钙化。

(2)腹部 B 超：根据胰腺形态与回声及胰管变化可做 CP 的初筛检查，但诊断的敏感性不高。

(3)超声内镜：对 CP 的诊断优于腹部 B 超，诊断敏感性达 80%。声像图表现主要有胰实质回声增强、主胰管狭窄或不规则扩张及分支胰管扩张、胰管结石、假性囊肿等。

(4)CT、MRI 检查：CT 显示胰腺增大或缩小、轮廓不规则、胰腺钙化、胰管不规则扩张或胰周胰腺假性囊肿等改变。MRI 对 CP 的诊断价值与 CT 相似，但对钙化和结石逊于 CT。

(5)胰胆管影像学检查：胰胆管影像学检查是诊断 CP 的重要依据。轻度 CP 表现为胰管侧支扩张阻塞（超过 3 个），主胰管正常；中度 CP 表现为主胰管狭窄及扩张；

重度 CP 表现为主胰管阻塞、狭窄、钙化、有假性囊肿形成。胰胆管影像检查主要方法有内镜逆行胰胆管造影术(ERCP)和磁共振胰胆管成像术(MRCP)。

(四)实验室检查

(1)急性发作期可见血清淀粉酶升高,如合并胸腔积液、腹水,其胸腔积液、腹水中的淀粉酶含量往往明显升高。

(2)胰腺外分泌功能试验。胰腺外分泌功能检查理论上是诊断 CP 的重要依据,但目前国内外开展的各种试验敏感性较差,仅在中度、重度 CP 才有变化,因而临床价值有限,仅有胰腺外分泌功能改变,不能诊断为 CP。有条件的单位应尽可能开展此项工作并寻找更为敏感、特异的胰外分泌功能检查方法。

四、病理变化

早期可见散在的灶状脂肪坏死,小叶及导管周围纤维化,胰管分支内有蛋白栓及结石形成。在进展期,胰管可有狭窄、扩张改变,主胰管内可见嗜酸性蛋白栓和结石,导管上皮萎缩、化生乃至消失,并可见大小不等的囊肿形成,甚至出现小脓肿。随着纤维化的发展,可累及小叶周围并将实质小叶分割成不规则结节状,而被纤维组织包裹的胰岛体积和数量甚至会有所增加,偶尔会见到残留导管细胞芽生形成的类似于胚胎发生时的胰岛细胞样组织,类似于肝硬化时假小叶的形成。

晚期病变累及胰腺内分泌组织,导致大部分内分泌细胞减少,小部分细胞(如A 细胞和 PP 细胞)相对增生。随着病变的进一步发展,多数病例胰岛细胞消失,少数病例胰岛细胞显著增生,呈条索状和丛状。胰腺标本的获取:手术活检是最理想的标本,但通常难以获得,经超声(腹部 EUS)或 CT 引导下的穿刺活检是最常用的方法。

五、诊断

在排除胰腺癌的基础上,建议将下述 4 项作为 CP 的主要诊断依据。

(1)典型的临床表现(腹痛、胰腺外分泌功能不全症状)。

(2)病理学检查。

(3)影像学上有 CP 的胰胆改变征象。

(4)实验室检查有胰腺外分泌功能不全依据。

第 1 项为诊断所必须,第 2 项阳性可确诊,1+3 可基本确诊,1+4 为疑似患者。

六、诊断流程

(1)详细询问病史:包括家族史、既往病史、酒精摄入量等,尽可能明确其病因。

(2)检查诊断:有典型症状的患者,应尽可能做胰腺(或胰管)的影像和外分泌功能检查,力求达到基本确诊水平。对疑似患者应做影像学检查,影像学检查阴性的患者可在有条件的单位做病理检查。

七、治疗原则

CP 治疗以控制症状、改善胰腺功能和治疗并发症为重点,如病因明确,应进行病因治疗。

（一）一般治疗

CP患者须绝对戒酒,避免暴饮暴食。发作期间应严格限制脂肪摄入。必要时可给予肠外或肠内营养治疗。对长期脂肪泻患者,应注意补充脂溶性维生素及维生素B_{12}、叶酸,适当补充各种微量元素。

（二）内科治疗

1.急性发作期的治疗

临床表现与急性胰腺炎类似,其治疗亦与急性胰腺炎大致相同。

2.胰腺外分泌功能不全的治疗

（1）对于胰腺外分泌功能不全所致腹泻,主要应用外源性胰酶制剂替代治疗并辅助饮食疗法。此外胰酶制剂对缓解胰性疼痛也具有重要的作用。在诸多的胰酶制剂中,应选用含高活性脂肪酶的超微粒胰酶胶囊,低活性的胰酶制剂对治疗胰腺外分泌功能不全无效。保持胰酶活性的最佳pH＝6.10(当pH＝4.10时,脂肪酶等活性会失活)。故在服用胰酶同时可给予质子泵抑制剂、H_2受体拮抗剂等抑酸药,以增强胰酶制剂的疗效,并加强止痛效果。

（2）患者应限制脂肪摄入并提供高蛋白饮食。脂肪摄入量限制在总热量的20％～50％,一般不超过50 g/d,对于严重脂肪泻患者可静脉给予中长链三酰甘油。

（3）伴糖尿病的患者,按糖尿病处理原则处理。

（4）疼痛的治疗。①一般治疗:对轻症患者,大多数情况下戒酒、控制饮食便可使疼痛减轻或暂时缓解。②止痛药物:使用抗胆碱能药物对轻者可能达到止痛效果。疼痛严重者可用麻醉镇痛药。③抑制胰酶分泌:胰酶制剂替代治疗能缓解或减轻腹痛。生长抑素及其类似物、H_2受体拮抗剂或质子泵抑制剂对减轻腹痛有一定疗效。④抗氧化剂:对于酒精性CP患者,应用抗氧化剂(如维生素 A、维生素 C、维生素 E、硒、蛋氨酸)后可缓解疼痛。⑤对于顽固剧烈疼痛,药物治疗无效者,可在 CT、EUS诱导下做腹腔神经丛阻滞治疗。对并有胰管狭窄、胰管结石者可在内镜下做相应治疗。⑥如上述方法无效时,应考虑手术治疗。

（三）内镜治疗

CP 的内镜治疗主要用于胰管减压,缓解胰性疼痛,提高生活质量。有胰管结石者可切开取石,并发胰腺假性囊肿者可做内镜下的引流术或置入胰管支架。

（四）外科治疗

手术治疗分为急诊手术和择期手术。

（1）急诊手术适应证:假性囊肿出现并发症时,如感染、破裂及出血。

（2）择期手术适应证:①顽固性疼痛经内科治疗无效者;②并发胰腺假性囊肿、胰瘘或胰管结石者内镜治疗无效或不能实施内镜治疗者;③伴有可手术治疗的胆道疾病,如结石、胆管狭窄;④CP引起的难以消退的阻塞性黄疸;⑤不能排除胰腺癌者。手术方法有胰管内引流术、胰腺远端切除术、胰十二指肠切除术、全胰切除术、胰腺支配神经切断术及针对病因的有关手术等。

内分泌篇

第七章

内分泌系统的形态学基础

第一节　下丘脑及垂体

一、下丘脑与垂体的形态结构

(一)下丘脑

下丘脑位于背侧丘脑下方,构成第三脑室前壁、下壁和侧壁的下部,上方借下丘脑沟与背侧丘脑为界。从脑的腹侧面观察,下丘脑的前部是视交叉,视交叉向上借终板连于前连合;中部为灰结节,灰结节向下移行为漏斗,漏斗的下端连垂体;后部为一对圆形的乳头体(图 7-1)。下丘脑自前向后可分为 4 个区,即位于视交叉前缘与前联合之间的视前区、视交叉上方的视上区、灰结节上方的结节区和乳头体上方的乳头区。下丘脑从内侧到外侧又可分为 3 个带,包括室周带、内侧带、外侧带。

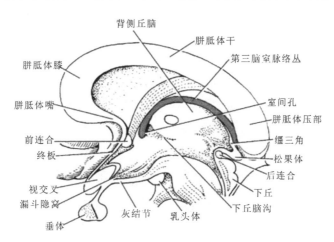

图 7-1　间脑正中矢状面模式图

下丘脑的每一区域含有数个神经核团(图 7-2)。①在视前区,正中视前核、视前室周核位于室周带,视前内侧核位于内侧带。②在视上区,室周带有视交叉上核;内侧带有视交叉上核和第三脑室侧壁的室旁核;外侧带有视上核。视上核和室旁核的垂体束神经纤维伸入神经垂体,是神经垂体的无髓神经纤维的来源。视上核和室旁核的神经内分泌细胞分泌的抗利尿激素和催产素,经垂体束运送至神经垂体,并在神经垂体内储存和释放。③在结节区,室周带有弓状核(又称漏斗核),内侧带有下丘脑背内侧核和下丘脑腹内侧核,外侧带有结节核。其中弓状核合成和分泌生长激素释放激素、催乳激素释放激素、促甲状腺素释放激素、促性腺激素释放激素、促肾上腺皮质激素释放激素、黑素细胞刺激素释放激素、生长激素释放抑制激素、催乳激素释放抑制激素、黑素细胞刺激素释放抑制激素等释放激素和释放抑制激素,经神经内分泌细胞的轴突末端分泌至垂体门脉系统的初级毛细血管内,通过垂体门脉系统运送至腺垂体的远侧部,调节腺垂体远侧部腺细胞的功能活动。④在乳头区,内侧带有乳头体核、下丘脑后核。

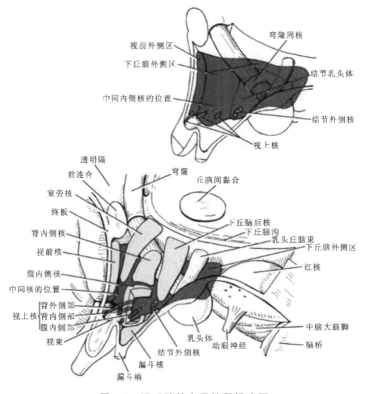

图 7-2　下丘脑的主要核团模式图

(二)垂体

垂体呈横椭圆形,位于蝶骨体上面的垂体窝内,上方被硬脑膜形成的鞍膈掩盖。经鞍膈中央的圆孔垂体向上借漏斗连于下丘脑。

垂体表面包以结缔组织被膜,实质分为腺垂体和神经垂体两部分。腺垂体包括远侧部、中间部和结节部三部分,远侧部又称垂体前叶。神经垂体包括神经部和漏斗两部分,漏斗与下丘脑相连,包括正中隆起和漏斗柄(图 7-3)。中间部和神经部又称垂体后叶。

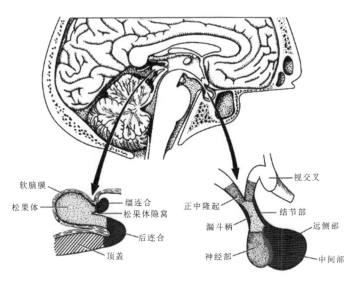

图 7-3 垂体和松果体

软脑膜
松果体
缰连合
松果体隐窝
后连合
顶盖
视交叉
正中隆起
漏斗柄
神经部
结节部
远侧部
中间部

1.腺垂体

(1)远侧部:腺细胞排列成团索状,细胞间有丰富的窦状毛细血管。腺细胞分为嗜色细胞和嫌色细胞两类,嗜色细胞又分为嗜酸性细胞和嗜碱性细胞两种(图 7-4)。

嗜酸性细胞:数量较多,圆形、椭圆形或不规则形,胞质嗜酸性、含分泌颗粒。嗜酸性细胞分为两种,①生长激素细胞:分泌的生长激素能刺激骺软骨生长,使骨增长,促进肌肉、内脏的生长及促进多种代谢过程;②催乳激素细胞:分泌的催乳激素能促进乳腺发育和乳汁分泌。

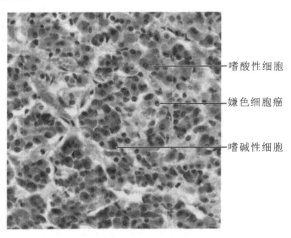

嗜酸性细胞
嫌色细胞癌
嗜碱性细胞

图 7-4 猪垂体远侧部(HE 染色 高倍)

嗜碱性细胞:数量较嗜酸性细胞少,圆形、椭圆形或不规则形,胞质嗜碱性、内含分泌颗粒。嗜碱性细胞分为 3 种,①促甲状腺激素细胞:分泌的促甲状腺激素能促进甲状腺激素的形成和释放;②促肾上腺皮质激素细胞:分泌的促肾上腺皮质激素促进肾上腺皮质束状带和网状带细胞分泌糖皮质激素;③促性腺激素细胞:分泌卵泡刺激素（follicle stimulating hormone，FSH）和黄体生成素（luteinizing hormone，LH），两种激素可共存于同一细胞。FSH在女性促进卵泡发育，在男性则刺激生精小管的支持细胞合成和分泌雄激素结合蛋白，雄激素结合蛋白与雄激素结合，使生精小管内有高浓度的雄激素，以促进精子的发生。LH又称间质细胞刺激素（interstitial cell stimulating hormone，ICSH），在女性促进排卵和黄体形成，在男性刺激睾丸间质细胞分泌雄激素。

嫌色细胞：数量多，体积小，胞质着色浅，圆形或多边形。部分嫌色细胞可能是脱颗粒的嗜色细胞，或是处于形成嗜色细胞的初期阶段。人已退化，在动物的垂体很明显，由嫌色细胞、嗜碱性细胞和功能不明的滤泡构成。动物中间部的嗜碱性细胞分泌黑素细胞刺激素（melanocyte stimulating hormone，MSH）。人垂体也分泌MSH，MSH分泌细胞散在分布于腺垂体中。MSH作用于皮肤黑素细胞，促进黑色素的合成和扩散，使皮肤颜色变深。

（2）结节部：部分包绕神经垂体的漏斗，含纵行的垂体门微静脉，腺细胞主要是嫌色细胞和少量嗜色细胞。

（3）垂体门脉系统：垂体上动脉从结节部上端伸入神经垂体的漏斗，在该处分支并吻合形成初级毛细血管网。这些毛细血管于结节部汇集形成数条垂体门微静脉，下行进入远侧部，再度分支并吻合形成次级毛细血管网。垂体门微静脉及其两端的毛细血管网共同构成垂体门脉系统（图7-5）。

（4）下丘脑与腺垂体的关系：下丘脑弓状核的神经内分泌细胞的轴突伸至神经垂体漏斗，细胞合成的释放激素（releasing hormone，RH）和释放抑制激素（release inhibiting hormone，RIH）在这些轴突的末端释放，进入漏斗处的初级毛细血管网，经垂体门脉系统输送到腺垂体远侧部，分别调节腺垂体各种腺细胞的分泌活动。而腺垂体嗜碱性细胞产生的各种促激素又可调节甲状腺、肾上腺和生殖腺的内分泌活动，这样神经系统和内分泌系统便统一起来，完成对机体的多种物质代谢及功能的调节。

2.神经垂体

主要由无髓神经纤维、神经胶质细胞和窦状毛细血管组成（图7-5）。神经垂体和下丘脑的部分神经核在结构和功能上是一个整体。下丘脑视上核和室旁核内的神经内分泌细胞的轴突经神经垂体的漏斗终止于神经部，这些细胞内的分泌颗粒沿轴突被运输到神经部。在轴突沿途和终末，分泌颗粒常聚集成团，光镜下呈现为大小不等的、圆形或椭圆形的弱嗜酸性团块，称赫令体（图7-6）。分泌颗粒内含抗利尿激素和催产素。抗利尿激素主要促进肾远曲小管和集合管重吸收水，使尿液浓缩。抗利尿激素分泌若减少，会导致尿崩症。抗利尿激素超过生理剂量时，又称加压素，可使小动脉收缩，血压升高。催产素可引起子宫平滑肌收缩，有助分娩，还可促进乳腺分泌。神经垂体内的神经胶质细胞又称垂体细胞，具有支持、营养和保护神经纤维的作用。

二、下丘脑与垂体的发生

（一）下丘脑的发生

下丘脑来源于间脑的基板，最初仅有室管膜层。此层细胞不断进行细胞分裂并

向外迁移构成许多纵区,即为将来的下丘脑。该区域的一些神经元集中在一起,形成
下丘脑的核团,如视上核、室旁核与弓状核等。

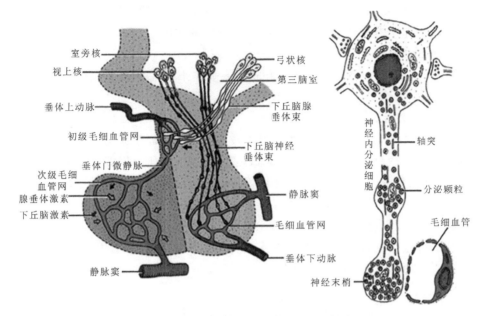

图 7-5 **垂体的血管分布及其与下丘脑的关系**

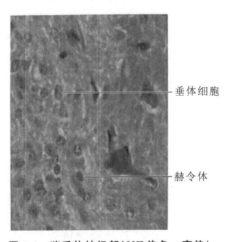

图 7-6 **猪垂体神经部(HE染色 高倍)**

下丘脑位于丘脑的腹下方,被第三脑室分为左、右两半,两侧结构对称。下丘脑
也包括第三脑室侧壁的下部及底部的一些结构,如视神经交叉、灰白结节等。下丘脑
的神经元可分为非神经分泌型和神经分泌型两种类型。非神经分泌型细胞与体温调
节、摄食、心血管活动和行为有关。神经分泌型细胞又可分为大神经内分泌细胞与小
神经内分泌细胞两种。大神经内分泌细胞主要位于视上核与室旁核大细胞部,其轴
突形成无髓神经纤维。主干组成下丘脑垂体束,终止于神经垂体,由主干发出的侧支
终止于正中隆起。正中隆起是下丘脑和神经垂体的联系部位,无神经元胞体。小神
经内分泌细胞散在分布于下丘脑,主要位于室旁核小细胞部和弓状核,细胞所分布的

区域称为促垂体区(hypophysio trophic area,HTA)。小神经内分泌细胞的轴突构成无髓神经纤维,通向正中隆起的外层,终止于此处的垂体门脉系统的毛细血管附近。该类神经元分泌的肽类激素,经垂体门脉系统到达腺垂体,促进或抑制腺垂体细胞释放激素,而这些神经内分泌细胞又受高级中枢神经的支配。

(二)垂体的发生

垂体由腺垂体与神经垂体两部分组成。腺垂体来自原始口腔,神经垂体来自神经管。

1.腺垂体的发生

胚胎第4周时,原始口腔顶部外胚层上皮细胞增生,向顶端突出一个囊状结构,称为拉特克囊。拉特克囊的头部膨大变圆,逐渐向着间脑底部(即神经垂体起始部)伸展。在拉特克囊与原始口腔顶之间的柄逐渐伸长、变细。第9周时,拉特克囊的柄断裂,分为咽段、蝶骨段和垂体段,此后这三段相继退化,最终消失。随着原始口腔的发育,拉特克囊的起点最终移至鼻中隔后缘的背侧。拉特克囊的前壁细胞旺盛,逐渐增厚,分化成腺垂体的远侧部。囊腔则逐渐完全封闭或遗留一个窄缝隙。拉特克囊的后壁形成腺垂体的中间部。拉特克囊的另一部分围绕垂体漏斗部,形成腺垂体结节部。

腺垂体远侧部细胞于胚胎第7～8周时即已开始分化。嗜碱性细胞分化最早,PAS反应阳性,并被雷锁辛-复红染色。胚胎第9～10周时出现嗜酸性细胞并被偶氮胭脂所染色。嫌色细胞在胚胎时即存在。

免疫组织化学方法显示,胚胎第7～8周时,在拉特克囊的前壁与后壁内有一类细胞能与抗促肾上腺皮质激素抗体、抗促脂肪分解激素抗体,抗 α 与 β 内啡肽抗体起反应。胚胎第12周时,部分细胞可与抗生长激素抗体发生反应。胚胎第13～16周时出现与抗促甲状腺素抗体发生反应的细胞。胚胎第15～16周时出现与 FSH 抗体及 LH 抗体发生反应的细胞,但限于女胚,男胚则要到第20周时才出现。在胚胎第16～18周时出现对催乳素抗体发生反应的细胞。黑素细胞刺激素,则出现于胚胎第14周。各类细胞出现的时间与胚胎垂体的分泌能力相符合。取胚胎垂体组织培养并进行电镜观察,显示此类细胞内有相应的分泌颗粒,偶尔还观察到颗粒排出的现象。

一般认为腺垂体是神经垂体诱发的,神经垂体则是由前脑自行发生的,然而鸡胚实验却表明,拉特克囊乃是脊索前的中胚层诱发的。原始口腔上皮发育成为拉特克囊有一定的时间限度,做移植试验表明,第12～13天鼠胚拉特克囊区域的原始口腔上皮能发生腺垂体组织,14天以上则不能。

2.神经垂体的发生

与拉特克囊发生的同时,在间脑底部(即第三脑室底)的脑壁向下凹陷,形成一漏斗状结构,称漏斗,即为神经垂体的始基(图7-7)。该始基逐渐向下伸长,与拉特克囊后壁相邻接的部分形成垂体神经部,与下丘脑相连部分形成正中隆起。下丘脑神经元(主要是视上核和室旁核)的轴突自胚胎第10周进入漏斗,第12周末到达垂体神经部。在漏斗与神经部分化形成时,神经胶质细胞分化为垂体细胞。胚胎第4个月时,垂体各部分已基本形成。

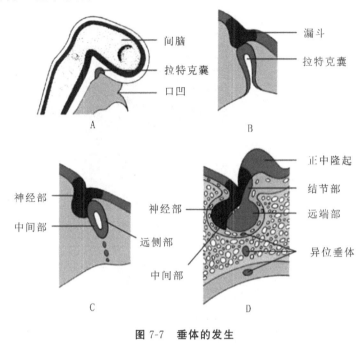

图 7-7　垂体的发生

第二节　松　果　体

一、松果体的形态结构

松果体因外形如松果而得名,也称为松果腺,属于上丘脑结构之一,位于胼胝体压部和上丘之间、两上丘之间的凹窝内,借柄连于第三脑室顶的后部。柄向前分上板和下板,上、下板之间的第三脑室面是松果体隐窝。上板与缰连合延续,下板与后连合相接。

松果体实质主要由松果体细胞、神经胶质细胞和无髓神经纤维组成。松果体细胞形状不规则,核圆、椭圆形,核着色浅,核仁清楚,胞质弱嗜碱性,细胞有许多突起,其末端球形膨大,终止于邻近细胞、毛细血管和脑室附近(图7-8)。电镜下,松果体细胞内可见粗面内质网、高尔基复合体、微管、微丝、圆形分泌颗粒和电子致密的杆状体和其周围的小泡构成的突触带等细胞器(图7-9)。突触带的数目和体积在夜间增多、增大。突触带的功能不明,目前有与褪黑激素的合成、分泌有关,作为交感神经的受体与细胞间的通讯有关等多种推测。松果体细胞分泌褪黑素,褪黑素的分泌具有周期性,夜晚分泌增加,白天分泌减少。

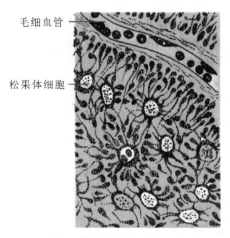

图 7-8　松果体细胞模式图

毛细血管

松果体细胞

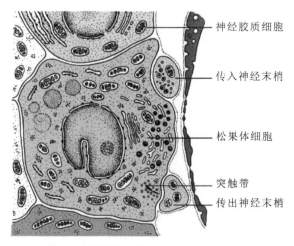

神经胶质细胞

传入神经末梢

松果体细胞

突触带

传出神经末梢

图 7-9　松果体细胞超微结构模式图

二、松果体的发生

松果体的原基是间脑顶部的一个突起。此处室管膜上皮增厚，形成松果体板，以后逐渐成为一个薄壁的憩室。胚胎第 7 周时形成松果体囊，分前壁与后壁，前壁与后壁围成一腔称为松果体室。胚胎第 8 周时松果体囊的前、后壁增厚形成前叶及后叶，两叶逐渐合并并且变薄。松果体室最终消失，形成松果体隐窝，与第三脑室相通（图 7-10）。

胚长 32～56 mm 时，只有一种类型的细胞，即松果体细胞。在胚胎 3 个月以前松果体细胞核较大，周围不规则。120 天后其结构与成年人的松果体细胞相似，细胞质内含有线粒体、内质网、高尔基复合体、中心粒、脂肪内含物与糖原颗粒。随着胚胎胎龄的增大，细胞器随之增加，细胞之间出现中间连接与桥粒。体外培养的人胚胎松果体能分泌褪黑素和 8-精氨酸加压催产素等物质，说明在胚胎期的松果体已有功能活动。

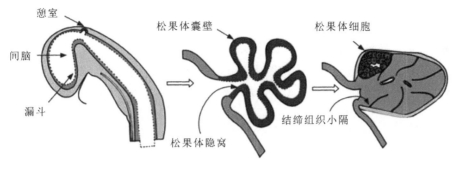

图 7-10　松果体的发生

三、神经与血管

胚胎第 60 天时,来自交感神经的神经分支循缰连合进入松果体原基,最初在血管周围间隙分支。第 5 个月时进入腺实质,轴突末端与松果体细胞接触。胚胎第 82～85 天,松果体内开始出现神经胶质细胞,属于星形胶质细胞,核长椭圆形,染色质浓密,胞质嗜碱性强,有丰富的游离核糖体和微丝,微管稀少。在松果体的后极可观察到副交感神经节。此时在松果体内出现含黑色素小体的细胞。

毛细血管在松果体内形成网,毛细血管周围有间隙,胚胎越小,间隙相对越大。内皮细胞无孔,细胞之间有连接复合体。松果体细胞与毛细血管之间有基膜,这种结构与"血脑屏障"相似,但松果体分泌的褪黑素能顺利通过。

四、松果体生后发育

生后 2～3 周,新生儿松果体的实质呈镶嵌状,由明区与暗区重叠而成。明区是由大而明亮的细胞组成,周围是一群小而暗的细胞。核深染,细胞质很少(淋巴样细胞),这种形态一直维持到 6 个月。9 个月时,小而暗的细胞明显减少。松果体细胞长出细长的突起,具嗜银性。此时可见到一些纤维性星形胶质细胞。

出生后 18 个月,松果体的结构与成人相似。在 17 岁左右出现脑砂,但也有报道在 3 岁、6 岁、8 岁及 10 岁儿童的松果体内发现脑砂。

五、松果体的先天畸形

(一)松果体旁器囊肿

在人类胚胎的松果体原基前方曾出现另一个同源突起,即松果体旁器,它在胚胎早期即萎缩消失。如果出生后仍继续存在,则在松果体前方形成一个小的囊肿。

(二)松果体畸胎瘤

多见于少年男性患者,伴有性早熟。由于瘤内含有异位滋养层细胞,故能产生具有黄体生成素活性的绒毛膜促性腺素,使睾丸间质细胞分泌睾酮、生精小管发育。由于卵巢的卵泡发育需要 FSH 和 LH 的双重作用,故此种畸形一般不引起女孩性早熟。

(三)精原细胞性松果体瘤

又名生殖细胞瘤,来源于早期胚胎的原始生殖细胞。在正常发育下,原始生殖细胞从卵黄囊壁迁移到胚体内,最后定位于生殖腺嵴内。如果有的原始生殖细胞迁至松果体并在此居留下来,便可转变为生殖细胞瘤。

(四)松果体胚细胞瘤

多见于青少年。由于松果体细胞大量增殖,功能亢进,褪黑素浓度升高,致使性发育延缓。部分肿瘤细胞可以逆分化,形成视网膜胚细胞瘤、光感型松果体细胞瘤等。

第三节 胸　腺

一、胸腺的形态结构

胸腺位于胸骨的后面、上纵隔的前方和前纵隔内,胸腺的上端可以伸入颈根部。胸腺分为不对称的左、右两叶,扁条状。胸腺的大小和重量有年龄、性别差异。新生儿 10~15 g,性成熟期 25~40 g,随后逐渐萎缩退化被结缔组织、脂肪组织替代,男性的胸腺重量大于女性。

胸腺实质被结缔组织分隔成不完全分离的胸腺小叶。每个小叶由皮质和髓质两部分组成,相邻小叶借髓质相连(图 7-11)。皮质和髓质均由胸腺细胞(正在发育的 T 细胞)和胸腺基质细胞组成。胸腺基质细胞主要由胸腺上皮细胞、树突细胞、巨噬细胞、嗜酸性粒细胞等组成,为胸腺细胞发育提供独特的微环境。

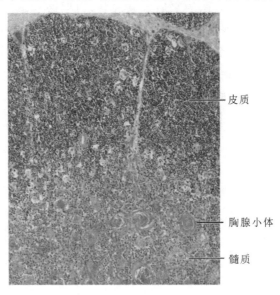

图 7-11　人胸腺(HE 染色　低倍)

(一)皮质

着色较深,皮质的胸腺上皮细胞多呈星形,相邻上皮细胞的突起以桥粒连接成网,网孔中含大量胸腺细胞和少量巨噬细胞。胸腺上皮细胞参与胸腺细胞的分化,分泌的胸腺素和胸腺生成素等胸腺激素是胸腺细胞发育所必需的。具有免疫应答潜能的初始 T 细胞则在皮质、髓质交界处穿过毛细血管后微静脉进入血液。

（二）髓质

染色较浅,内含大量胸腺上皮细胞,少量初始 T 细胞、巨噬细胞等。髓质上皮细胞呈多边形,胞体较大,细胞间以桥粒相连,也能分泌胸腺激素。部分上皮细胞构成特征性的胸腺小体。胸腺小体散在分布,由胸腺上皮细胞同心圆排列形成,小体中心的上皮细胞高度角质化,呈嗜酸性染色,胸腺小体内可见细胞碎片、巨噬细胞和白细胞等。胸腺小体是胸腺上皮细胞退化的表现形式,在胸腺细胞的发育中起着重要的作用。

（三）血-胸腺屏障

血-胸腺屏障为皮质内的毛细血管及其周围结构,包括连续毛细血管内皮、连续的基膜、血管周隙（内含巨噬细胞）、上皮基膜和一层连续的胸腺上皮细胞。血液内抗原物质和药物不易透过此屏障,这对维持胸腺内环境稳定、保证胸腺细胞的正常发育起重要作用。

二、胸腺的发生

目前最普遍接受的胸腺发生模型认为,人胸腺原基源于第 3 咽囊的内胚层及其相对应的鳃沟外胚层（图 7-12）。内胚层细胞可能分化形成胸腺皮质的上皮细胞,而外胚层细胞则分化为被膜下上皮和髓质的上皮细胞,T 细胞源于胸腺外的细胞。但是还有一些实验认为胸腺上皮只起源于第 3 咽囊内胚层。

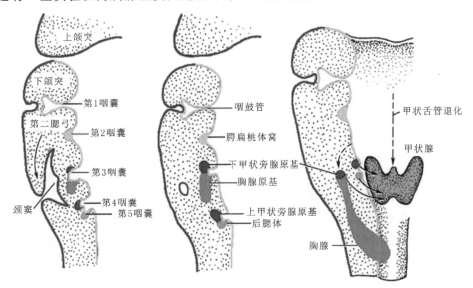

图 7-12 胸腺发生模式图

胸腺的发生约始于妊娠第 5 周末,与甲状旁腺的发生密切相关。在这个阶段,第 3 咽囊内胚层分为一个腹侧份的胸腺裂片和背侧份的上甲状旁腺祖先,甲状旁腺和胸腺特异区已经从结构上分开。每个部分都被来源于神经嵴细胞（NCC）的间质囊包围,它们支持原基的生长发育并可能影响胸腺上皮细胞的分化。胸腺裂片及与第3咽囊相对的鳃沟外胚层上皮细胞增生,形成左、右两条细胞索,两侧细胞索向胚体尾端伸长,从咽开始向原始胸腔迁移(可能是在 NCC 的引导下),其根部则退化消失,细胞索沿胸骨后降入纵隔,与心包膜壁层相接触并在甲状腺和甲状旁腺的尾侧向中线靠拢、愈合,内胚层细胞被间充质细胞和外胚层细胞所包绕,形成胸腺原基。

第6~8周时,胸腺实质尚未分成小叶,也无皮质和髓质之分,仅表面被一层基膜包裹。胸腺原基最初呈中空管状,由于上皮细胞增殖迅速,管腔消失变为实心细胞索。细胞索向其周围的间充质内分支生长,上皮索间的间充质形成不完整的小隔,每一分支即为一个胸腺小叶的始基。此时,上皮细胞内及细胞间开始出现胸腺素,说明上皮细胞已具有分泌活性,胸腺已具有分泌功能。随着胸腺的下降,小叶间结缔组织内的血管和与之相伴的神经纤维逐渐向胸腺内部生长。第8~9周时,胸腺进一步发育并分泌趋化因子,吸引淋巴祖细胞和原 T 细胞迁入,这是淋巴细胞开始在胸腺定居的一个特征时期。淋巴祖细胞迁入胸腺,分布于上皮细胞之间的间隙内,并迅速分裂增殖,分化为胸腺细胞。第10~12周时,胸腺的小叶状结构及皮质和髓质分界已渐明显,皮质分内、外两区,外皮质色浅,内皮质色深。胸腺小叶分隔不完整,相邻小叶的髓质在深部相互连接。血管和神经已到达分化中的髓质,巨噬细胞的前体也进入胸腺。这时,在胸腺分泌的激素样物质的作用下,CD2$^+$ T 细胞占胸腺总淋巴细胞的5%,T 细胞上绵羊红细胞受体数明显高于肝脏中 T 细胞上的受体数值。第12~15周时,胸腺淋巴细胞数量达到高峰,细胞有丝分裂活跃,胸腺细胞总数是第8~9周的30余倍,CD2$^+$ T 细胞占淋巴细胞总数的85%。从此时起,T 细胞在诱导剂的作用下开始迁移到周围淋巴器官,到第16周,几乎所有的周围淋巴器官均出现 T 淋巴细胞、B 淋巴细胞。第20周,胎儿胸腺发育成熟,此后逐渐长大,一直延续到青春期,而后退化。

第12~13周时,髓质内出现散在的胸腺小体。第17~20周,胸腺小体数量增多,体积大小不等,有的小体互相融合,小体内含细胞碎片、巨噬细胞及粒细胞等。第25周至足月,小体的外层细胞含角蛋白增多,细胞器不发达,中层细胞内细胞器丰富,张力丝较少,近中心部的细胞张力丝增多,小体中心的细胞发生透明变性,细胞核及细胞轮廓不清。

胎儿胸腺实质内除有不同发育阶段的胸腺细胞外,还可见几种细胞:胸腺上皮细胞、巨噬细胞、造血细胞、类肌细胞等。

胸腺的体积、重量随年龄增长有很大变化。胸腺体积和重量最大的时期是从新生儿直到15岁左右。胚胎第24周后,胸腺的重量呈直线上升,新生儿胸腺一般为10~15 g,出生后仍继续增长。至15岁左右,胸腺重量可达30~40 g。进入青春期以后,胸腺开始缓慢退化,皮质和髓质均逐渐减少,脂肪相对增多。60岁以后,胸腺内的淋巴成分已很少,上皮细胞有时变为索条状或管状,有的胸腺小体变成上皮性囊,小叶也不明显,有时出现纤维化。

三、胸腺的血液供应

若干小动脉由被膜和小叶间隔进入胸腺后,分支形成毛细血管,分布于皮质和髓质,在皮、髓质交界处汇成毛细血管后微静脉,此处的内皮由高内皮细胞构成,是淋巴细胞进出胸腺的重要通道。毛细血管后微静脉在髓质汇集成小静脉,经小叶间隔及被膜出胸腺。

四、胸腺的功能

(1)分泌多种胸腺激素,如胸腺素、胸腺生成素和胸腺体液因子等,它们均有促进胸腺细胞分化的作用。

(2)培育形成各类 T 细胞并向周围淋巴器官和淋巴组织输送,是周围淋巴器官正常发育和机体免疫功能所必需的器官。当 T 细胞已充分增殖发育,并已迁移到周围淋巴器官之后,胸腺功能即逐渐退化。

第四节 甲 状 腺

一、甲状腺的形态结构

甲状腺呈 H 形,分为左、右两侧叶,两侧叶通过峡部相连(图 7-13),峡部向上可伸出锥状叶。侧叶位于甲状软骨中部至第 6 气管软骨之间,峡部位于第 2～4 气管软骨环前方。甲状腺侧叶背面有上、下 2 对甲状旁腺(图 7-14)。

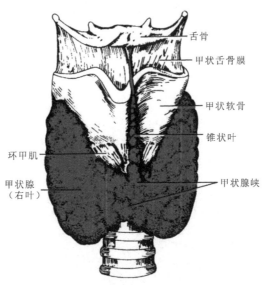

右侧标注(自上而下):舌骨、甲状舌骨膜、甲状软骨、锥状叶、甲状腺峡

左侧标注:环甲肌、甲状腺(右叶)

图 7-13　甲状腺模式图(前面)

气管前筋膜包绕甲状腺,形成甲状腺囊。致密结缔组织在甲状腺表面形成纤维膜,纤维膜伸入甲状腺实质,将甲状腺实质分隔成许多小叶。甲状腺囊发出纤维附着于气管和喉,固定甲状腺。因此,吞咽时甲状腺的位置可随着喉的位置改变而上下移动。甲状腺的血供极为丰富,至少由一对甲状腺上动脉和一对甲状腺下动脉供血,部

分人的甲状腺还有来自头臂干的甲状腺最下动脉供血。

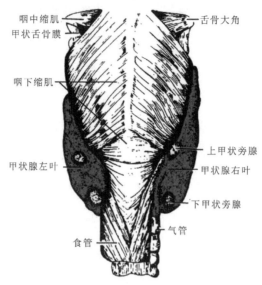

图 7-14　甲状腺模式图(后面)

甲状腺实质内含大量甲状腺滤泡和散在的滤泡旁细胞。甲状腺滤泡之间有丰富的有孔毛细血管网。

(一)甲状腺滤泡

大小不等,由滤泡上皮细胞围成(图 7-15),滤泡腔内充满均质状、嗜酸性的胶质。胶质是滤泡上皮细胞的分泌物,即碘化的甲状腺球蛋白。滤泡上皮通常是单层立方上皮,上皮的高度随着功能状态的不同而改变。功能活跃时,上皮呈低柱状;功能低下时,上皮呈扁平状。在电子显微镜下,滤泡上皮细胞游离面有微绒毛,胞质内含较丰富的粗面内质网、高尔基复合体和分泌颗粒。在促甲状腺激素的作用下,滤泡上皮细胞从胶质再摄入碘化甲状腺球蛋白,成为胶质小泡。胶质小泡与溶酶体融合,被水解酶分解,形成大量四碘甲腺原氨酸(T_4)和少量三碘甲腺原氨酸(T_3)。T_3 和 T_4 于滤泡上皮细胞基底部释放入血。甲状腺激素能促进机体的新陈代谢,提高神经兴奋性,促进骨骼和神经系统的生长发育。

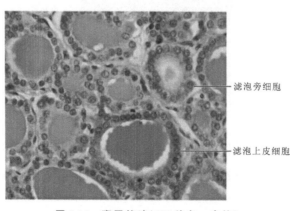

图 7-15　猴甲状腺(HE 染色　高倍)

(二)滤泡旁细胞

位于甲状腺滤泡之间或滤泡上皮细胞之间,散在或成群分布。细胞呈圆形或椭圆形,体积较大,核圆着色浅,胞质丰富,弱嗜碱性。电子显微镜下,可见分泌颗粒、粗面内质网和高尔基复合体、滤泡上皮细胞之间的滤泡旁细胞不与胶质接触。滤泡旁细胞主要分泌降钙素,促进成骨细胞的活动,使骨盐沉积于类骨质,并抑制胃肠道和肾小管吸收钙离子,使血钙浓度降低。

二、甲状腺的发生

甲状腺起源于内胚层,是胚胎内分泌腺中发生最早的腺体。胚胎第 4 周初在原始咽底正中处(相当于第 1 咽囊平面的奇结节尾端)的内胚层细胞增殖,向腹侧突出为甲状腺原基。它向尾端生长,末端分为两个芽突。约在胚胎第 4 周末,芽突继续向颈部生长,其根部借细长的甲状舌管与原始咽底壁相连。该细管在胚胎第 6 周开始萎缩退化,在舌根部留有一痕迹,称为舌盲孔。随着原基的进一步分化发育,左、右芽突的末端细胞增生,形成左、右两个细胞团,此后演变成为甲状腺的两个侧叶,其中间部称为峡部。至胚胎第 7 周时,甲状腺抵达其最后位置(图 7-16、图 7-17)后鳃体,部分后鳃体细胞迁至甲状腺内,分化为甲状腺滤泡旁细胞。也有人认为滤泡旁细胞来自神经嵴的外胚层细胞。

甲状腺原基的左、右两个芽突由盘曲的细胞索构成。胚胎第 10 周后,细胞索相继断裂,形成若干细胞团。之后,细胞之间出现间隙,间隙逐渐融合成一个大的空腔,于是细胞团变成了小滤泡。胚胎第 12 周后滤泡中开始出现胶体物质。胚胎第 13～14 周时,滤泡腔明显增大,腔内充满嗜酸性的胶样物质,滤泡上皮呈立方形,滤泡周围的结缔组织中有丰富的血管。在滤泡形成前上皮细胞即已具有聚碘能力,碘化过程则出现在滤泡细胞分化之后。胎儿甲状腺已有合成和分泌甲状腺素的能力,对胎儿发育起着重要作用,主要是促进胎儿骨骼和中枢神经系统的发育。

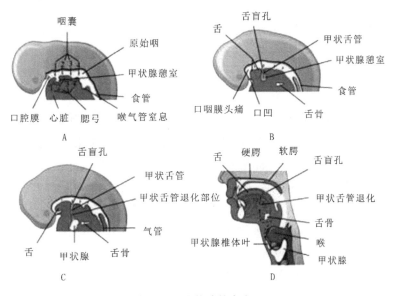

图 7-16　甲状腺的发生

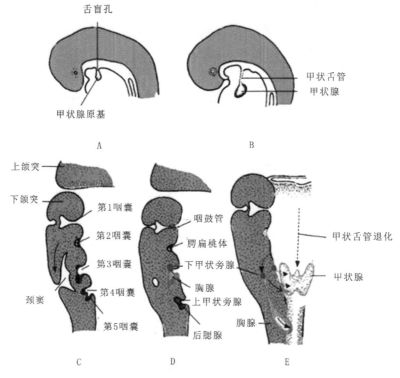

图 7-17　甲状腺与甲状旁腺的发生

三、甲状腺的先天畸形

（一）家族性甲状腺肿性功能低下症

由基因缺陷引起。患儿激素合成障碍，甲状腺素分泌少，故甲状腺功能低下。甲状腺素缺乏可反馈性地引起甲状腺滤泡增生、甲状腺肿大。

（二）甲状腺发育不全或缺如

多数患者可存在残余的甲状腺组织，内含少量已分化的滤泡，或仅见仍处于胚胎发育阶段的上皮细胞索。此畸形亦认为是遗传因素引起的，出生后即为克汀病。主要表现为身体矮小、智能低下。

（三）甲状舌管囊肿

早期甲状腺原基从咽底向尾侧生长，借细长的甲状舌管与原始咽底壁相连。在正常情况下，胚胎第 6 周此管萎缩退化。如果由于某种原因此管退化不全，则可在颈部正中甲状腺下降途径的任何部位残留形成甲状舌管囊肿。出生前后还可能发生囊肿穿孔，开口于皮肤或舌盲孔处，则为甲状舌管瘘。

（四）异位甲状腺和异位甲状腺组织

甲状腺向尾端下降过程中滞留，则形成异位甲状腺，常见于舌盲孔处的黏膜下、舌肌内、舌骨附近和胸部。若有部分甲状腺组织在迁移过程中滞留于异常部位，则形成异位甲状腺组织，可出现在喉、气管、心包等处。

第五节 甲 状 旁 腺

一、甲状旁腺的形态结构

甲状旁腺椭圆形,约黄豆大小,位于甲状腺侧叶的后面,通常是上、下两对甲状旁腺。上一对甲状旁腺的位置相对恒定,位于甲状腺侧叶的后面的中、上 1/3 交界处;下一对甲状旁腺位于侧叶后面的下部、甲状腺下动脉附近。甲状旁腺有时可埋入甲状腺实质内,因此,行甲状腺大部切除术时,要保留甲状腺侧叶的后部,避免将甲状旁腺一并切除。

腺细胞排列成索团状,腺细胞之间有丰富的有孔毛细血管网和少量结缔组织。腺细胞分主细胞和嗜酸性细胞两种。主细胞数量最多,呈多边形,HE 染色胞质着色浅(图 7-18),具有含氮激素分泌细胞的超微结构特点。主细胞分泌甲状旁腺激素,主要作用于骨细胞和破骨细胞,使骨盐溶解,并能促进肠及肾小管吸收钙离子,从而使血钙升高。嗜酸性细胞单个或成群存在于主细胞之间,比主细胞体积大,核较小,染色深,胞质所含密集的强嗜酸性颗粒为线粒体。嗜酸性细胞在 7 岁以后出现,功能尚不明。

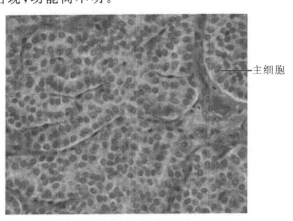

主细胞

图 7-18 猴甲状旁腺(HE 染色 高倍)

二、甲状旁腺的发生

上、下两对甲状旁腺原基出现于胚胎第 5 周。第 3 对咽囊的背侧壁细胞增生,形成细胞团,最初与胸腺原基相接,于胚胎第 7 周脱离咽壁随其腹侧胸腺下移而下降至甲状腺下端背侧,为下甲状旁腺。与此同时,第 4 咽囊背侧壁的细胞增生,并随甲状腺下移,附着在甲状腺的上端背侧,为上甲状旁腺,其移动距离较下甲状旁腺短。原来这两对原基起始部位的上、下关系,经迁移后发生了颠倒,其发育分化过程基本相同。胚胎前 3 个月,甲状旁腺发育缓慢。3 个月以后则迅速发育。

甲状旁腺原基细胞在胚胎第 7 周时迅速增殖,形成实心的结节状结构,细胞排列成索,其间有大而不规则的血窦和少量结缔组织。此期的甲状旁腺细胞较大,胞质弱嗜酸性,称为原始细胞。至妊娠中期才分化为各型细胞。在胚胎3～4个月,腺体明显增大,出现大而核染色深的细胞,即分泌甲状旁腺激素的主细胞。电镜观察显示,妊娠5～6个月的胎儿,其甲状旁腺实质仅由主细胞构成,其胞质内有丰富的粗面内质网、线粒体,高尔基复合体发达。处于分泌期的主细胞还含有分泌颗粒,而处于休止期的主细胞,各种细胞器少,胞质着色浅。未见在成年人所见到的嗜酸性细胞。

胎儿期的甲状旁腺已出现功能活动,它与滤泡旁细胞分泌的降钙素相互协调,调节胎儿的骨发育平衡。雌激素可抑制骨组织对甲状旁腺素的反应。肾上腺分泌的皮质醇可促进甲状旁腺素的分泌,对胎儿体内钙的代谢起调节作用。

三、甲状旁腺的先天畸形

(一)甲状旁腺异位

一般情况下,上甲状旁腺的位置较为恒定,而下甲状旁腺的位置变化甚大,它可定位在下降路途中的任何部位,约有10%异位。下甲状旁腺可附着在胸腺组织表面,甚至包裹在胸腺内,也可埋于甲状腺内,还可位于胸骨后,或气管食管沟内,或食管后。

(二)甲状旁腺数目的变异

在甲状旁腺迁移过程中,往往有小块组织游离出来,形成多达8～12个或更多的额外甲状旁腺。

(三)甲状旁腺功能低下

甲状旁腺功能亢进的妊娠妇女,其胎儿受母体高血钙的影响,甲状旁腺的发育和成熟受到抑制,形成甲状旁腺功能低下。

(四)特发性家族性甲状旁腺功能低下症

特发性家族性甲状旁腺功能低下症是一种X性联隐性遗传或常染色体隐性遗传性缺陷,50%有家族史,多幼年发病。常在白色念珠菌感染后显现甲状旁腺功能低下,故又名多发性内分泌腺自身免疫白色念珠菌病综合征。血清中往往有抗甲状旁腺抗体。

(五)迪格奥尔格综合征

第3、4对咽囊发育不良致使甲状旁腺和胸腺未能正常发育分化,其主要表现是甲状旁腺功能低下引起的低血钙和胸腺功能低下引起的免疫功能低下。常伴有其他畸形,如眼间距宽、耳位低、小颌等,某些患者还伴有法洛四联症等先天性心血管畸形。

(六)假性甲状旁腺功能低下症

假性甲状旁腺功能低下症是一种常染色体或X性联遗传缺陷。靶组织(如骨和肾)对甲状旁腺素不敏感致使甲状旁腺代偿性增生。此症往往伴有躯体发育畸形,如侏儒、指骨和掌骨粗短、软组织钙化等。

第六节 肾 上 腺

一、肾上腺的形态结构

左侧肾上腺较大,近似半月形,右侧肾上腺稍小呈锥体形。肾上腺血供丰富,由膈下动脉、腹主动脉和肾动脉的分支供血。肾上腺有丰富的交感神经分布。

肾上腺表面包以结缔组织被膜,实质约 80% 为皮质,余为髓质,腺细胞间有丰富的窦状毛细血管网。

(一)皮质

皮质由外向内可分为球状带、束状带和网状带(图 7-19)。

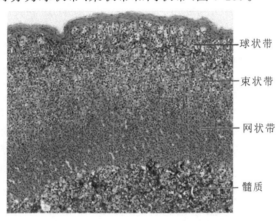

图 7-19　人肾上腺(HE 染色　高倍)

1.球状带

较薄,位于被膜的下方,腺细胞聚集成球团状,细胞较小,呈锥形,胞质含少量脂滴。球状带细胞分泌盐皮质激素,主要是醛固酮,能促进肾远曲小管和集合小管重吸收 Na^+ 及排出 K^+,使血 Na^+ 浓度升高。球状带细胞的功能活动受肾素-血管紧张素系统的调节。

2.束状带

最厚,位于球状带的深层。细胞较大,呈多边形,排列成单行或双行细胞索,胞质内含大量脂滴,呈泡沫状。束状带细胞分泌糖皮质激素,在机体处于应激状态时能提高血糖水平以保持正常的大脑功能,并能促进机体的其他器官利用脂肪和氨基酸获得能量。大量的糖皮质激素有抗炎和抑制免疫应答等作用。束状带细胞的功能活动受腺垂体分泌的促肾上腺皮质激素的调节。

3.网状带

位于束状带深层,与髓质相邻。细胞排列成索,并相互吻合成网,胞质呈嗜酸性,内含较多脂褐素和少量脂滴,主要分泌雄激素、少量雌激素和糖皮质激素。网状带细胞的功能活动也受促肾上腺皮质激素的调节。

(二)髓质

主要由排列成索或团的嗜铬细胞组成,其间为丰富的窦状毛细血管和少量结缔组织,髓质中央有中央静脉。嗜铬细胞呈多边形、核圆色浅,因用含铬盐的固定液固定样本,胞质内可见含黄褐色的嗜铬颗粒。髓质内还有少量散在的交感神经节细胞。在电子显微镜下,根据分泌颗粒的特点,嗜铬细胞分为数量多的肾上腺素细胞和数量较少的去甲肾上腺素细胞,分别分泌肾上腺素和去甲肾上腺素。肾上腺素细胞内的分泌颗粒核芯电子密度较低,去甲肾上腺素细胞内的分泌颗粒核芯电子密度高,并呈偏心位。髓质细胞的功能活动受交感神经节前纤维的调控。肾上腺素具有使心肌收缩力加强、心排血量增多,扩张冠状动脉和骨骼肌血管,松弛支气管平滑肌等作用。去甲肾上腺素可使心率加快,外周小血管广泛收缩,血压增高。髓质毛细血管中含大量的皮质激素,其中糖皮质激素可增强 N-甲基转移酶的活性,使去甲肾上腺素甲基化形成肾上腺素。

二、肾上腺的发生

(一)肾上腺皮质的发生

胚胎第 4 周时,生殖嵴和肠背系膜之间的腹膜上皮增厚,并向下方伸展形成索状结构。上皮索之间有丰富的血管,称为原发性皮质。胚胎第 5 周时,皮质的细胞由较大的嗜酸性细胞组成,细胞的核大而清楚。电镜观察发现滑面内质网发达,线粒体多,并有核糖体,组织化学显示含有与甾体激素合成有关的酶。胚胎第 7 周时,腹膜上皮又产生新的体积较小的嗜碱性细胞,该类细胞沿原发性皮质增生扩展,形成继发性皮质。用特殊染色可在继发性皮质细胞内发现大量脂肪内含物。组织化学显示含有与甾体激素合成有关的酶,但其量不及原发性皮质内多,出现时间亦较晚(第 32~33 周)。电镜观察,继发性皮质细胞内滑面内质网发达,有许多游离核糖体及少量线粒体。

在新生儿的肾上腺皮质内,原发性皮质与继发性皮质之间有很薄的中间区域。出生后不久,原发性皮质退化,皮质细胞的细胞核固缩,细胞质有脂肪变性。生后 1 周内,此种变化最为明显,变性细胞最终为巨噬细胞所吞噬。1 周后,退化过程减慢,继发性皮质扩展,开始出现分带。束状带于胚胎第 2 周时即开始形成,球状带则于第 2 个月开始出现,网状带出现较迟。第 3 个月时可观察到典型的皮质分带。

原发性皮质仅存在于胚胎时期,它分泌的激素可促使肺泡表面活性物质的形成和肝及心肌储存糖原并抑制胸腺的发育。

胚胎时期的肾上腺皮质球状带不发达,腺细胞也较小。成人的球状带分泌醛固酮以调节电解质的平衡,胚胎时期此功能由胎盘来完成,所以肾上腺发育不良的胚胎,在出生以前,电解质平衡是正常的。胚胎时,通过原发性皮质与胎盘所含酶的协同作用,产生雄激素与雌激素(主要是雌三醇),由母尿中排出。

胚胎时期的肾上腺整体体积相对较大。第 2 个月初为肾脏的 2 倍,第 3 个月时与肾脏等大,第 6 个月时与成年人者等大。在出生后的头几个星期内,肾上腺体积明显缩小,至性成熟时,又增长到出生时的大小。胚胎时期肾上腺原发性皮质特别发达,或许是胚胎垂体所分泌的促肾上腺皮质激素(ACTH)所致。胎盘分泌的促性腺激素对于 ACTH 的合成与释放具有调节作用,可抑制胚胎肾上腺皮质激素的合成,或者加速皮质酮的分解。没有垂体的无脑儿,其肾上腺也萎缩。

(二)肾上腺髓质的发生

肾上腺髓质的发生较皮质稍晚,胚胎第 6 周时,从邻近的交感神经节取道腹腔神经丛迁移出来的神经嵴细胞逐渐移向皮质内侧,不久迁入皮质的中央而形成肾上腺髓质。最初这些细胞混杂在皮质细胞之间,随后在肾上腺中央部分形成细胞群(图 7-20)。与肾上腺皮质相接触的神经嵴细胞分化为嗜铬细胞。细胞核的体积增大,细胞质的量增加。胚胎时期,肾上腺髓质仅分泌去甲肾上腺素。至妊娠末期,去甲肾上腺素甲基化而成为肾上腺素。

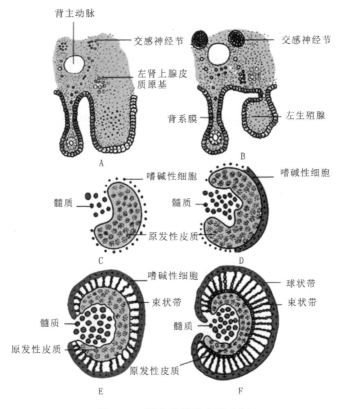

图 7-20　肾上腺的发生模式图

(三)肾上腺血液循环的建立

肾上腺的血液循环在胚胎早期已经建立。肾上腺动脉来自降主动脉,腺体内的血窦于第 2 个月时通入大循环。肾上腺静脉通往节间静脉,最后汇入后主静脉与下主静脉,这些静脉逐渐退化。胚胎第 60 天时,每个肾上腺有 3 支主要静脉汇集成一支离开腺体。

(四)副神经节

所谓副神经节包括一些广泛分布的嗜铬细胞群,与肾上腺髓质细胞相似并与交感神经节相联系,多位于腹膜后方。

(五)肾上腺的先天畸形

1.肾上腺发育不全

多见于无脑儿,由于下丘脑未发育或垂体缺如,无 ACTH 分泌,造成原发性皮质退化。

2.肾上腺性征综合征

由先天性肾上腺皮质增生所致,其核染色体组型为 46,XX,卵巢发育良好,但肾上腺产生过多的雄激素,从而引起不同程度的男性化变化。其外生殖器男性化,如阴蒂肥大、左右大阴唇部分合并等,是儿童半阴阳中常见的类型,约占外生殖器性别不清的 50%。

3.先天性肾上腺皮质增生

先天性肾上腺皮质增生是一组先天性常染色体隐性遗传病,包括各种类固醇激素合成酶缺陷,常见 21-羟化酶缺如,占 90% 以上,较少的是 17-羟化酶和 11-羟化酶缺如。因此不仅涉及肾上腺皮质激素,还影响了性激素的合成,皮质醇、醛固酮、睾酮和雌激素等往往生成不足,使男、女均表现为假两性畸形。

4.副肾上腺

多位于主肾上腺附近。多数为仅有皮质而无髓质,称为副皮质团块,少数只发生副髓质团块。有时可出现在女性阔韧带,男性可随睾丸降至阴囊内。

5.肾上腺并合

胚胎时期左、右肾融合而使肾上腺并合。

6.肾上腺异位

可出现在肾被膜下方或其他部位。

第七节　生　殖　腺

一、生殖腺的形态结构

(一)睾丸

睾丸呈椭圆形,位于阴囊内,左、右各一。睾丸前缘游离,后缘有血管、淋巴管和神经出入,并与附睾体、附睾尾和输精管相邻。睾丸上端有附睾头附着,下端游离。睾丸被白膜包裹。白膜在睾丸后缘增厚形成睾丸纵隔。睾丸纵隔的结缔组织伸入睾丸实质内将其分成许多小叶。每个小叶内有 1~4 条弯曲成袢状的生精小管,生精小管在近睾丸纵隔处变为短而直的直精小管。直精小管进入睾丸纵隔的结缔组织后相互吻合成裂隙状的睾丸网(图 7-21)。生精小管之间的疏松结缔组织内含具有内分泌功能的睾丸间质细胞。

生精小管主要由生精上皮构成,上皮基膜外侧有肌样细胞。生精上皮由支持细胞和生精细胞组成。青春期开始,自生精小管的基底面至管腔面依次排列的生精细胞是精原细胞、初级精母细胞、次级精母细胞、精子细胞和精子。从精原细胞增殖分化到形成精子的过程称精子发生,经历了精原细胞的增殖、精母细胞的减数分裂和精子形成3个阶段。支持细胞又称 Sertoli 细胞,形态不规则,光镜下其轮廓不清。相邻支持细胞侧突在精原细胞的腔侧形成的紧密连接,是血-睾屏障最重要的结构,该屏障一方面可阻止某些大分子物质自由进出生精上皮,确保生精细胞有一个稳定发育的微环境,另一方面还能防止精子抗原物质逸出到生精小管外,以免发生自体免疫应答。

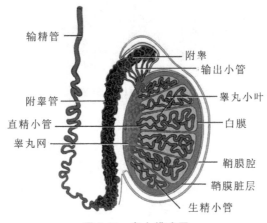

图 7-21　睾丸模式图

睾丸间质细胞又称 Leydig 细胞,位于生精小管之间富含血管和淋巴管的疏松结缔组织内。睾丸间质细胞呈圆形或多边形,核圆居中,着色浅,胞质嗜酸性、泡沫状(图 7-22),具有类固醇激素分泌细胞的超微结构特征。从青春期开始,睾丸间质细胞在间质细胞刺激素的作用下,分泌雄激素。雄激素可促进精子发生和促进男性生殖器官的发育、维持正常的性功能和男性第二性征。

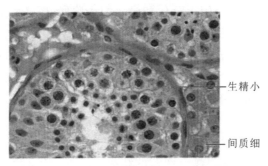

图 7-22　人睾丸间质细胞(HE染色　高倍)

(二)卵巢

卵巢左、右各一,位于盆腔的卵巢窝内。卵巢呈扁卵圆形,卵巢的前缘有血管、神经和淋巴管出入,称卵巢门,其内有门细胞,可以分泌雄激素。

卵巢表面是单层扁平上皮或单层立方上皮。上皮下是薄层的致密结缔组织构成的白膜。被膜下是皮质,自青春期开始,皮质内由不同发育阶段的卵泡、黄体和它们的衍生物及结缔组织构成(图7-23)。髓质位于中央,范围较小,由疏松结缔组织构成,含较多的弹性纤维和较大的血管。

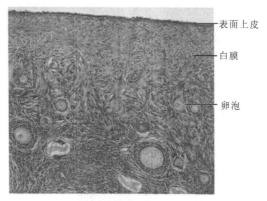

图7-23　兔卵巢皮质(HE染色　低倍)

青春期前,卵巢皮质内的卵泡是原始卵泡。自青春期开始,在垂体产生的卵泡刺激激素的作用下,原始卵泡发育,在卵巢皮质内出现初级卵泡、次级卵泡和成熟卵泡。在黄体生成素的作用下,成熟卵泡破裂,次级卵母细胞从卵巢排出,称排卵。排卵后,成熟卵泡在卵巢内的残留结构和其周围的组织在黄体生成素的作用下分化形成黄体。

次级卵泡、排卵前的成熟卵泡分泌雌激素,黄体分泌雌激素和孕激素,妊娠黄体还可分泌松弛素。雌激素有促进卵泡的发育、促进子宫内膜增生、女性生殖器官的生长发育并维持它们的功能和女性第二性征等作用。孕激素有促进子宫内膜的增生并出现分泌期的改变、抑制子宫平滑肌的收缩等作用。松弛素使子宫平滑肌松弛,有利于妊娠。

二、生殖腺的发生

生殖腺由生殖腺嵴表面的体腔上皮、上皮下的间充质和原始生殖细胞发育形成。胚胎期,两性生殖腺的发育经历未分化和分化两个阶段(图7-24)。

(一)未分化生殖腺的发生

第5周时,生殖腺嵴的表面体腔上皮细胞增生,并进入其下方间充质形成许多细胞条索,即初级性索的形成。原始生殖细胞起源于卵黄囊顶部近尿囊处的内胚层细胞。第6周,原始生殖细胞沿肠背系膜迁移至初级性索内。此时的生殖腺无性别特征,称未分化生殖腺。

(二)睾丸的发生

生殖腺的分化是多种基因综合调控的结果。其中,Y染色体的短臂上的Y性别决定区是决定睾丸发生的主要基因。在 *SRY* 基因产物睾丸决定因子的影响下,初级性索与体腔上皮分离,逐渐分化形成生精小管、直精小管和睾丸网。初级性索的细胞分化形成支持细胞,原始生殖细胞增殖分化为精原细胞,间充质细胞分化成睾丸间质细胞。胚胎时期的生精小管是实心的,约在近青春期小管腔出现。睾丸最初位于腹腔上部,借系膜与后腹壁相连,在睾丸下端和阴囊之间有一条中胚层形成的引带,随着胚体的生长引带相对缩短,引导睾丸下降。睾丸在经过腹股沟管时,腹膜向阴囊方向形成睾丸鞘突,包在睾丸周围。约在胚胎 7 个月时睾丸到达阴囊。若出生后 5 个月内睾丸未降至阴囊,即为隐睾。隐睾可发生在单侧或双侧,由于腹腔的温度高于阴囊,影响精子的发生,可造成男性不育。

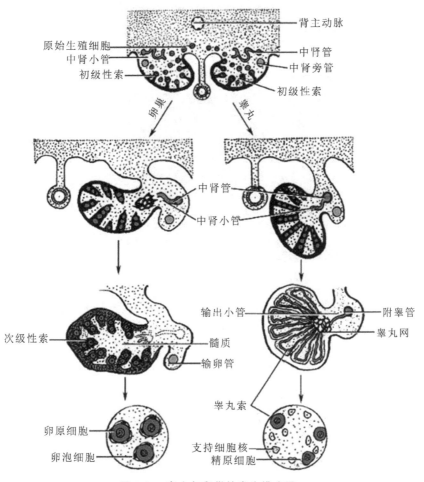

图 7-24　睾丸与卵巢的发生模式图

(三)卵巢的发生

若体细胞及原始生殖细胞无 Y 染色体,未分化生殖腺则自然发育为卵巢。初级性索退化,体腔上皮再次增生并向间充质伸入形成次级性索。次级性索与上皮分离,体腔上皮下的间充质分化为白膜。次级性索断裂形成卵泡,其中央为原始生殖细胞分化而成的卵原细胞,周围为次级性索分化形成卵泡细胞。出生前,卵原细胞分裂、分化形成初级卵母细胞,初级卵母细胞停留在第 1 次成熟分裂前期。由初级卵母细胞及周围的单层扁平状的卵泡细胞构成原始卵泡。卵巢的下端与阴唇阴囊隆起之间有由中胚层分化的卵巢引带,引导卵巢进入盆腔。在卵巢下降途中,遗留卵巢组织,形成附属卵巢组织;也可发生下降不全或错降的情况。

第八节　胰　　岛

胰腺被结缔组织分隔成许多界限不清的小叶。胰腺的实质由外分泌部和内分泌部组成,外分泌部是纯浆液性腺,内分泌部又称胰岛。胰腺分胰头、胰颈、胰体和胰尾,胰腺各部均有胰岛分布,其中以胰尾的胰岛较多。胰岛是由多种内分泌细胞组成的球形细胞团,散在分布于胰腺外分泌腺泡之间(图 7-25),占胰腺总体积的 1%。

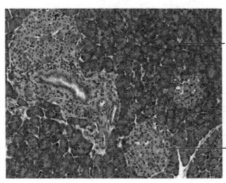

　　　　　　　　　　　　　　　　　　　　　　　——外分泌腺泡

　　　　　　　　　　　　　　　　　　　　　　　——胰岛

图 7-25　豚鼠胰腺(HE 染色　低倍)

一、胰岛的形态结构

胰岛大小不等,体积大的由几百个胰岛细胞组成,体积小的由几个胰岛细胞组成,外分泌部导管和腺泡上皮内有散在分布的胰岛内分泌细胞。胰岛细胞着色浅淡,排成团索状,其间有丰富的有孔毛细血管网。胰岛毛细血管汇集成数条微静脉出岛,并与腺泡周围的毛细血管相通。以此,高浓度的胰岛激素可以影响胰腺外分泌部的活动。

胰岛有 A 细胞、B 细胞、D 细胞、PP 细胞、D1 细胞等多种内分泌细胞,在 HE 染色切片中不易区分细胞的种类。应用特殊染色、免疫组织化学或电子显微镜可以分辨胰岛细胞的类型。

(一)A 细胞

约占胰岛细胞总数的 20%,体积较大,主要分布在胰岛的周边。电镜下可见中等大小的、圆形或卵圆形的分泌颗粒,分泌颗粒有圆形的致密芯,芯偏于一侧,芯和界膜之间有新月形的间隙。A 细胞分泌高血糖素,能促进肝糖原分解为葡萄糖,使血糖升高。

(二)B 细胞

约占胰岛细胞总数的 75%,体积小,主要分布在胰岛的中央。电镜下可见大小不等、圆形的分泌颗粒,分泌颗粒内有不规则形态的致密芯,芯和界膜之间有较宽的间隙。B 细胞分泌胰岛素,主要促进肝细胞、脂肪细胞和肌细胞等合成糖原或转化为脂肪贮存,使血糖降低。

(三)D 细胞

约占胰岛细胞总数的 5%,分布在 A 细胞、B 细胞之间。电镜下可见较大的、圆形分泌颗粒,颗粒芯紧贴界膜,和界膜之间没有明显的间隙。D细胞分泌生长抑素,以旁分泌方式作用于邻近的A细胞、B细胞或PP细胞,调节这些细胞的分泌活动。

(四)PP细胞

数目少,主要在胰腺钩突部的胰岛周边,也可散在分布于导管上皮和腺泡上皮内。电镜下可见较小的、大小不等、圆形的分泌颗粒,颗粒芯和界膜之间有狭窄而清亮的间隙。PP细胞分泌胰多肽,具有抑制胃肠运动、抑制胰液分泌及减弱胆囊收缩等作用。

(五)D1细胞

数目极少,主要位于胰岛的周边。电镜下可见细小的、圆形或不规则形的分泌颗粒,颗粒芯和界膜之间无间隙。D1细胞分泌的血管活性肠肽(vasoactive intestinal peptide,VIP)。VIP是一种神经递质,其作用广泛,如舒张血管、降低血压、刺激胰液和小肠液的分泌、刺激胰岛素的分泌、抑制胃酸的分泌、舒张胃肠道平滑肌。

二、胰岛的发生

胰岛与胰腺的外分泌部有着共同的来源。胚胎第4周,原始消化管的前肠末端背侧内胚层增生,向外突出形成背胰芽,在肝憩室的尾缘的内胚层增生,向外突出形成腹胰芽(图7-26),它们将分别形成腹胰和背胰。随后,腹胰和背胰合并形成一个胰腺。腹胰形成胰头下部和钩突,背胰形成胰头上部、胰颈、胰体和胰尾。在发育过程中,胰芽反复分支形成各级导管和导管末端的腺泡。胰岛细胞的分化早于外分泌腺泡的分化。部分胰导管上皮细胞向周围间充质增殖,并脱离导管,形成细胞团,并分化形成胰岛。胚胎第10周以后胰岛内依次可以观察到A细胞、D细胞、B细胞,B细胞出现较晚。26周以后出现D1细胞和PP细胞。约胚胎第5个月,胰岛细胞开始分泌激素。资料显示,成体胰外分泌导管上皮及胰岛内保留有干细胞,体外可以诱导骨髓间充质干细胞、神经干细胞、肝脏干细胞和胚胎干细胞分化形成具有胰岛内分泌功能的细胞。

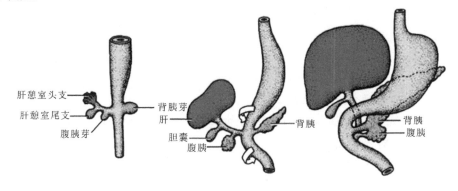

图7-26 胰腺的发生模式图

第八章

常见内分泌系统疾病

第一节 糖 尿 病

一、糖尿病的分型

糖尿病的分型是依据糖尿病的临床表现、病理生理及病因的认识而建立的综合分型。目前国际上通用的是 WHO 糖尿病专家委员会提出的分型标准。

(一)T1DM

该型又分免疫介导性(1A 型)和特发性(1B 型)。前者占绝大多数,为自身免疫性疾病,可能是有遗传易感性的个体在某些外在环境因素的作用下,机体发生了针对胰岛 β 细胞的自身免疫,导致胰岛 β 细胞破坏,胰岛素分泌减少。血中可发现针对胰岛 β 细胞的特异性抗体。后者发病临床表现与 1A 型相似,但无自身免疫证据。

(二)T2DM

其发病虽然与遗传因素有一定的关系,但环境因素,尤其生活方式起着主导作用。大部分发病从以胰岛素抵抗为主伴胰岛素进行性分泌不足,进展到以胰岛素分泌不足为主伴胰岛素抵抗。

(三)其他特殊类型糖尿病

其他特殊类型糖尿病病因学相对明确。

1.胰岛 β 细胞功能基因缺陷

青少年发病的成人型糖尿病(maturity-onset diabetes of the young,MODY);②线粒体基因突变糖尿病;③其他。

2.胰岛素作用基因缺陷

A 型胰岛素抵抗综合征、多诺霍综合征、Rabson-Mendenhall 综合征、脂肪萎缩型糖尿病等。

3.胰腺疾病和胰腺外伤或手术切除

胰腺炎、创伤、胰腺切除术、胰腺肿瘤、胰腺囊性纤维化病、血色病、纤维钙化性胰腺病等。

4.内分泌疾病

肢端肥大症、库欣综合征、胰高血糖素瘤、嗜铬细胞瘤、甲状腺功能亢进症、生长抑素瘤、醛固酮腺瘤及其他。

5.药物或化学品所致糖尿病

vacor(N-3 吡啶甲基 N-P 硝基苯尿素)、喷他脒、烟酸、糖皮质激素、甲状腺激素、二氮嗪、β-肾上腺素能激动剂、噻嗪类利尿剂、苯妥英钠、α 干扰素等。

6.感染

先天性风疹、巨细胞病毒感染及其他。

7.不常见的免疫介导性糖尿病

僵人综合征、抗胰岛素受体抗体等。

8.其他与糖尿病相关的遗传综合征

Down 综合征、Klinefelter 综合征、Turner 综合征、Wolfram 综合征、Friedreich 共济失调、Huntington 舞蹈病、Laurence-Moon-Beidel 综合征、强直性肌营养不良、卟啉病、Prader-Willi 综合征等。

(四)妊娠期糖尿病(gestational diabetes mellitus,GDM)

GDM 指妊娠期间发生的糖尿病。不包括孕前已诊断或已患糖尿病的患者,后者称为糖尿病合并妊娠。

糖尿病患者中 T2DM 最多见,占 90%～95%。T1DM 在亚洲较少见,但在某些国家和地区则发病率较高。我国 T1DM 占糖尿病的比例＜5%。

二、糖尿病的病因、发病机制和自然史

糖尿病的病因和发病机制较复杂,至今未完全阐明。不同类型的其病因不尽相同,即使在同一类型中也存在着异质性。总的来说,遗传因素及环境因素共同参与其发病。胰岛素由胰岛 β 细胞合成和分泌,经血液循环到达体内各组织器官的靶细胞,与特异受体结合并引发细胞内物质代谢效应,这过程中任何一个环节发生异常均可导致糖尿病。

T2DM 在自然进程中,不论其病因如何,都会经历几个阶段:患者已存在糖尿病相关的病理生理改变(如胰岛素抵抗、胰岛 β 细胞功能缺陷)相当长时间,但糖耐量仍正常。随病情进展首先出现糖调节受损(impaired glucose regulation,IGR),包括空腹血糖受损(impaired fasting glucose,IFG)和糖耐量减低(impaired glucose tolerance,IGT),两者可分别或同时存在。IGR 代表了正常葡萄糖稳态和糖尿病高血糖之间的中间代谢状态。其中 IGT 预测发展为糖尿病有更高的敏感性,每年有 1.5%～10.0% 的 IGT 患者进展为 T2DM。在大多数情况下,IGR 是糖尿病自然病程中的一部分,最后进展至糖尿病。糖尿病早期,部分患者可通过饮食控制、运动、减肥等使血糖得到控制,多数患者则需在此基础上使用口服降糖药使血糖达理想控制,但不需要用胰岛素治疗;随病情进展,β 细胞分泌胰岛素功能进行性下降,患者需应用胰岛素帮助控制高血糖,但不依赖外源胰岛素维持生命;随胰岛细胞破坏进一步加重,至胰岛 β 细胞功能完全衰竭时,则需要外源胰岛素维持生命。由于部分 T2DM 患者

发病隐匿,至发现时β细胞功能已严重损害、血糖很高,这类患者急需应用胰岛素帮助控制高血糖。

(一)T1DM

T1DM绝大多数是自身免疫性疾病,遗传因素和环境因素共同参与其发病。某些外界因素(如病毒感染、化学毒物和饮食等)作用于有遗传易感性的个体,激活T淋巴细胞介导的一系列自身免疫反应,引起选择性胰岛β细胞破坏和功能衰竭,使体内胰岛素分泌不足进行性加重,最终导致糖尿病。

1.遗传因素

在同卵双生子中T1DM同病率达30%～40%,提示遗传因素在T1DM发病中起重要作用。T1DM遗传易感性涉及多个基因,包括HLA基因和非HLA基因,现还未被完全识别。已知位于6号染色体短臂的HLA基因为主效基因,其他为次效基因。HLA-I、II类分子参与了CD4$^+$T淋巴细胞及CD8$^+$杀伤T淋巴细胞的免疫耐受,从而参与了T1DM的发病。

总而言之,T1DM存在着遗传异质性,遗传背景不同的亚型其病因及临床表现不尽相同。

2.环境因素

(1)病毒感染:据报道,与T1DM发病有关的病毒包括风疹病毒、腮腺炎病毒、柯萨奇病毒、脑心肌炎病毒和巨细胞病毒等。病毒感染可直接损伤β细胞,迅速、大量破坏β细胞或使细胞发生慢性损伤、数量逐渐减少。病毒感染还可损伤β细胞而暴露其抗原成分,从而触发自身免疫反应,现认为这是病毒感染导致β细胞损伤的主要机制。最近,基于T1DM动物模型的研究发现胃肠道中微生物失衡也可能与该病的发生有关。

(2)化学毒物和饮食因素:链脲佐菌素和四氧嘧啶糖尿病动物模型及灭鼠剂吡甲硝苯脲造成的人类糖尿病属于非免疫介导性β细胞破坏(急性损伤)或免疫介导性β细胞破坏(小剂量、慢性损伤)。而过早接触牛奶或谷类蛋白,T1DM发病机会增大,可能与肠道免疫失衡有关。

3.自身免疫

许多证据支持T1DM为自身免疫性疾病:①遗传易感性与HLA区域密切相关,而HLA区域与免疫调节及自身免疫性疾病的发生有密切关系;②常伴发其他自身免疫性疾病,如桥本甲状腺炎、艾迪生病等;③早期病理改变为胰岛炎,表现为淋巴细胞浸润;④已发现近90%新诊断的T1DM患者血清中存在针对β细胞的单株抗体;⑤动物研究表明,免疫抑制治疗可预防小剂量链脲佐菌素所致的动物糖尿病。

(1)体液免疫:已发现90%新诊断的T1DM患者血清中存在针对β细胞的抗体,比较重要的有多株胰岛细胞抗体(ICA)、胰岛素抗体(IAA)、谷氨酸脱羧酶抗体(GADA)、蛋白质酪氨酸磷酸酶样蛋白抗体、锌转蛋白8抗体等。胰岛细胞自身抗体检测可预测T1DM的发病及确定高危人群,并可协助糖尿病分型及指导治疗。

(2)细胞免疫:目前认为细胞免疫异常在T1DM发病中起更重要作用。细胞免疫失调表现为致病性和保护性T淋巴细胞比例失衡及其所分泌的细胞因子或其他递质相互作用紊乱,一般认为发病经历 3 个阶段:①免疫系统被激活;②免疫细胞释放各种细胞因子;③在激活的 T 淋巴细胞和各种细胞因子的作用下,胰岛 β 细胞受到直接或间接的高度特异性的自身免疫性攻击,导致胰岛炎和 β 细胞破坏。

(二)T2DM

T2DM 也是由遗传因素和环境因素共同作用而形成的多基因遗传性复杂病,是一组异质性疾病。目前对 T2DM 的病因和发病机制仍然认识不足,但环境因素扮演着重要角色。

1.遗传因素与环境因素

同卵双生子中 T2DM 的同病率接近 100%,但起病和病情进程受环境因素的影响而变异甚大。其遗传特点:①参与发病的基因很多,分别影响糖代谢有关过程中的某个中间环节;②每个基因参与发病的程度不等,大多数为次效基因,可能有个别为主效基因;③每个基因只是赋予个体某种程度的易感性,并不足以致病,也不一定是致病所必需;④多基因异常的总效应形成遗传易感性。现有资料显示主要影响 β 细胞功能的是遗传因素。

环境因素包括增龄、现代生活方式、营养过剩、体力活动不足、子宫内环境及应激、化学毒物等。在遗传因素和上述环境因素共同作用下引起的肥胖,特别是中心性肥胖,与胰岛素抵抗和 T2DM 的发生密切相关。近几十年糖尿病发病率的急剧增高难以用遗传因素解释,以营养过剩和运动减少为主要参与因素的生活方式改变起着更为重要的作用。

2.胰岛素抵抗和 β 细胞功能缺陷

组织(特别是骨骼肌和肝脏)胰岛素抵抗和 β 细胞功能缺陷是 T2DM 发病的两个主要环节。不同个体其胰岛素抵抗和胰岛素分泌缺陷在发病中的重要性不同,在同一患者疾病进程中两者的相对重要性也可能发生变化。在存在胰岛素抵抗的情况下,如果 β 细胞能代偿性增加胰岛素分泌,则可维持血糖正常;当 β 细胞功能无法代偿胰岛素抵抗时,就会发生 T2DM。

(1)胰岛素抵抗:胰岛素降低血糖的主要机制包括抑制肝脏产生葡萄糖、刺激内脏组织(如肝脏)对葡萄糖的摄取及促进外周组织(骨骼肌、脂肪)对葡萄糖的利用。胰岛素抵抗指胰岛素作用的靶器官(主要是肝脏、肌肉和脂肪组织)对胰岛素作用的敏感性降低。

胰岛素抵抗是 T2DM 的重要特征,现认为可能是多数 T2DM 发病的始发因素,且产生胰岛素抵抗的遗传背景也会影响 β 细胞对胰岛素抵抗的代偿能力。但胰岛素抵抗的发生机制至今尚未阐明。目前主要有脂质超载和炎症两种论点:脂质过度负荷增多致血液循环中游离脂肪酸(FFA)及其代谢产物水平增高及在非脂肪细胞(主要是肌细胞、肝细胞、胰岛 β 细胞)内沉积,抑制胰岛素信号转导;增大的脂肪细胞吸引巨噬细胞,分泌炎症性信号分子(如 TNF-α、抗胰岛素蛋白、IL-6 等),通过 Jun 氨基端激酶阻断骨骼肌内的胰岛素信号转导。

(2)β 细胞功能缺陷:β 细胞功能缺陷在 T2DM 的发病中起关键作用,β 细胞对胰岛素抵抗的失代偿是导致 T2DM 发病的最后环节。现已证明从糖耐量正常到 IGT

到 T2DM 的进程中,β细胞功能呈进行性下降,T2DM 诊断时其β细胞功能已降低约 50%。

T2DM β细胞功能缺陷主要表现如下。①胰岛素分泌量的缺陷:T2DM 早期空腹胰岛素水平正常或升高,葡萄糖刺激后胰岛素分泌代偿性增多(但相对于血糖水平而言胰岛素分泌仍是不足的);随着疾病的进展和空腹血糖浓度增高,基础胰岛素分泌不再增加,甚至逐渐降低,而葡萄糖刺激后胰岛素分泌缺陷更明显。患者一般先出现对葡萄糖刺激反应缺陷,对非葡萄糖的刺激(如氨基酸、胰高糖素、化学药物等)尚有反应;至疾病后期胰岛β细胞衰竭时,则对葡萄糖和非葡萄糖的刺激反应均丧失。②胰岛素分泌模式异常:静脉注射葡萄糖后(IVGTT 或高糖钳夹试验)第一时相胰岛素分泌减弱或消失;口服葡萄糖胰岛素释放试验中早时相胰岛素分泌延迟、减弱或消失;疾病早期第二时相(或晚时相)胰岛素分泌呈代偿性升高及峰值后移;当病情进一步发展则第二时相(或晚时相)胰岛素分泌也渐减,且对葡萄糖和非葡萄糖刺激反应均减退。③胰岛素脉冲式分泌缺陷:正常胰岛素呈脉冲式分泌,涵盖基础和餐时状态;T2DM 胰岛素分泌谱紊乱,正常间隔脉冲消失,出现高频脉冲及昼夜节律紊乱;在 DM 的发生发展过程中,胰岛素脉冲式分泌异常可能比糖刺激的第一时相胰岛素分泌异常更早出现。④胰岛素质量缺陷:胰岛素原与胰岛素的比例增加,胰岛素原的生物活性仅约为胰岛素的 15%。

3.胰岛 α 细胞功能异常和胰高血糖素样肽-1(GLP-1)分泌缺陷

近年研究发现,与正常糖耐量者比较,T2DM 患者血 GLP-1 浓度降低,尤其进餐后更为明显。但目前尚不清楚这种现象是高血糖的诱发因素或是继发于高血糖。

GLP-1 由肠道 L 细胞分泌,主要生物作用包括刺激 β 细胞葡萄糖介导的胰岛素合成和分泌、抑制胰高糖素。其他生物学效应包括延缓胃内容物排空、抑制食欲及摄食、促进 β 细胞增殖和减少凋亡、改善血管内皮功能和保护心脏功能等。GLP-1 在体内迅速被 DPP-Ⅳ 降解而失去生物活性,其血浆半衰期不足 2 分钟。

已知胰岛中 α 细胞分泌胰高糖素在保持血糖稳态中起重要作用。正常情况下,进餐后血糖升高刺激早时相胰岛素分泌和 GLP-1 分泌,进而抑制 α 细胞分泌胰高糖素,从而使肝糖输出减少,防止出现餐后高血糖。研究发现,T2DM 患者由于 β 细胞数量明显减少,α 细胞数量无明显改变,致 α/β 细胞比例显著增加;另外 T2DM 患者普遍存在 α 细胞功能紊乱,主要表现为 α 细胞对葡萄糖敏感性下降(也即需要更高的血糖浓度才能实现对胰高糖素分泌的抑制作用);T2DM 患者负荷后 GLP-1 的释放曲线低于正常个体,从而导致胰高糖素水平升高,肝糖输出增加。通过提高内源性 GLP-1 水平或补充外源 GLP-1 后,可观察到 GLP-1 以葡萄糖依赖方式促进 T2DM 的胰岛素分泌和抑制胰高血糖素分泌,并可恢复 α 细胞对葡萄糖的敏感性。

胰岛 α 细胞功能异常和 GLP-1 分泌缺陷可能在 T2DM 发病中也起重要作用。

4.T2DM 的自然史

T2DM 早期存在胰岛素抵抗而 β 细胞可代偿性增加胰岛素分泌时,血糖可维持正常;当 β 细胞无法分泌足够的胰岛素以代偿胰岛素抵抗时,则会进展为 IGR 和糖尿病。IGR 和糖尿病早期不需胰岛素治疗的阶段较长,部分患者可通过生活方式干预使血糖得到控制,多数患者则需在此基础上使用口服降糖药使血糖达理想控制;随β细胞分泌胰岛素功能进行性下降,患者需应用胰岛素控制高血糖,但不依赖外源胰岛素维持生命;但随着病情进展,相当一部分患者需用胰岛素控制血糖或维持生命。

三、糖尿病的临床表现

(一)基本临床表现

血糖升高后因渗透性利尿引起多尿,继而口渴多饮;外周组织对葡萄糖利用障碍,脂肪分解增多,蛋白质代谢负平衡,渐见乏力、消瘦,儿童生长发育受阻;患者常有易饥、多食。故糖尿病的临床表现常被描述为"三多一少",即多尿、多饮、多食和体重减轻。可有皮肤瘙痒,尤其外阴瘙痒。血糖升高较快时可使眼房水、晶体渗透压改变而引起屈光改变致视力模糊。部分患者无任何症状,仅于健康检查或因各种疾病就诊化验时发现高血糖。

(二)常见类型糖尿病的临床特点

1.T1DM 临床特点

(1)免疫介导性 T1DM(1A 型):诊断时临床表现变化很大,可以是轻度非特异性症状、典型三多一少症状或昏迷。多数青少年患者起病较急,症状较明显,如未及时诊断治疗,可出现糖尿病酮症酸中毒(DKA)。多数 T1DM 患者起病初期都需要胰岛素治疗,使代谢恢复正常,但此后可能有持续数周至数月不等的时间需要的胰岛素剂量很小或不需要胰岛素,即所谓"蜜月期"现象,这是由于β细胞功能得到部分恢复。某些成年患者,起病缓慢,早期临床表现不明显,经历一段或长或短的不需胰岛素治疗的阶段,称为"成人隐匿性自身免疫糖尿病(latent autoimmune diabetes in adults,LADA)"。尽管起病急缓不一,一般较快进展到糖尿病需依赖外源胰岛素控制血糖。这类患者很少肥胖,但肥胖不排除本病可能性。多数 1A 型患者血浆基础胰岛素水平低于正常水平,葡萄糖刺激后胰岛素分泌曲线低平。胰岛β细胞自身抗体可能呈阳性。

(2)特发性 T1DM(1B 型):通常急性起病,β细胞功能明显减退甚至衰竭,临床上表现为糖尿病酮症甚至酸中毒。β细胞自身抗体检查阴性。病因未明。诊断时需排除单基因突变糖尿病。

2.T2DM 临床特点

流行病学调查显示,在我国糖尿病患病人群中,T2DM 占 90% 以上。多见于成人,常在 40 岁以后起病,但也可发生于青少年;多数起病隐匿,症状相对较轻,半数以上无任何症状;不少患者因慢性并发症、伴发病或仅于健康检查时发现。很少自发性发生 DKA,但在应激、严重感染、中断治疗等诱因下也可发生 DKA。T2DM 常有家族史。临床上与肥胖症、血脂异常、脂肪肝、高血压、冠心病等疾病常同时或先后发生,并常伴有高胰岛素血症,目前认为这些均与胰岛素抵抗有关,称为代谢综合征。由于诊断时所处的病程阶段不同,其β细胞功能表现差异较大,有的早期患者进食后胰岛素分泌高峰延迟,餐后 3～5 小时血浆胰岛素水平不适当地升高,引起反应性低血糖,可成为这些患者的首发临床表现。

3.某些特殊类型糖尿病

(1)青少年发病的成人型糖尿病:MODY 是一组高度异质性的单基因遗传病。主要临床特征为①有三代或以上家族发病史,且符合常染色体显性遗传规律;②先证者发病年龄<25 岁;③无酮症倾向。

(2)线粒体基因突变糖尿病:①母系遗传;②发病早,β细胞功能逐渐减退,自身抗体阴性;③身材多消瘦;④常伴神经性耳聋或其他神经肌肉表现。

(3)糖皮质激素所致糖尿病:部分患者应用糖皮质激素后可诱发或加重糖尿病,常常与剂量和使用时间相关。多数患者停用后糖代谢可恢复正常。不管以往是否有糖尿病,使用糖皮质激素时均应监测血糖,及时调整降糖方案,首选胰岛素控制高血糖。

4.妊娠期糖尿病

GDM 通常是在妊娠中、末期出现,此时与妊娠相关的胰岛素拮抗激素的分泌达高峰。GDM 一般只有轻度无症状性血糖增高,但由于血糖轻度增高对胎儿发育亦可能有不利影响,因此妊娠期间应重视筛查。对所有孕妇,特别是 GDM 高风险的妇女(有 GDM 个人史、肥胖、尿糖阳性,或有糖尿病家族史者),最好在怀孕前进行筛查,若 FPG>7.0 mmol/L、随机血糖>11.1 mmol/L 或 HbA1c>6.5% 则可确诊为显性糖尿病。

所有既往无糖尿病的孕妇应在妊娠 24~28 周时进行口服葡萄糖耐量试验(OGTT)。GDM 的诊断方法和标准一直存在争议。就诊断方法而言,分为一步法及两步法。一步法是妊娠 24~28 周行 75 g OGTT;若 FPG≥5.1 mmol/L,服糖后 1 小时血糖≥10.0 mmol/L、服糖后 2 小时≥8.5 mmol/L,不再检测 3 小时血糖;血糖值超过上述任一指标即可诊断为 GDM。两步法是妊娠 24~28 周先做 50 g OGTT 初步筛查,即口服 50 g 葡萄糖,1 小时后抽血化验血糖,血糖水平≥7.8 mmol/L 为异常;异常者需进一步行 100 g OGTT 确诊,分别测定 FPG 及负荷后 1 小时、2 小时和 3 小时血糖水平;两项或两项以上异常即可确诊为 GDM。

一步法简单易行,对该法诊断的 GDM 进行治疗可能会改善母婴结局,但鉴于OGTT 变异度较大,且根据现有一步法的诊断标准可大幅度增加 GDM 的患病率,由此增加的经济负担,以及诊断的 GDM 进行干预所带来的母婴益处还需要更多的临床研究证实。故目前不同组织对一步法及两步法的推荐态度有所不同。美国妇产科医师学会推荐两步法,国际糖尿病与妊娠研究组及世界卫生组织则支持采用一步法,而既往支持一步法的 ADA 在 2014 年发表声明称两种方法都可以选用,美国预防医学工作组、美国家庭医师协会和内分泌学会则并未就选择哪种方法作明确推荐。

对 GDM 和糖尿病合并妊娠均需积极有效处理,以降低围生期疾病相关的患病率和病死率。GDM 妇女分娩后血糖一般可恢复正常,但未来发生 T2DM 的风险显著增加。此外,由于某些 GDM 患者孕前可能已经存在未被诊断的各种类型的糖尿病,故 GDM 患者应在产后 6~12 周使用非妊娠 OGTT 标准筛查糖尿病,并长期追踪观察。

四、糖尿病的并发症

(一)急性严重代谢紊乱

糖尿病的急性严重代谢紊乱指 DKA 和高渗高血糖综合征。

(二)感染性疾病

糖尿病容易并发各种感染,血糖控制差者更易发生也更严重。感染是糖尿病急性并发症的重要诱因,也是导致患者死亡的主要原因。肾盂肾炎和膀胱炎多见于女性患者,容易反复发作,严重者可发生肾及肾周脓肿、肾乳头坏死。疖、痈等皮肤化脓性感染可反复发生,有时可引起败血症或脓毒血症。皮肤真菌感染(如足癣、体癣)也常见。真菌性阴道炎和巴氏腺炎是女性患者常见并发症,多为白色念珠菌感染导致。糖尿病合并肺结核的发生率显著高于非糖尿病者,病灶多呈渗出干酪性,易扩展播散,形成空洞,且影像学表现多不典型,易致漏诊或误诊。糖尿病患者常发生牙周炎,糖尿病是导致牙齿松动甚至脱落的重要原因。

(三)慢性并发症

可累及全身各重要器官,可单独出现或以不同组合同时或先后出现。并发症可在诊断糖尿病前存在,有些患者因并发症作为线索而发现糖尿病。在我国,糖尿病是导致成人失明、非创伤性截肢的主要原因,是终末期肾脏病的常见原因。糖尿病使心脏、脑和周围血管疾病风险增加 2~7 倍;与非糖尿病人群相比,糖尿病人群所有原因死亡、心血管病死亡、失明和下肢截肢风险均明显增高。其中心血管疾病是糖尿病患者致残致死的主要原因。慢性并发症发病机制极其复杂,尚未完全阐明,认为与遗传易感性、胰岛素抵抗、高血糖、低度炎症状态、血管内皮细胞功能紊乱、血凝异常等多种因素有关。高血糖导致血管损伤与多元醇途径激活、晚期糖基化终末产物形成增加、蛋白激酶 C 途径激活及己糖胺通路激活等有关;高血糖时线粒体电子传递链过氧化物产生过量引起氧化应激,是以上各条途径的共同机制。

1.微血管病变

微血管是指在微小动脉和微小静脉之间、管腔直径在 $100\ \mu m$ 以下的毛细血管及微血管网。微血管病变是糖尿病的特异性并发症,其典型改变是微循环障碍和微血管基底膜增厚。主要危险因素包括长糖尿病病程、血糖控制不良、高血压、血脂异常、吸烟、胰岛素抵抗等;遗传背景在发病中也起重要作用。

微血管病变可累及全身各组织器官,主要表现在视网膜、肾、神经和心肌组织,其中以糖尿病肾病和视网膜病变尤为重要。

(1)糖尿病肾脏病:病变可累及肾小球、肾小管间质、肾血管等。临床上以持续清蛋白尿和(或)肾小球滤过率进行性下降为主要特征,可进展为终末期肾衰。DKD 是 T1DM 的主要死因;在 T2DM,其严重性仅次于心、脑血管疾病。常见于病史超过 10 年的患者。2010 年肾脏病理学会将 DKD 的肾小球病变分为 4 个类型。Ⅰ型:肾小球基底膜增厚(单一的肾小球基底膜增厚,或光镜下仅有轻微的非特异性改变,不符合Ⅱ至Ⅳ型);Ⅱ型:轻度(Ⅱa)或重度(Ⅱb)系膜增生(肾小球以轻度或重度系膜增生分型,但无结节硬化型或全球性肾小球硬化的肾小球超过 50%);Ⅲ型:结节硬化

(至少有一个肾小球结节性系膜增加,无Ⅳ型描述的变化);Ⅳ型:进展性糖尿病性肾小球硬化(球性肾小球硬化超过50%,其他临床或病理学证据表明硬化由糖尿病肾病引起)。肾活检所见组织学改变与临床表现和肾功能损害程度缺乏恒定的相关性。

既往根据尿清蛋白排泄率将T1DM所致糖尿病肾病的发生、发展分为5期。①Ⅰ期:为糖尿病初期,肾小球超滤过是此期最突出特征,肾体积增大,肾小球入球小动脉扩张,肾血浆流量增加,肾小球内压增加,肾小球滤过率明显升高。②Ⅱ期:肾小球毛细血管基底膜增厚及系膜基质轻度增宽;尿白蛋白排泄率(UAER)多数正常,可间歇性增高(如运动后、应激状态),GFR轻度增高。③Ⅲ期:早期糖尿病肾病期,GBM增厚及系膜基质增宽明显,小动脉壁出现玻璃样变;出现持续微量清蛋白尿,UAER持续在$20\sim200\ \mu g/min$(正常$<10\ \mu g/min$),GFR仍高于正常或正常。④Ⅳ期:临床糖尿病肾病期,肾小球病变更重,部分肾小球硬化,灶状肾小管萎缩及间质纤维化;尿蛋白逐渐增多,UAER$>200\ \mu g/min$,相当于尿蛋白总量$>0.5\ g/24\ h$;GFR下降;可伴有水肿和高血压,肾功能逐渐减退;部分患者可表现为肾病综合征。⑤Ⅴ期:尿毒症,多数肾单位闭锁;UAER降低,血肌酐升高,血压升高。

在诊断糖尿病肾病时需排除其他肾脏疾病,必要时需做肾穿刺病理检查进行鉴别。糖尿病患者有以下情况应考虑非糖尿病肾病:①糖尿病病程较短或不伴视网膜病变;②单纯肾小球源性血尿或蛋白尿伴血尿;③合并明显的异常管型;④短期内肾功能迅速恶化;⑤顽固性高血压;⑥其他系统性疾病的症状或体征;⑦显著肾小管功能减退。

(2)糖尿病性视网膜病变:病程超过10年的糖尿病患者常合并程度不等的视网膜病变,是失明的主要原因之一。2002年国际临床分级标准依据散瞳后眼底检查,将糖尿病视网膜改变分为两大类、6期。Ⅰ期:微血管瘤、小出血点;Ⅱ期:出现硬性渗出;Ⅲ期:出现棉絮状软性渗出;Ⅳ期:新生血管形成、玻璃体积血;Ⅴ期:纤维血管增殖、玻璃体机化;Ⅵ期:牵拉性视网膜脱离、失明。以上Ⅰ～Ⅲ期为非增殖期视网膜病变,Ⅳ～Ⅵ期为增殖期视网膜病变。当出现PDR时,常伴有糖尿病肾病及神经病变。

(3)其他:心脏微血管病变和心肌代谢紊乱可引起心肌变性和灶性坏死,称为糖尿病心肌病,可诱发心力衰竭、心律失常、心源性休克和猝死。可与其他心脏病共存,预后更差。

2.大血管病变及其危险因素

与非糖尿病人群相比较,糖尿病人群中动脉粥样硬化的患病率较高,发病年龄较小,病情进展较快。作为代谢综合征的重要组分,已知动脉粥样硬化的易患因素(如肥胖、高血压、血脂异常等)在糖尿病(主要是T2DM)人群中的发生率均明显增高。动脉粥样硬化主要侵犯主动脉、冠状动脉、脑动脉、肾动脉和肢体外周动脉等,引起冠心病、缺血性或出血性脑血管病、肾动脉硬化、肢体动脉硬化等。

血脂异常作为脂质代谢障碍的表现,属于代谢性疾病,血脂异常是一个复杂的概念,包括TC升高、LDL-C升高、TG升高及HDL-C降低等。其对健康的损害主要集中在对心血管系统的影响和脂毒性方面,对心血管系统的损害可导致冠心病及其他动脉粥样硬化性疾病,而脂毒性可导致糖尿病或糖耐量受损。糖尿病患者人群,是心血管疾病危险因素的高度聚集人群,糖尿病患者发生心血管疾病的危险性比一般人群高2～4倍。流行病学研究发现糖尿病患者大约有50%合并血脂异常,血脂代谢异常是糖尿病发生冠心病的重要独立危险因素。糖尿病患者的治疗,不仅要求血压、血糖达标,而且还要合理纠正血脂紊乱。积极纠正血脂代谢紊乱是降低糖尿病心血管疾病的重要措施,对于降低糖尿病患者的病死率有重要意义。

3.神经系统并发症

糖尿病可累及神经系统任何一部分。其病因复杂,可能涉及大血管和微血管病变、代谢因素、自身免疫机制及生长因子不足等。

(1)中枢神经系统并发症:伴随严重DKA、高渗高血糖状态或低血糖症出现的神志改变,缺血性脑卒中,脑老化加速及老年性痴呆等。

(2)周围神经病变。①远端对称性多发性神经病变:是最常见的类型,以手足远端感觉运动神经受累最多见。通常为对称性,典型者呈手套或袜套式分布;下肢较上肢严重,先出现肢端感觉异常,可伴痛觉过敏、疼痛;后期感觉丧失,可伴运动神经受累,手足小肌群萎缩,出现感觉性共济失调及神经性关节病(Charcot关节)。腱反射早期亢进、后期减弱或消失,音叉震动感减弱或消失。电生理检查可早期发现感觉和运动神经传导速度减慢。②局灶性单神经病变:可累及任何颅神经或脊神经,但以动眼、正中和腘神经最常见,一般起病急,表现为病变神经分布区域疼痛,常是自限性。③非对称性的多发局灶性神经病变:指同时累及多个单神经的神经病变。④多发神经根病变(糖尿病性肌萎缩):最常见为腰段多发神经根病变,典型表现为初起股、髋和臀部疼痛,后骨盆近端肌群软弱、萎缩。诊断糖尿病周围神经病变时需排除其他病因引起的神经病变。

4.自主神经病变

一般认为有症状的自主神经病变预后不良。多影响胃肠、心血管、泌尿生殖系统等。临床表现为胃排空延迟(胃轻瘫)、腹泻(饭后或午夜)、便秘、休息时心动过速、直立性低血压、寂静性心肌缺血、QT间期延长、残尿量增加、尿失禁、尿潴留等;严重者可发生心源性猝死;其他还有阳痿、瞳孔改变(缩小且不规则、光反射消失、调节反射存在)、排汗异常(无汗、少汗或多汗)等。

5.糖尿病足

糖尿病足趾与下肢远端神经异常和不同程度周围血管病变相关的足部溃疡、感染和(或)深层组织破坏。轻者表现为足部畸形、皮肤干燥和发凉、胼胝(高危足);重者可出现足部溃疡、坏疽。

糖尿病足是糖尿病最严重和治疗费用最多的慢性并发症之一,是糖尿病非外伤性截肢最主要原因,也是患者致死的重要原因。15%以上的糖尿病患者将在其生命的某一时期发生足溃疡或坏疽。

6.其他

糖尿病还可引起视网膜黄斑病、白内障、青光眼、屈光改变、虹膜睫状体病变等。牙周病是最常见的糖尿病口腔并发症。皮肤病变也很常见,某些为糖尿病特异性,大多数为非特异性。糖尿病患者某些癌症（如乳腺癌、胰腺癌、膀胱癌等）的患病率升高。此外，抑郁、焦虑和认知功能损害等也较常见。

五、糖尿病的辅助检查

（一）糖代谢异常严重程度或控制程度的检查

1.尿糖测定

大多采用葡萄糖氧化酶法，测定的是尿葡萄糖，尿糖阳性是诊断糖尿病的重要线索。但尿糖阳性只是提示血糖值超过肾糖阈（大约 10 mmol/L），因而尿糖阴性不能排除糖尿病可能。并发肾脏病变时，肾糖阈升高，虽然血糖升高，但尿糖阴性。肾糖阈降低时，虽然血糖正常，尿糖可阳性。

2.血糖测定和 OGTT

血糖升高是诊断糖尿病的主要依据，又是判断糖尿病病情和控制情况的主要指标。血糖值反映的是瞬间血糖状态。常用葡萄糖氧化酶法测定。抽静脉血或取毛细血管血，可用血浆、血清或全血。如血细胞比容正常，血浆、血清血糖比全血血糖高15％。诊断糖尿病时必须用静脉血浆测定血糖，治疗过程中随访血糖控制情况可用便携式血糖计测定末梢血糖。

当血糖高于正常范围而又未达到诊断糖尿病标准时，须进行 OGTT。OGTT 应在无摄入任何热量 8 小时后，清晨空腹进行，成人口服 75 g 无水葡萄糖，溶于 250～300 mL 水中，5～10 分钟饮完，空腹及开始饮葡萄糖水后 2 小时测静脉血浆葡萄糖。儿童服糖量按每公斤体重 1.75 g 计算，总量不超过 75 g。

如下因素可影响 OGTT 结果的准确性：试验前连续 3 天膳食中糖类摄入过少、长期卧床或极少活动、应激情况、应用药物（如噻嗪类利尿剂、β 受体阻滞剂、糖皮质激素等）、吸烟等。因此急性疾病或应激情况时不宜行 OGTT；试验过程中，受试者不喝茶及咖啡、不吸烟、不做剧烈运动；试验前 3 天内摄入足量碳水化合物；试验前 3～7 天停用可能影响的药物。

3.糖化血红蛋白和糖化血浆清蛋白测定

糖化血红蛋白是葡萄糖或其他糖与血红蛋白的氨基发生非酶催化反应（一种不可逆的蛋白糖化反应）的产物，其量与血糖浓度呈正相关。糖化血红蛋白有 a、b、c 3 种，以糖化血红蛋白 c 最为重要。正常人糖化血红蛋白 c 占血红蛋白总量的 3％～6％，不同实验室之间其参考值有一定差异。血糖控制不良者糖化血红蛋白 c 升高，并与血糖升高的程度和持续时间相关。由于红细胞在血液循环中的寿命约为120 天，因此糖化血红蛋白 c 反映患者近 8～12 周平均血糖水平，为评价糖尿病长期血糖控制水平的主要监测指标之一。需要注意糖化血红蛋白 c 受检测方法、有无贫血和血红蛋白异常疾病、红细胞转换速度、年龄等因素的影响。另外，糖化血红蛋白 c 不能反映瞬时血糖水平及血糖波动情况，也不能确定是否发生过低血糖。

血浆蛋白（主要为清蛋白）同样也可与葡萄糖发生非酶催化的糖化反应而形成果糖胺，其形成的量也与血糖浓度和持续时间相关，正常值为 1.7～2.8 mmol/L。由于清蛋白在血中半衰期为 19 天，故果糖胺反映患者近 2～3 周平均血糖水平，为糖尿病患者近期病情监测的指标。

(二)胰岛 β 细胞功能检查

1.胰岛素释放试验

正常人空腹基础血浆胰岛素为 35～145 pmol/L(5～20 mU/L),口服 75 g 无水葡萄糖(或 100 g 标准面粉制作的馒头)后,血浆胰岛素在 30～60 分钟上升至高峰,峰值为基础值的 5～10 倍,3～4 小时恢复到基础水平。本试验反映基础和葡萄糖介导的胰岛素释放功能。胰岛素测定受血清中胰岛素抗体和外源性胰岛素的干扰。

2.C 肽释放试验

C 肽释放试验方法同上。正常人空腹基础值不小于 400 pmol/L,高峰时间同上,峰值为基础值的 5～6 倍。也反映基础和葡萄糖介导的胰岛素释放功能。C 肽测定不受血清中的胰岛素抗体和外源性胰岛素的影响。

3.其他检测

β 细胞功能的方法,如静脉注射葡萄糖-胰岛素释放试验和高糖钳夹试验可了解胰岛素释放第一时相;胰高糖素-C 肽刺激试验和精氨酸刺激试验可了解非糖介导的胰岛素分泌功能等。可根据患者的具体情况和检查目的而选用。

(三)其他检查

1.血脂水平检测

胆固醇,尤其是 LDL-C 在动脉粥样硬化发生和发展中发挥着关键作用。糖尿病患者发生动脉粥样硬化的危险度明显增高,故要严密监测血脂,并结合年龄、性别、吸烟与否、血压水平及有无血管病变等确定个体化血脂治疗方案及达标标准。

2.足底压力检测

有条件者可行足底压力分析,以指导糖尿病足患者的足部护理及对足矫形器的监测。

3.有关病因和发病机制的检查

GADA、ICA、IAA 及 IA-2A 的联合检测;胰岛素敏感性检查;基因分析等。

六、糖尿病的诊断

大多数早期 T2DM 患者并无明显症状,故容易漏诊和误诊。在临床工作中要善于发现糖尿病,尽可能早期诊断和治疗。糖尿病诊断以血糖升高为依据,血糖的正常值和糖代谢异常的诊断切点是依据血糖值与糖尿病特异性并发症(如视网膜病变)发生风险的关系来确定。应注意如单纯检查空腹血糖,糖尿病漏诊率高,应加测餐后血糖,必要时进行 OGTT。

(一)诊断线索

有多食、多饮、多尿及体重减轻(三多一少)症状者;以糖尿病各种急慢性并发症或伴发病首诊就诊者:原因不明的酸中毒、失水、昏迷、休克;反复发作的皮肤疖或痈、真菌性阴道炎等;手足麻木、视物模糊等。高危人群:有糖调节受损史[IFG 和(或)IGT],年龄≥45 岁,超重或肥胖,T2DM 患者的一级亲属,有巨大儿生产史或妊娠糖尿病史等。

(二)诊断标准

我国目前采用国际上通用 WHO 糖尿病专家委员会提出的诊断和分类标准(表 8-1、表 8-2),要点如下。

表 8-1　糖尿病诊断标准

诊断标准	静脉血浆葡萄糖水平(mmol/L)
(1)糖尿病症状+随机血糖	≥11.1
(2)空腹血糖(FPG)	≥7.0
(3)OGTT 2 小时血糖	≥11.1

注:需再测一次予以证实,诊断才能成立。随机血糖指不考虑上次用餐时间,一天中任意时间的血糖,不能用来诊断 IFG 或 IGT。

表 8-2　糖代谢状态分类

糖代谢分类	静脉血浆葡萄糖(mmol/L)	
	空腹血糖(FPG)	糖负荷后 2 小时血糖
正常血糖(NGR)	<6.1	<7.8
空腹血糖受损(IFG)	6.1~6.9	<7.8
糖耐量减低(IGT)	<7.0	7.8~11.0
糖尿病(DM)	≥7.0	≥11.1

注:2003 年 11 月国际糖尿病专家委员会建议将 IFG 的界限值修订为 5.6~6.9 mmol/L。

(1)糖尿病诊断基于空腹(FPG)、任意时间或 OGTT 中 2 小时血糖值。空腹指至少 8 小时内无任何热量摄入;任意时间指一天内任何时间,无论上一次进餐时间及食物摄入量。糖尿病症状指多尿、烦渴多饮和难于解释的体重减轻。FPG 3.9~6.0 mmol/L(70~108 mg/dL)为正常;6.1~6.9 mmol/L(110~125 mg/dL)为 IFG;≥7.0 mmol/L(126 mg/dL)应考虑糖尿病。OGTT 中 2 小时血糖值<7.7 mmol/L(139 mg/dL)为正常糖耐量;7.8~11.0 mmol/L(140~199 mg/dL)为 IGT;≥11.1 mmol/L(200 mg/dL)应考虑糖尿病。

(2)糖尿病的临床诊断推荐采用葡萄糖氧化酶法测定静脉血浆葡萄糖。

(3)对于无糖尿病症状,仅一次血糖值达到糖尿病诊断标准者,必须在另一天复查核实而确定诊断;如复查结果未达到糖尿病诊断标准,应定期复查。IFG 或 IGT 的诊断应根据 3 个月内的两次 OGTT 结果,用其平均值来判断。严重疾病(急性严重感染、创伤)或其他应激情况下,可因拮抗胰岛素的激素(如儿茶酚胺、皮质醇等)分泌增多而发生应激性高血糖;但这种代谢紊乱常为暂时性和自限性,因此在应激因素消失前,不能据此时血糖诊断糖尿病,必须在应激消除后复查才能明确其糖代谢状况。

(4)儿童糖尿病诊断标准与成人相同。

(5)孕期首次产前检查时,使用普通糖尿病诊断标准筛查孕前未诊断的 T2DM,如达到糖尿病诊断标准即可判断孕前就患有糖尿病。如初次检查结果正常,则在孕 24~28 周筛查有无 GDM。

(6)近年对应用糖化血红蛋白作为糖尿病诊断指标的国内外研究很多,并得到了广泛的关注。糖化血红蛋白是评价长期血糖控制的金标准。流行病学和循证医学研究证明糖化血红蛋白能稳定和可靠地反映患者的预后情况。且糖化血红蛋白具有检测变异小、更稳定、可采用与 DCCT/UKPDS 一致的方法并进行标化、无需空腹或定时采血且受应激等急性状态影响小等优点。美国糖尿病协会（ADA）已经把糖化血红蛋白≥6.5％作为糖尿病的诊断标准，WHO 也建议在条件成熟的地方把糖化血红蛋白作为诊断糖尿病的指标。然而由于我国有关糖化血红蛋白诊断糖尿病切点的相关资料还不足，而且我国还缺乏糖化血红蛋白检测方法的标准化，包括测定仪器和测定方法的质量控制存在着明显的地区差异，故目前在我国还不推荐采用糖化血红蛋白诊断糖尿病。

（三）鉴别诊断

注意鉴别其他原因所致尿糖阳性。肾性糖尿因肾糖阈降低所致尿糖阳性，但血糖及 OGTT 正常。对于某些非葡萄糖的糖尿，如果糖、乳糖、半乳糖尿，用班氏试剂（硫酸铜）检测呈阳性反应，用葡萄糖氧化酶试剂检测呈阴性反应。

甲状腺功能亢进症、胃空肠吻合术后，因碳水化合物在肠道吸收快，可引起进食后 0.5～1.0 小时血糖过高，出现糖尿，但 FPG 和餐后 2 小时血糖正常。严重弥漫性肝病患者，葡萄糖转化为肝糖原功能减弱，肝糖原贮存减少，进食后 0.5～1.0 小时血糖过高，出现糖尿，但 FPG 偏低，餐后 2～3 小时血糖正常或低于正常。急性应激状态时，胰岛素拮抗激素（如肾上腺素、ACTH、肾上腺皮质激素和生长激素）分泌增加，可使糖耐量减低，出现一过性血糖升高、尿糖阳性，应激过后可恢复正常。

（四）分型

最重要的是鉴别 T1DM 和 T2DM，由于两者缺乏明确的生化或遗传学标志，主要根据临床特点和发展过程，从发病年龄、起病急缓、症状轻重、体重、是否有酮症酸中毒倾向、是否依赖外源胰岛素维持生命等方面，结合胰岛 β 细胞自身抗体和 β 细胞功能检查结果而进行临床综合分析判断。一般来说，T1DM 发病年龄小，起病急，症状较重，明显消瘦，有酮症倾向，需要胰岛素治疗。但两者的区别都是相对的，临床单靠血糖水平不能区分 T1DM 还是 T2DM，有些患者诊断初期可能同时具有 T1DM 和 T2DM 的特点，如这些人发病年龄较小但进展慢、一般不胖、胰岛素分泌功能降低但尚未达容易发生酮症的程度、其中相当部分患者使用口服降糖药即可达良好血糖控制，这些患者确实暂时很难明确归为 T1DM 或 T2DM。这时可先做一个临时性分型，用于指导治疗，然后依据对治疗的初始反应和 β 细胞功能的动态变化再重新评估和分型。随着疾病的进展，诊断会越来越明确。从发病机制角度来讲，胰岛 β 细胞自身抗体是诊断 T1DM 的特异指标。

MODY 和线粒体基因突变糖尿病有一定临床特点，但确诊有赖于基因分析。

许多内分泌疾病，如肢端肥大症（或巨人症）、库欣综合征、嗜铬细胞瘤等可分泌生长激素、皮质醇、儿茶酚胺，抵抗胰岛素而引起继发性糖尿病。还要注意药物影响和其他特殊类型糖尿病。

（五）并发症和伴发病的诊断

对糖尿病的各种并发症及经常伴随出现的肥胖、高血压、血脂异常等也须进行相应检查和诊断以便及时治疗。

T1DM 应根据体征和症状考虑自身免疫性甲状腺疾病、系统性红斑狼疮等的筛查。

七、糖尿病并发症的检查及诊断治疗

糖尿病的严重慢性并发症是患者死亡的重要原因。据 2010 年 ADA(美国糖尿病学会)数据统计,DM 患病 3 年以上者出现并发症的概率大于 46%,5 年以上者大于61%,10 年以上者达到 98%。

(一)糖尿病乳酸性酸中毒

糖尿病乳酸性酸中毒是 DM 患者常见的急性并发症之一,糖尿病酮症酸中毒(DKA)、糖尿病非酮症高渗性昏迷(HNDC)也是 DM 患者常发生的急性并发症。DKA 多见于 T1DM 患者,以发病急、病情重、变化快为主要发病特点,一经确诊需及时治疗。HNDC 是一种严重的糖尿病急性并发症,较少见,死亡率较高。

各种原因引起的血乳酸水平升高导致的酸中毒称为糖尿病乳酸性酸中毒。其常见诱发因素:糖尿病治疗不当,血糖控制不佳;感染、酮症酸中毒等其他糖尿病急性并发症;心脑血管、呼吸道等重要脏器的疾病引起或加重组织器官血液灌注不良;大量使用双胍类降糖药物;酗酒、一氧化碳中毒、乳糖过量等也可诱发乳酸酸中毒。

1.临床表现

乳酸酸中毒一般发病较急,临床表现常被诱发疾病的症状掩盖,从而引起误诊、漏诊。轻度乳酸酸中毒患者临床表现不明显,可能仅有呼吸加快体征;中度及重度患者临床表现为疲乏无力、恶心、呼吸深大(不伴酮臭味)、血压体温或下降、困倦、昏睡、严重者出现深昏迷或休克。

2.实验室检查

糖尿病乳酸酸中毒常常伴随酮症酸中毒和非酮症高渗性昏迷,因此需注意鉴别,此外还需排除水杨酸中毒、尿毒症等其他酸中毒。实验室检查项目及其水平值变化见表 8-3。

表 8-3　乳酸酸中毒实验室检查项目及其水平值变化

检查项目	尿糖及尿酮体	血渗透压	血 CO_2 结合力	血 pH 值	阴离子间隙	血乳酸
水平值	阴性或阳性	正常	下降	明显降低	扩大	显著增强

3.诊断标准

糖尿病乳酸酸中毒的诊断要点:有糖尿病史,但多数未发生过酮症酸中毒;血 pH <7.35,血碳酸氢根 < 20 mmol/L,阴离子间隙 > 18 mmol/L;血乳酸水平 ≥1.8 mmol/L,多超过 5 mmol/L,CO_2 结合力降低,丙酮酸增高,乳酸/丙酮酸≥30/1,血酮体一般不升高。

4.治疗原则

乳酸性酸中毒发生时死亡率很高,故本病应以预防为主,提高警惕,及早发现,对症治疗。常用的乳酸酸中毒治疗措施见表 8-4。

表 8-4 乳酸酸中毒的治疗措施

治疗方法	措施
补液	生理盐水、5％葡萄糖液、避免使用含乳酸的制剂
补碱	常用碳酸氢钠
药物	胰岛素
血液透析	不含乳酸根的透析液
去除诱因	病因治疗、控制感染、停用药物、补钾等

(二)慢性并发症

糖尿病慢性并发症是糖尿病患者致残致死的主要原因。疾病可累及全身各处器官,发病机制复杂,尚未完全阐明,目前认为高血糖是最主要的致病因素。糖尿病患者长期高血糖引起氧化应激,主要涉及多元醇旁路激活、蛋白激酶 C 激活、蛋白质非酶糖化增加、己糖胺途径激活等。

糖尿病慢性并发症主要包括大血管并发症和微血管并发症。大血管并发症主要有心脑血管病变、周围血管病变;微血管并发症主要有眼底病变、糖尿病肾脏病变、神经病变。各种并发症可能单独或合并同时或先后出现,使糖尿病患者生活质量不能得到保证,因此,糖尿病慢性并发症的防治是一项长期的工作,对患者的教育应贯穿始终,并加强患者的随访。糖尿病慢性并发症重在预防,其治疗措施主要包括防止蛋白质非酶糖化、抑制醛糖还原酶的活性、抗氧化还原、纠正血小板的功能异常。下面介绍主要的糖尿病慢性并发症。

1.糖尿病心血管疾病

心血管疾病是糖尿病致死的主要原因之一,T1DM、T2DM 患者发生冠心病的危险都较非糖尿病者高。病理研究显示,DM 患者除与非糖尿病患者有相似的冠状动脉粥样硬化之外,还有广泛的心肌和微血管病变。糖尿病心脏病的原因主要是高血糖、高血脂、高胰岛素血症导致凝血异常、血小板聚集,从而加速冠脉血栓的形成。

(1)临床表现:除有心肌病变、冠心病的症状,本病还有心血管自主神经病变的表现,如静息时心动过速,此外还有 20％～50％的糖尿病冠心病患者无明显症状。一般 T1DM 患者发生冠心病的年龄可在 30～40 岁,而 T2DM 患者通常在 50～60 岁。若发生心肌梗死则预后较差,复发率高。

(2)实验室检查:糖尿病心脏病患者的实验室检查项目及诊断见表 8-5。

表 8-5 糖尿病心脏病的诊断检查

检查项目	方法及意义
常规心电图	T 波改变、ST 段轻度压低、早搏、房颤
心电图运动负荷试验	常用次极量踏车运动试验和平板运动试验
心脏超声	在运动或运动后行超声检查或药物负荷试验出现阳性改变
放射性核素检查	测定静息或运动时左心室射血分数及室壁运动情况
磁共振	确定病灶的部位、大小和性质
冠状动脉造影	可显示冠状动脉的狭窄,明确病变的范围程度

（3）诊断：对糖尿病心脏病应早诊断早治疗。凡有糖尿病史、心脏增大、左心室后壁和室间隔增厚、左心房扩大、功能减低者、心率变异性减低、有心脏自主神经病变者，尤其是女性患者，均应诊断为糖尿病心脏病。

2.糖尿病脑血管疾病

糖尿病脑血管病变主要包括大血管病变和微血管病变，其主要病理改变为动脉粥样硬化。糖尿病脑血管病变的发生与糖尿病病程、年龄、吸烟、心房纤颤等明显相关。

（1）临床表现：糖尿病脑血管疾病的常见病症及临床表现，见表 8-6。

表 8-6　糖尿病脑血管疾病的临床表现

病症	临床表现
脑动脉硬化	神经衰弱综合征头痛、头昏健忘、注意力不集中、情绪易激动、记忆力逐渐减退
脑动脉硬化性痴呆	记忆力和智能减退、表情淡漠、反应迟钝、定向力障碍
假性延髓麻痹	构音障碍、饮水呛咳、下颌反射亢进、腱反射亢进、帕金森病
急性脑血管病	主要为脑血栓，以中小梗塞和多发性病灶为多，脑出血较少

（2）实验室检查：糖尿病脑血管疾病主要的检查项目，见表 8-7。

表 8-7　糖尿病脑血管疾病的实验室检查

检查项目	结果及意义
血液检查	血糖增高、血脂异常、血液黏稠度增高
脑脊液检查	一般压力不高，色清、不含血
头颅 CT 检查	脑梗死 12～24 小时后逐渐显示低密度梗死灶
MRI 检查	可检查由 CT 检查出现的伪影所掩盖的病灶
脑血流检查	了解脑梗死区的脑缺血情况、缺血范围程度、血液流向
脑血管造影	进一步全面了解脑血管的病变情况

（3）糖尿病心脑血管疾病的治疗包括降脂、降血压、降血糖、抗凝治疗。

降脂治疗：研究发现降低血胆固醇可减少冠心病突发事件，降低糖尿病心脑血管疾病的死亡率。美国 ADA 推荐糖尿病患者的调脂顺序为低密度脂蛋白胆固醇、高密度脂蛋白胆固醇、甘油三酯。

降血压治疗：研究显示严格控制糖尿病患者的血压，可使心血管与微血管并发症大大降低。对糖尿病合并高血压患者，控制血压的药物有血管紧张素Ⅱ转换酶抑制剂、β受体阻滞剂、钙通道阻滞剂等。血压最好控制在 18.53/11.33 kPa(139/85 mmHg)以下。

降血糖治疗：控制血糖有利于降低冠心病发病的危险性，但在控制患者血糖的过程中要特别注意防止低血糖的发生，因低血糖易加重心脑供能不足，更易诱发心脑血管意外。

抗凝治疗：改善微循环抗血小板聚集可以预防心脑梗死再次发生，阿司匹林可降低糖尿病患者心肌梗死、脑卒中的发生率，可用于高危人群的一级预防和大血管病变患者的二级预防,其他可用药物包括低分子肝素、低分子右旋糖酐、噻氯匹定、地诺前列酮等。糖尿病急性心肌梗死患者应保持抗凝溶栓治疗。

冠状动脉血流重建术:冠状动脉旁路移植手术对多支冠脉病变的效果较好,可提高 5 年生存率。

3.糖尿病视网膜病变

糖尿病视网膜病变(diabetic retinopathy,DR)属微血管病变,是 DM 患者常见的并发症之一,也是致盲的重要原因。我国 DM 患者失明的危险是非糖尿病者的 25 倍,其发生与 DM 的病程明显相关。

(1)病因:DR 的发生与 DM 的病程和 DM 的控制情况密切相关,目前普遍认为 DR 是在遗传因素的基础上,受到视网膜多元醇通路活性增强、蛋白质非酶糖基化、毛细血管壁细胞代谢紊乱、凝血-纤溶系统紊乱、局部 RAS(肾素-血管紧张素)系统异常、新生血管生长因子增多等许多原因的共同作用,其发生基础是长期高血糖。

(2)病理改变:主要为微血管的病变,根据其程度的不同可以分为以下两种。①非增殖性糖尿病视网膜病变:最常见的类型,包括眼底出现微血管瘤、出血斑、渗出斑、棉絮状斑、视网膜水肿、视网膜血管改变等;②增殖性糖尿病视网膜病变:主要特征是视网膜上的新生血管容易渗出和破裂,造成视力障碍。DM 还可导致黄斑病变,包括黄斑水肿、渗出及缺血。

(3)临床表现:DR 一般呈进行性发展,病情多随病程的延长而加重,临床上常与其他并发症合并出现。早期或无症状,但随着病情的发展逐渐恶化。主要表现为视力的逐渐减退或有闪光感。若视力突然丧失,则应考虑眼底出血。

(4)诊断与鉴别诊断:临床上常用眼底荧光血管造影观察视网膜血管病变,来确定视网膜的病变程度。我国目前采用 1985 年第三届全国眼科学会通过的分期标准进行诊断,见表 8-8。DR 应与高血压视网膜病变进行鉴别,见表 8-9。

(5)预防与治疗:对于已发生的 DR 难以治愈,严格控制糖尿病的发展可延缓 DR 的发生及发展。具体的防治措施,见表 8-10。

表 8-8 糖尿病视网膜分期标准

	分期	视网膜病变	程度
单纯性	Ⅰ	有微动脉瘤或并有小出血点	(+)较少,易数
			(++)较多,不易数
	Ⅱ	有黄白色"硬性渗出"或并有出血斑	(+)较少,易数
			(++)较多,不易数
	Ⅱ	有白色"软性渗出"或并有出血斑	(+)较少,易数
			(++)较多,不易数
增生型	Ⅳ	眼底有新生血管或并有玻璃体积血	
	Ⅴ	眼底有新生血管和纤维增殖	
	Ⅵ	眼底有新生血管和纤维增生,并发现视网膜脱落	

表 8-9　DR 与高血压视网膜病变鉴别诊断

症状	DR	高血压性视网膜病变
水肿	轻或无	视乳头及视网膜
渗出物	腊肠样棕黄色,围绕黄斑呈环形排列	白色棉絮状,黄斑呈星状排列
出血	多位于深层,点状、圆形、不规则形	多位于浅层,火焰状线状
血管病变	静脉病变为主,可见微血管病变新生血管	动脉病变为主,可见痉挛、硬化

表 8-10　DR 的防治措施

项目	措施
预防	控制血糖、血压及血脂,服用改善微循环的药物.定期进行眼底检查
药物治疗	组胺受体拮抗剂、上皮细胞增殖抑制剂、醛糖还原酶抑制剂、自由基清除剂、中成药(如杞菊地黄丸、石斛夜光丸等)
局部手术治疗	激光光凝治疗、冷凝治疗、玻璃体切割

4.糖尿病肾病

糖尿病肾病(diabetic nephropathy,DN)是糖尿病最常见的并发症之一,有20%～40%的糖尿病患者会出现肾脏病变。糖尿病肾病常见于胰岛素依赖型糖尿病,此外,随着糖尿病病程的延长,肾脏病变的风险也随之增加。糖尿病肾脏病变主要包括肾小球硬化、肾小管-间质损害、肾血管损害、肾盂肾炎、肾乳头坏死等。

(1)发病机制:DN 的发病是多因素的,各因素间有协同或交互作用。目前研究表明,其发病机制主要有以下几个方面。肾血流动力学的改变,多元醇旁路等途径的激活,肾小球基底膜的结构和功能改变,蛋白质非酶糖化,高血压,遗传与种族因素。

(2)临床表现:主要表现为蛋白尿、水肿,甚至氮质血症。根据其疾病演变一般分为五期,见表 8-11。

表 8-11 糖尿病肾病的临床表现

分期	临床表现
Ⅰ	肾脏体积增大,肾小球滤过率(GFR)增高
Ⅱ	肾小球基底膜和系膜基质增加,运动后 UAE 稍增加
Ⅲ	GFR 大致正常,血压轻度升高,UAE 在 20～200 ug/min(30～300 mg/d)范围内,肾小球基底膜和系膜基质增加更甚。出现肾小球结节和弥漫性病变
Ⅳ	临床蛋白尿,UAE＞200 μg/min,血压升高,水肿,GFR 逐渐下降
Ⅴ	GFR 持续降低,血压升高,发展至终末期肾病

注:UAE:尿清蛋白排出率。

(3)诊断:Ⅰ、Ⅱ期为临床前期,通过肾功能、超声等检查可发现肾体积增大、GFR(肾小球滤过率)增高;Ⅲ、Ⅳ、Ⅴ期主要通过尿蛋白来进行诊断。若 6 个月内 2～3 次 UAE 在 20～200 μg/min,即可诊断为 DN 早期;若 UAE 持续＞200 μg/min,即可诊断为糖尿病肾病。

通常情况下,若出现持续性蛋白尿并伴有糖尿病特有视网膜病变,可确定糖尿病肾病,但需仔细排除其他可能引起蛋白尿的原因。当有明显的血尿时,应考虑其他肾脏病变,如肾肿瘤、肾乳头坏死等;若有必要,需进行肾脏活检以鉴别诊断。

(4)预防与治疗:DN 目前尚无特效疗法,应重在预防。严格控制血糖、血压等都可延缓 DN 的发生发展,并注意加强教育和监测。常见的治疗方法主要是控制血糖、控制血压、控制饮食及透析治疗等。

DM 早期有效地控制血糖可延缓肾脏功能的减退,若发展为糖尿病肾病,血糖情况对病情发展影响不大。降糖药物应选择不加重肾脏损害的药物,DN 肾功能不全者应选用胰岛素。

低蛋白饮食可使 DN 患者尿蛋白减少,GFR 下降。当出现蛋白尿时,蛋白质摄入量应限制在 0.8 g/(kg·d)。对有大量蛋白尿、水肿或肾功能不全的患者,蛋白摄入量应限制在 0.6 g/(kg·d),以优质蛋白为主。

高血压可使肾功能损害加重,有效地控制血压可降低尿蛋白的排泄。一般认为糖尿病患者血压控制在 16.00/10.67 kPa(120/80 mmHg)为宜。

当 DN 出现肾衰竭时,透析与肾移植是唯一有效的治疗方法。早期 DN 可用腹膜或血液透析,提高存活率。对 DN 尿毒症的治疗最有效的办法就是肾移植,胰-肾联合移植是 DN 尿毒症患者的最佳选择,但由于供体有限,应用甚少。因此对 DN 肾衰竭的患者主要还是以血液透析为主。

5.糖尿病神经系统病变

糖尿病神经病变是糖尿病常见的并发症之一,累及周围神经和中枢神经,以周围神经病变为主。根据病变神经的分布,将糖尿病神经病变分为两大类,见表 8-12。

表 8-12　糖尿病神经病变的分类

病变部位		临床表现
周围神经病变	多神经病变	远端对称性多神经病糖尿病性多发神经根病
	单神经病变	累及颅神经、躯体神经的单神经
	自主神经病变	内脏自主神经受累,导致多个系统功能紊乱
中枢神经病变	脊髓病变	糖尿病性假性脊髓痨、脊髓软化症等
	脑部病变	脑血管病变所致脑损害

(1)发病机制:目前普遍认为糖尿病神经病变是由代谢异常和神经血管血液供应障碍共同导致的。代谢异常主要包括多元醇通路代谢异常、肌醇代谢异常、蛋白糖化产物增加、脂质代谢异常、氧化应激等。神经供血障碍是由于血管结构的改变及血液流变学异常造成神经组织缺血缺氧、功能异常。糖尿病神经系统病变早期表现为神经纤维脱髓鞘和轴突变性。血管病变主要表现为血管内皮细胞增生、基底膜增厚、血管壁增厚、管腔变窄、形成血栓、发生闭塞。

(2)临床表现:①远端对称性多神经病变是糖尿病神经病变临床上最常见的类型,发病较缓慢。早期表现为四肢远端的感觉异常、麻木,有灼热感、刺痛感;后期感觉减退甚至消失。②单神经病变因累及部位不同而表现不同的症状。动眼神经麻痹时眼睑下垂,眼肌麻痹;上肢臂丛神经、下肢坐骨神经等神经受损表现为相应神经支配肌无力、疼痛、肌萎缩。③自主神经病变:主要累及胃肠道系统、心血管系统、泌尿生殖系统、体温调节等,临床表现有腹胀、腹泻、便秘、直立性低血压、神经性膀胱炎、阳痿、出汗异常。严重者出现心律失常、无痛性心肌梗死。

(3)实验室检查及辅助检查:糖尿病神经病变的检查项目包括物理学检查、神经肌电图检查、神经传导速度检查、诱发电位检查、超声、动脉造影等影像学检查,神经和肌肉活组织检查等,可协助对糖尿病早期神经病变进行诊断。

(4)诊断与鉴别诊断:糖尿病神经病变的临床表现和各项检查缺乏特异性,必须结合病史、临床表现、各项检查才可确诊,还需除外非糖尿病神经病变。对称性周围神经受损应与中毒性末梢神经病变、感染性多发性神经根炎等鉴别;非对称性周围神经受损应与脊髓肿瘤、脊椎骨质增生压迫神经等鉴别;腹泻应与胃肠炎症、胃肠肿瘤等鉴别。

(5)治疗:糖尿病神经病变的治疗主要是药物治疗,在控制血糖的同时,根据临床体征选用适宜药物对症治疗(表8-13)。

表 8-13　糖尿病神经病变的治疗

对症治疗	治疗
控制血糖	若饮食控制和口服降糖药效果良好,则不一定需用胰岛素
神经营养	神经营养因子、肌醇、神经节苷脂、亚麻酸等
改善微循环	前列腺素 E、山莨菪碱、钙拮抗剂、活血类中药等
改善代谢紊乱	醛糖还原酶抑制剂
疼痛	苯妥英钠、卡马西平、丙咪嗪、阿米替林等
直立性低血压	穿弹力袜,缓慢起立,适当增加血容量
胃肠功能紊乱	多潘立酮(吗丁啉)、甲氧氯普胺(胃复安)、次碳酸铋等
尿潴留	针灸、按摩,新斯的明,必要时导尿、留尿管、膀胱造瘘
阳痿	育亨宾、雄激素,真空负压勃起、阴茎假体植入等

6.糖尿病足

糖尿病足是糖尿病最严重、治疗费用最高的慢性并发症之一,严重者可致截肢。本病在欧美国家发病率较高,使患者的生活质量大大下降,其截肢的危险性大约是非糖尿病患者的 40 倍。流行病学研究表明,约 85% 的糖尿病患者截肢前都有足部溃疡,而且合并神经病变、血管病变等其他并发症。大多数糖尿病足发病年龄在 40 岁以上,且发病率随着年龄增大而升高。

(1)发病机制:目前认为糖尿病足是神经病变、血管病变及感染等多种因素共同作用的结果。DM 患者感觉神经发生病变导致感觉减退,患者自我保护能力减退甚至丧失,易受到外部损伤。运动神经病变导致足部畸形,增加足底压力,易致溃疡。自主神经病变造成的皮肤干裂极易引发感染。糖尿病患者周围动脉硬化闭塞,形成血栓,导致微循环障碍,进而引起皮肤、神经营养障碍,肢端缺血而溃烂坏死。感染是糖尿病足的主要威胁,可加重溃疡,是导致患者截肢的主要因素。

(2)临床表现:皮肤瘙痒、干燥、无汗、粗裂;感觉迟钝或丧失,常有鸭步行走,间歇性跛行,休息痛;足部肌肉萎缩,张力差,易出现韧带损伤,甚至引发骨折;足部畸形,导致弓形足,鸡爪趾,夏科氏关节等;肢端皮肤干裂,或形成水疱并逐渐扩大导致局部坏疽;足背动脉搏动减弱或消失。

(3)实验室检查及辅助检查:除糖尿病常规检查外,还需注意足部的检查。具体检查项目及意义见表8-14。

表 8-14　糖尿病足的检查及其意义

检查项目	检查意义
超声	发现下肢动脉病变
X线检查	发现动脉壁硬化骨质疏松、骨关节病变等
神经电生理检查	判断有无周围神经病变及评估病变程度
血压指数	判断有无肢端缺血
动脉造影	发现血管腔内各种病变,但检查可致血管痉挛加重缺血

(4)诊断:若糖尿病患者的实验室检查明确有肢端病变,均可诊断为糖尿病足。根据病变程度可将糖尿病足分为以下几级(表8-15)。

(5)预防与治疗:糖尿病足治疗较困难,应以预防为主。一般的预防措施包括加强对 DM 患者及家属的教育,主动对足部进行护理;控制血糖,定期进行足部检查;每天检查足部,温水泡脚,皮肤干燥可涂油膏类护肤品;避免足部损伤,勿赤足行走;勿长时间交叉双腿,以防压迫血管;若有问题找专业医师诊治。

表 8-15　糖尿病足的分级

分级	临床表现
0 级	皮肤完整,无开放性病灶,但有高危因素存在
1	浅表性溃疡,未累及深部组织
2	溃疡侵犯深部肌肉组织,脓性分泌物多,无肌腱韧带破坏
3	肌腱韧带受损,脓性分泌物增多,无明显骨质破坏
4	严重感染,出现局部性坏疽
5	全足感染或缺血,严重坏死,一般需截肢

糖尿病足治疗应做到:消除危险因素,如控制血糖,降低血压、血脂,改善微循环;对糖尿病足溃疡者应进行清创、引流、局部用药、抗感染等治疗;对于神经性溃疡,应注意减压;对于缺血性溃疡,要注重解决下肢缺血状态;对于合并感染的溃疡,应定期除去感染和坏死组织,并应用抗生素治疗;高压氧治疗可改善缺氧状况,有利于伤口愈合,但非厌氧菌的严重感染患者,尤其合并肺部感染者不宜使用;对溃疡部分可进行外科手术切除;对有皮肤缺损较大的溃疡可考虑皮肤移植;近年来发展起来的动脉重建术可使部分肢端坏疽者免于截肢手术。

糖尿病并发症是 DM 患者致死致残的主要原因,对于各种并发症的治疗均较困难,临床仍以预防为主。糖尿病并发症主要的预防措施是控制血糖、血压、血脂及使用阿司匹林来预防心脑血管及微血管的病变。

第二节　低　血　糖　症

低血糖是指血糖低于正常的一种状态。正常成人的空腹静脉血浆葡萄糖（简称血糖）浓度为 $4\sim6$ mmol/L（$72\sim108$ mg/dL），平均 5.0 mmol/L（90 mg/dL）。血糖降低并出现相应症状及体征时称为低血糖症。低血糖昏迷是指低血糖症导致的神经精神障碍。低血糖症不是一种独立的疾病，而是多种原因引起的血葡萄糖浓度过低综合征。空腹低血糖症发生于空腹状态，又称吸收后低血糖症。肝、肾、内分泌疾病、药物和恶性肿瘤等都可引起低血糖症。但低血糖症的临床表现往往因原发病而被忽视。严重的低血糖症导致不可逆性脑损伤，甚至死亡。

临床上，药物（如胰岛素和口服降糖药物等）所致的低血糖症最常见，其次为肿瘤（胰岛素瘤和非 β 细胞肿瘤等）相关性低血糖症，而其他原因引起的低血糖症少见。

一、病因分类

（一）高胰岛素血症/升高血糖激素缺乏/重症疾病引起空腹低血糖症

引起空腹低血糖症的主要原因：①外源性高胰岛素血症（降糖药物如胰岛素、磺脲类药及其他胰岛素促分泌剂和饮酒等）；②内源性高胰岛素血症，如胰岛素瘤、胰岛素细胞癌、胰岛 β 细胞增生、婴幼儿持续高胰岛素性低血糖症（persistent hyperinsulinemic hypoglycemia of infancy，PHHI）、非胰岛素瘤胰源性低血糖综合征（noninsulinoma pancreatogenous hypoglycemia syndrome，NIPHS）、胰岛素抗体和胰岛素受体抗体等；③升血糖激素缺乏或不足（如皮质醇、生长激素、肾上腺素和胰高血糖素缺乏）；④某些重症疾病（肝衰竭、肾衰竭、脓毒血症和营养不良症）。临床上以饮酒和药物（尤其是胰岛素和磺脲类药物）所致者多见（表 8-16）。

表 8-16　低血糖症的病理生理分类

葡萄糖生成的底物的可用性障碍	亮氨酸过敏症
儿童酮症性低血糖症	T2DM（早期）
慢性肾衰竭	胎儿成红细胞增多症
饥饿（如妊娠反应）	糖尿病母亲分娩的婴儿
过度运动	反应性低血糖症
糖生成障碍	外源性高胰岛素血症（非胰岛素作用）
肝衰竭（重症肝病/肝坏死/肝炎）	糖尿病伴低血糖症
糖生成的酶系异常（缺乏为主）	胰岛素所致的低血糖症
糖原分解酶缺陷	粗胰岛素分泌剂
糖异生酶缺陷	非法降糖制剂
糖利用过多	非法壮阳制剂
内源性高胰岛素血症	肿瘤性低血糖症（胰岛素瘤除外）

胰岛素瘤	胰岛素敏感性增加
PHHI	垂体功能减退症
葡萄糖激酶活化性突变	肾上腺皮质功能减退症
谷氨酸脱氢酶活化性突变	剧烈运动
滋养性低血糖症	药物相互作用

注:PHHI:婴儿持续性高胰岛素血症性低血糖症,病理学上称为胰岛细胞增殖症或胰腺微腺瘤样增殖症;T2DM:2 型糖尿病。

1.高胰岛素血症

高胰岛素血症包括外源性高胰岛素血症和内源性高胰岛素血症两种。

(1)外源性高胰岛素血症:胰岛素应用过程中的最常见不良反应,接受胰岛素强化治疗患者的低血糖症发生率较高。引起低血糖症的原因是相对或绝对胰岛素过多,而诱因可能不止一个:①胰岛素使用不当或剂量过大;②混合胰岛素治疗时胰岛素比例不当;③注射胰岛素后饮食减少或未按时进餐或活动量增加;④肝、肾功能不全;⑤饮酒。有些患者发生低血糖症(尤其是夜间熟睡后)时,可无明显交感神经兴奋的症状,或仅表现为神经系统症状,应引起重视。低血糖发生后,由于交感神经兴奋,肾上腺素等胰岛素拮抗激素分泌增多,所以有些患者在夜间虽有低血糖发生,但是在清晨表现为高血糖(即 Somogy 现象),此时应减少胰岛素剂量,而不是盲目加大胰岛素剂量。磺脲类药物引起的低血糖常发生于老年患者或肝肾功能不全者,高龄、肝肾疾病、药物剂量过大、体力活动过度、进食不规则、酒精饮料及多种药物相互作用等为常见诱因。严重低血糖反应可诱发冠心病患者的心绞痛、心肌梗死或脑血管意外;反复或持续的低血糖可导致神经系统不可逆损伤,甚至昏迷和死亡。

(2)内源性高胰岛素血症:见于胰岛素瘤、胰岛素细胞癌、胰岛 β 细胞增生、PHHI、NIPHS、胰岛素抗体和胰岛素受体抗体等。

2.升血糖激素缺乏

(1)生长激素缺乏:儿童主要表现为空腹低血糖症,成人主要临床表现为体脂含量增加和肥胖伴骨量降低。患者常伴有肌肉容量减少、体力下降、左心室收缩力下降、血纤维蛋白原水平增高及纤溶酶抑制物活性增加。严重患者可发生低血糖昏迷、进食过少或不进食,特别是在有感染时,易于发生自发性低血糖昏迷;有时因胰岛素(做胰岛素耐量试验或使用胰岛素治疗食欲不振等)或因高糖饮食或注射大量葡萄糖后,引起内源性胰岛素分泌过多。由于皮质醇不足,肝糖原贮存和生长激素分泌减少,对胰岛素的敏感性增加,加之甲状腺功能减低,肠道对葡萄糖的吸收减少,所以平时空腹血糖较低。一旦遇有上述情况,极易出现低血糖昏迷。

(2)ACTH/糖皮质激素缺乏:见于垂体功能减退症、肾上腺皮质功能减退症、先天性肾上腺皮质增生症、X-性连锁先天性肾上腺发育不良症和糖皮质激素抵抗综合征等。原发性肾上腺皮质功能减退症的临床表现和病情严重性因年龄而异,婴儿期常出现失盐危象、消瘦、昏睡或休克、皮肤色素沉着逐渐加重和反复发作的低血糖症。

慢性原发性肾上腺皮质功能减退症有糖皮质激素和盐皮质激素缺乏,而慢性继发性肾上腺皮质功能减退症(ACTH 缺乏)仅有糖皮质激素缺乏表现。肾上腺脑白质营养不良症可有中枢神经系统症状。合并其他腺垂体功能减退时,可有甲状腺和性腺功能减退表现。ACTH 缺乏症表现为虚弱、乏力、食欲减退、恶心呕吐、上腹痛、体重降低、心音微弱、心率缓慢、血压降低和不耐饥饿;易出现低血糖症;机体抵抗力差,常并发感染和感染性休克与昏迷。皮质醇缺乏时,排泄水负荷的能力减退,往往发生低钠血症。

3.重症疾病

危重症患者伴有的低血糖症较少见。肝细胞大量破坏常导致低血糖症;肝脏完全切除可致严重低血糖症;肝脏大部分切除后,空腹血糖的维持主要依赖于肾脏糖异生。其他原因引起的肝源性低血糖症常见于中毒性肝炎、急性重型肝炎、脂肪肝(饥饿或饮酒后)、急性胆管炎和胆管阻塞等。常见的肝病,如慢性肝炎和肝硬化发生低血糖者反而少见。原发性肝癌较易发生低血糖症,这是葡萄糖调节异常或癌细胞分泌过多 IGF-2 所致,而转移性肝癌则较少发生低血糖症。严重消瘦型和浮肿型蛋白质-热能营养不良症可引起低血糖昏迷,多见于因食物严重缺乏而导致慢性 PEM 患者长时间未进食时,患者常伴有低体温、心率减慢和血压偏低,如不进行及时抢救,常导致死亡。

(二)葡萄糖生成底物缺乏/糖生成障碍/糖利用过多导致低血糖症

葡萄糖生成的底物的可用性障碍主要见于儿童酮症性低血糖症、慢性肾衰竭和长期饥饿(如妊娠反应);糖生成障碍主要见于重症肝病、糖生成酶系异常、糖原分解酶缺乏或糖异生酶缺乏;糖利用过多主要见于内源性高胰岛素血症或外源性高胰岛素血症;胰岛素敏感性增强的主要原因是升高血糖的激素(如生长激素、糖皮质激素、儿茶酚胺和胰高血糖素等)缺乏(表 8-16)。

葡萄糖激酶(glucokinase,GCK)是胰岛 β 细胞胰岛素分泌的关键性调节酶,由于突变方式不同,葡萄糖激酶突变沟可分别引起高血糖症或低血糖症。GCK 的杂合子活化性突变引起低血糖症。目前,已经报道了 1 441 个家族的 620 个 GCK 突变位点,其中多数的活化性突变位于所谓的变构激活物部位。

在肝脏、肾脏、脑组织和胰岛中,谷氨酸盐通过线粒体基质的谷氨酸脱氢酶(glutamate dehydrogenase,GDH)催化器脱氢氧化为 α-酮戊二酸。谷氨酸脱氢酶的活性调节十分复杂,包括了负性(如 GTP 和乙酰辅酶)和正性(如 ADP 与亮氨酸)调节两个方面。谷氨酸脱氢酶活化性突变(ABCC8、KCNJ11、GLUD1、CGK、HADH、SLC16A1 和 HNF4A)导致 GTP 对谷氨酸脱氢酶的负性抑制作用丢失,引起儿童高胰岛素血症-高氨血症-低血糖综合征。

偶尔,糖利用过多可以导致低血糖症,主要见于除胰岛素瘤以外的某些肿瘤性低血糖症。但是,在后一种情况中,IGF-2 所起的降血糖作用似乎更为重要。

(三)根据脑损害部位与程度判断低血糖病情

Himwich 曾按脑损害的程度对低血糖症进行分期(表 8-17)。新生儿低血糖症和重症低血糖症对脑损害的表现与缺氧性脑病类似。但亦有所不同。低血糖症按下列顺序对中枢神经系统造成损害,引起相应的临床表现。①第 1 期(大脑皮质功能障碍):表现为定向力与识别能力丧失,如意识朦胧、嗜睡、多汗、肌张力低下、震颤和精神失常等;②第 2 期(皮质下中枢功能障碍):表现为躁动不安、痛觉过敏、阵挛性或舞蹈样动作或幼稚动作,如吮吸、紧抓物体、做鬼脸、瞳孔散大、锥体束征阳性和强直性惊厥等;③第 3 期(中脑损害):表现为阵发性及张力性痉挛、扭转性痉挛、阵发性惊厥、眼轴歪斜和 Babinski 征阳性等;④第 4 期(延髓损害):表现为昏迷、去大脑性强直、反射消失、瞳孔缩小、肌张力降低、呼吸减弱和血压下降;⑤第 5 期(下丘脑功能障碍):下丘脑侧区细胞的食欲素分泌增多,促进摄食行为,产生强烈的饥饿和食欲感。下丘脑为糖代谢的调节"中枢",下丘脑的许多神经元含有"糖受体",可感受细胞外液中葡萄糖浓度的变化。当血糖降低时,糖感受器的信息迅速传递到相关神经元,促进促肾上腺皮质激素释放激素(CRH)、促甲状腺激素释放激素(TRH)和兴奋性氨基酸等的释放,兴奋垂体-肾上腺轴,增加糖皮质激素和肾上腺髓质的儿茶酚胺分泌。

表 8-17　低血糖的 Himwich 分期

	症状、体征	动-静脉氧压差	脑电图
Ⅰ期:大脑皮质损害	定向力下降/吐词不清/嗜睡	6.8	慢波活动增加,α 节律(8~14cps)
Ⅱ期:脑皮质下-间脑损害	感觉分辨力丧失/无刺激反应/有自主运动/心率快/瞳孔扩大	—	θ 带慢波活动
Ⅲ期:中脑损害	张力性肌强直/眼非同向偏斜/跖反射异常	2.6	δ 节律(1~4cps)
Ⅳ期:神经元损害	转动头部诱发伸肌痉挛		
Ⅴ期:神经元损害及生命中枢损害	昏迷/呼吸弱/心动过缓/眼球固定/瞳孔缩小/无对光反射	1.8	节律极慢,无脑电波

　　脑细胞所需的能量几乎完全来自葡萄糖,约占体内葡萄糖消耗总量的 60%。虽然在缺乏糖供应时脑组织也能利用酮体,但不是抵御急性低血糖的有效机制。低血糖时,中枢神经每小时仍需要葡萄糖 6 g 左右,如持续得不到补充,即出现急性脑病样损害的病理生理过程。脑损伤的顺序与脑的发育进化过程有关,细胞越进化对低糖越敏感,受累一般从大脑皮质开始,顺次波及皮层下(包括基底节)、下丘脑及自主神经中枢和延髓;低血糖纠正后,按上述顺序逆向恢复。反复发作或持续较长的低血糖症使中枢神经变性、坏死和水肿,伴弥散性出血和节段性脱髓鞘,可导致永久性脑损伤或死亡。空腹低血糖发作时,下丘脑的"糖感受器"将信息迅速传递到相关神经元,引起下丘脑促肾上腺皮质激素释放激素和 GHRH 等细胞兴奋,促进兴奋性氨基酸神经递质、ACTH 和生长激素等的释放,从而兴奋垂体-肾上腺轴,使糖皮质激素和儿茶酚胺分泌增多,出现交感神经兴奋症状。

　　(四)糖尿病相关性和非相关性低血糖症的分类不同

　　临床上以药物性低血糖症多见,尤其以胰岛素、磺脲类药物和饮酒所致低血糖症最常见。据统计,在低血糖症急诊患者中有 2/3 的病例有糖尿病或饮酒史。使用降糖药物的患者同时饮酒,其低血糖症更为严重。约 1/4 的低血糖症患者合并脓毒血症,但这些患者也多为糖尿病或饮酒患者。药物性低血糖症多见于肝衰竭、肾衰竭、脓毒血症和营养不良等疾病。抗胰岛素激素缺乏的患者用激素替代治疗后,一般不发生低血糖症。

在临床上,有时因为时间、地点和环境等因素的限制,可以采取下列方法来诊断低血糖症:一般根据 Whipple 三联症可诊断为低血糖症;如果只有两者,可拟定为低血糖症,如只有其中之一,则判定为可疑低血糖症。另一种方法是将低血糖症分为症状性低血糖症和生化性低血糖症;前者是指患者有低血糖的相关症状,又可分为轻度低血糖症(患者可自行处理并纠正)、严重低血糖症(患者不能自行处理)和低血糖昏迷。

1.非糖尿病相关性低血糖症分类

临床上多根据疾病分类,见表 8-18。按临床症状的有无可分为有症状的低血糖症及无症状的低血糖症。各种器质性疾病引起的低血糖症又称器质性低血糖症,病理变化不明显的或仅因血糖调节失常所致者称为功能性低血糖症。按低血糖症的发生时间,尤其是与进食的关系可分为空腹低血糖症和餐后低血糖症。

表 8-18　低血糖症的分类

空腹(吸收后)低血糖症	胰岛 β 细胞疾病
药物	肿瘤(胰岛素瘤和胰岛素细胞癌)
胰岛素、磺脲类药及饮酒	胰岛 β 细胞增生
含胰岛素促分泌剂的其他药物	PHHI
喷他脒和奎宁	NIPHS
水杨酸盐	其他疾病
其他药物	自身免疫性低血糖症
重症疾病	胰岛素抗体
肝衰竭	胰岛素受体抗体
心衰竭	β 细胞抗体(?)
肾衰竭	异位胰岛素分泌(?)
脓毒血症	婴儿和儿童低血糖症
营养不良症或 PEM	儿童酮症性低血糖症
升血糖激素缺乏或不足	餐后(反应性)低血糖症
皮质醇缺乏	先天性糖代谢酶缺陷症
GH 缺乏	遗传性果糖不耐受
胰岛血糖素缺乏	半乳糖血症
肾上腺素缺乏	特发性餐后低血糖症
多种激素缺乏	早期 T2DM
非胰岛 β 细胞肿瘤	滋养性低血糖症(包括倾倒综合征)
内源性不适当高胰岛素血症	肠外营养支持

注:GH:生长激素;PHHI:婴儿持续性高胰岛素血症性低血糖症;NIPHS:胰源性非胰岛素瘤性低血糖综合征;PEM:蛋白-热能营养不良症。

空腹低血糖症多较严重,其病因主要是不适当的高胰岛素血症,多见于用药和血糖监测不当。药物、严重肝肾功能受损、升血糖激素缺乏、胰岛 β 细胞瘤和非胰岛β细胞肿瘤、全身性疾病和代谢性疾病等可致高胰岛素血症和低血糖症。餐后低血糖症多由餐后释放胰岛素过多引起,故又称反应性低血糖症,主要见于功能性疾病,如自发性功能性低血糖症是由某些刺激使迷走神经兴奋,或胃肠激素及营养底物等刺激胰岛 β 细胞分泌胰岛素过多所致,但也见于器质性疾病,如垂体和肾上腺皮质功能减退等。先天性酶缺乏也可引起餐后低血糖症。

2.糖尿病相关性低血糖症分类

由于糖尿病伴低血糖症的特殊性,ADA 提出如下的低血糖症临床分类方法:①严重低血糖症是指发生低血糖症后,患者不能自救,需要他人协助才能恢复神智;②症状性低血糖症是指低血糖的症状明显,血糖≤3.9 mmol/L;③无症状性低血糖症是指患者无低血糖症状,但血糖≤3.9 mmol/L;④可疑的症状性低血糖症是指有低血糖症状,但未检测血糖;⑤相对性低血糖症是指低血糖的症状明显,但血糖≥3.9 mmol/L。

二、病理生理与临床表现

正常人在血糖下降至 2.8～3.0 mmol/L(50～55 mg/dL)时,胰岛素分泌受抑制,升血糖激素的分泌被激活。当血糖继续降至 2.5～2.8 mmol/L(45～50 mg/dL)时,脑功能障碍已很明显。正常人对血糖下降的反应:①胰岛素分泌减少或完全停止;②升血糖激素的分泌增加;③下丘脑-肾上腺素能神经兴奋;④较重的低血糖症可出现一过性认知障碍。

(一)诱发升血糖激素分泌是抵御低血糖的重要机制

1.诱发升血糖激素分泌的糖阈

该血糖阈值主要受以往血糖水平的影响。即使仅有 1 次低血糖症发作,也可使刺激升血糖激素分泌和引起症状的血糖阈值降低,使一些患者发生低血糖症时症状轻微甚至无症状。虽然认知障碍通常与低血糖症的程度有关,但一些患者可以较好地耐受低血糖症,可能与葡萄糖通过脑细胞膜的转运增加有关。

糖尿病并发低血糖症有其特殊性。如果平时的血糖明显升高(如>15 mmol/L),当血糖突然下降时,尽管血糖值正常或仍明显高于正常(如 4～6 mmol/L),患者即可出现低血糖症状。因此,糖尿病并发低血糖症的血糖诊断标准要相应提高。一般认为,当血糖≤3.9 mmol/L,并有低血糖症状时,即可按低血糖处理。

2.决定低血糖症严重程度的因素

主要因素:①血糖降低的绝对程度;②患者的年龄;③血糖下降的速度;④低血糖持续的时间;⑤机体对低血糖的反应性;⑥病程的长短。例如,在短时间内血糖由较高浓度很快下降到一个较低的水平,此时血糖水平即使还在正常范围内,也可能会出现低血糖症。相反,老年人反复发作低血糖症亦可无症状,如患者新近有过低血糖症发作,出现这些症状的血糖阈值下降,导致无知觉性低血糖症(hypoglycemia unawareness,HU)。当血糖降至 2.8 mmol/L 以下而未察觉自主神经警告症状,或者在亚急性神经性低血糖症状出现前没有自主神经症状,称为无知觉性低血糖症或无症状性低血糖症。糖尿病者或非糖尿病者均可发生,患者可无前驱症状而迅速进入昏迷状态。

(二)低血糖导致交感兴奋和脑功能紊乱

血糖下降较快时,往往先出现交感神经兴奋症群,然后出现脑功能障碍。一般来说,血糖越低症状越明显,但低血糖症状的严重程度还取决于以下 3 个方面。①血糖降低的速度:血糖下降越快,症状越重;如糖尿病患者的血糖下降速度过快(如在 2 小时内从 20 mmol/L 降至 6.7 mmol/L)也出现类似症状;②年龄:年龄越大,反应性越差,症状越不明显;③既往的低血糖发作经历:反复低血糖发作后,先是交感神经兴奋症状消失,继而昏迷前的神经精神症状消失;反复低血糖发作的糖尿病患者、老年人或慢性空腹低血糖患者,血糖虽已降至 2.5 mmol/L 或更低,可仍无自觉不适,直至昏迷。

1.交感神经兴奋表现

主要有发作性和进行性的极度饥饿、大汗、焦虑、躁动、易怒、心悸、手足颤抖、面色苍白和情绪激动等;后者以软弱、倦怠、乏力、皮肤感觉异常、视物不清、步态不稳、幻觉、幼稚动作、怪异行为、肌肉颤动、肢体震颤、运动障碍、瘫痪或病理反射为特征。某些患者(如胰岛素瘤患者)可发展为远端对称性周围神经病变(运动神经元较感觉神经元更易受累)。查体可见面色苍白、皮肤湿润、心动过速、收缩压升高。如血糖下降严重且历时较长,可因脑组织缺糖而引起神志改变、认知障碍、抽搐或昏迷,持续 6 小时以上的严重低血糖症常导致永久性脑损伤。老年人的低血糖发作易诱发心绞痛、心肌梗死、一过性脑缺血发作和脑梗死。

2.缺糖性脑功能紊乱表现

低血糖症出现的中枢神经系统功能紊乱与氧化应激致神经损害有密切关系。低血糖发生后,脑组织的神经递质代谢、电解质转运和血-脑脊液屏障功能障碍。大脑、小脑和脑干等均出现自由基损害,谷胱甘肽、谷胱甘肽 S 转换酶、谷胱甘肽过氧化物酶、谷胱甘肽还原酶、γ-谷氨酰胺转肽酶、过氧化氢酶、超氧化物歧化酶及线粒体电子转移链复合物(Ⅰ、Ⅱ、Ⅲ和Ⅳ)均有明显变化,符合急性应激性脑损害的病理变化过程。

低血糖症反复发作或持续时间较长时,中枢神经系统的神经元出现变性与坏死,可伴脑水肿、弥漫性出血或节段性脱髓鞘;肝脏和肌肉中的糖原耗竭。此外,某些患者(如胰岛素瘤患者)可发展为远端对称性周围神经病变(运动神经元较感觉神经元更易受累)。低血糖症纠正后,脑功能则按上述的逆顺序恢复。交感神经兴奋症状随血糖正常而很快消失,脑功能障碍症状则在数小时内逐渐消失。但如果低血糖症较重,则需要数天或更长时间才能恢复;严重持久的低血糖症(>6 小时)可导致永久性脑功能障碍或死亡。

(三)血糖对抗调节障碍引起无知觉低血糖症

正常人发生低血糖时,通过血糖对抗调节机制,使胰岛素分泌减少或完全停止,同时升血糖激素的分泌增加。诱发低血糖症状时的血糖称低血糖反应糖阈值(glycemic threshold for response of hypoglycemia,GTRH),正常人约在血糖

3.0 mmol/L 时出现交感神经兴奋症状,当血糖降至 2.5 mmol/L 时出现神经精神症状。低血糖反应糖阈值的个体差异大,即使同一个体在不同时期也是变化的。反复的低血糖发作(recurrent episodes of hypoglycemia,RH)损害脑细胞对低血糖的感知,不能做出适当的抗调节反应(counterregulatory response,CRR),从而对其后发生的低血糖失去调节作用。位于下丘脑腹内侧(ventromedial hypothalamus,VMH)的糖敏感神经元(glucose sensitive neurons,GSNs)是执行抗调节反应的中枢,下丘脑腹内侧产生一氧化氮(NO)是感知糖浓度的关键分子,而一氧化氮的下游分子也在抗调节反应中起了重要作用。因为老年人的抗调节反应特别脆弱,故老年 T2DM 患者在经历 1 次或数次低血糖后,再出现低血糖发作就变得完全"无知觉"了。

(四)儿童/老年人/糖尿病/长期低血糖者临床表现不典型

儿童、老年人和患有其他系统性疾病的患者在发生低血糖症时,尤其是长期发作者的表现可极不典型,从而易被误诊或漏诊。非典型低血糖症状无特异性,随病情发展而变化,不同患者或同一患者各次发作的表现不尽相同。婴儿低血糖症可表现为多睡和多汗,甚至急性呼吸衰竭;老年人常以性格变态、失眠、多梦、噩梦或窦性心动过缓为主诉;患有脑部疾病的患者对低血糖症的应激反应异常。例如,老年性痴呆者发生低血糖症后可无不适,下丘脑-垂体-肾上腺轴的反应性差,应激机制障碍。有时,慢性低血糖症的唯一表现是性格改变或"癫痫样发作"。一些躯体性疾病也可伴有下丘脑-垂体的低血糖调节反应障碍。例如,多发性纤维性肌痛综合征患者在发生低血糖症时,不能兴奋下丘脑-垂体-肾上腺轴,皮质醇和儿茶酚胺的分泌反应明显减弱。急性类风湿关节炎患者也有类似异常,但程度较轻。如血糖下降缓慢,可没有明显的交感神经兴奋症群。

(五)临床转归取决于低血糖发作至低血糖纠正的持续时间

低血糖只要及时诊断,正确处理,大多数预后良好。若不及时发现,并予以纠正,可很快进展为昏迷,低血糖昏迷持续 6 小时以上,可致不可逆性脑损害,甚至死亡。在新生儿,低血糖未及时被发现与处理,可造成广泛的脑损害,导致智力发育不全等后遗症。反复发作低血糖可使患者发生低血糖反应的血糖阈值下降,低血糖的临床表现变得越来越不典型。

三、辅助检查与诊断

(一)根据 Whipple 三联症确立低血糖症诊断

Whipple 三联症包括①空腹和运动促使低血糖症发作并出现低血糖症状;②发作时,血浆葡萄糖<2.8 mmol/L;③服糖后,低血糖症状迅速缓解。

对于一般人群来说,血糖<3.3 mmol/L(60 mg/dL)时,出现低血糖症状;血糖<2.8 mmol/L(50 mg/dL)时,出现中枢神经系统功能紊乱的表现;血糖<2.2 mmol/L(40 mg/dL)时,出现神志改变或昏迷。但是,个体对低血糖的反应和适应能力相差悬殊,因此低血糖症的诊断不必过分强调发作时的血糖值,而应重点考虑血糖值的前后比较。在不可能比较发作前后的血糖值情况下,应综合病史和 Whipple 三联症做出诊断,并排除下列情况所伴有的 Whipple 三联症:①神经质患

者;②重症尿糖(肾性糖尿);③肌萎缩、重症营养不良或肝病;④高血糖控制过程中的血糖下降速度过快。当长期高血糖患者从更高的血糖水平降至较轻的高血糖水平(如从 25 mmol/L 降至 15 mmol/L)时亦常出现低血糖症状。另一方面,慢性低血糖症(如糖原贮积症)患者即使血糖很低亦可耐受,很少或从不出现 Whipple 三联症,而未经控制的糖尿病患者在血糖降至4.4 mmol/L(80 mg/dL)即出现严重的低血糖反应。所以,确定 Whipple 三联症的关键是症状发作时的血糖测定,症状发作过后,因升高血糖的激素分泌可掩盖低血糖真相。低血糖症的诊断程序和步骤见表 8-19。

表 8-19　低血糖症的一般诊断程序

诊断步骤	诊断项目
第 1 步	确认 Whipple 三联症
第 2 步	连续测定空腹血糖 2~5 天
第 3 步	胰岛素释放指数(胰岛素/血糖比值:正常<0.3,胰岛素瘤>0.4;血糖正常时比值升高无意义)
第 4 步	胰岛素释放修正指数(血浆胰岛素×100/(血糖-30)[μU/(mL·mg)];正常<50,胰岛素瘤>85)
第 5 步	禁食(加或不加运动试验)直至发作
第 6 步	术前肿瘤定位
	高分辨 B 超/CT
	核素扫描
	腹腔选择性动脉造影+钙刺激试验
	经皮肝门静脉插管分段取血
第 7 步	术中超声显像+核素探针定位
第 8 步	胰腺分段切除查血糖,切除 85%胰腺无血糖上升时停止手术
第 9 步	分子病因检查
	SUR1/Kir6.2 突变(PHHI)
	β 细胞增生(NIPHS)

注:PHHI:婴儿持续性高胰岛素血症性低血糖症;NIPHS:胰源性非胰岛素瘤性低血糖综合征。

由于新生儿可以有生理性血糖下降,对于足月新生儿来讲,48 小时内血糖<1.7 mmol/L,才可以诊断为低血糖症。由于升血糖激素约在血糖 3.6 mmol/L(65 mg/dL)时被刺激而分泌增多,因此上述的低血糖诊断标准偏低。许多临床单位已建立血糖阈值,在这个水平,不仅出现升血糖激素的分泌,而且出现临床低血糖的症状和认知功能障碍。此外,在分析血糖测定结果时,要注意人为因素的干扰(假性低血糖),如白细胞增多症和红细胞增多症等。如果分离血浆延迟数小时,亦可发生假性血糖下降。加入糖分解抑制剂或及时分离血标本可以避免之。

分析 Whipple 三联症时,应强调低血糖症状、血糖降低和服糖后低血糖症状迅速缓解等 3 个诊断要素的统一性,不应片面强调血糖值,其原因是①低血糖症诊断的意义在于评价和预防其对机体的损害和危险性,因而漏诊和过度诊断都是不妥的;②分析血糖值要特别注意采血的时间;因升血糖反应,低血糖发作 5 分钟后的血糖往往不能代表真实的血糖水平;③部分患者的 Whipple 三联症是分离的;即血糖仍升高或正常者可能发生典型的低血糖症状,而慢性低血糖者可能缺乏低血糖症状。

(二)低血糖症的诊断与分类标准

为了防止漏诊和减少低血糖的危害,ADA(2005 年)将低血糖症分为严重低血糖症、有症状性低血糖症(血浆葡萄糖≤3.9 mmol/L,血浆葡萄糖 3.9 mmol/L=全血葡萄糖 3.4 mmol/L)、无症状性低血糖症[血浆葡萄糖≤3.9 mmol/L 和(或)餐后≤5.0 mmol/L]、可疑低血糖症(无血浆葡萄糖测定)和相对性低血糖症(患者的空腹血浆葡萄糖>3.9 mmol/L 而伴有低血糖症状)。

(三)低血糖症与伴有交感兴奋的其他疾病鉴别

首先要防止慢性低血糖症的漏诊和误诊,以交感神经兴奋为突出表现者应注意与甲状腺功能亢进、嗜铬细胞瘤、自主神经功能紊乱、糖尿病自主神经病变及更年期综合征相鉴别,以精神-神经-行为异常为突出表现者应注意与精神病或中枢神经疾病鉴别。空腹低血糖症的病因鉴别见图 8-1,糖尿病史、降糖药物史、72 h 禁食和运动试验及空腹血糖、胰岛素和 C 肽测定是鉴别病因的关键。延长空腹时间不能激发者(特别是运动后),可以基本排除低血糖症。

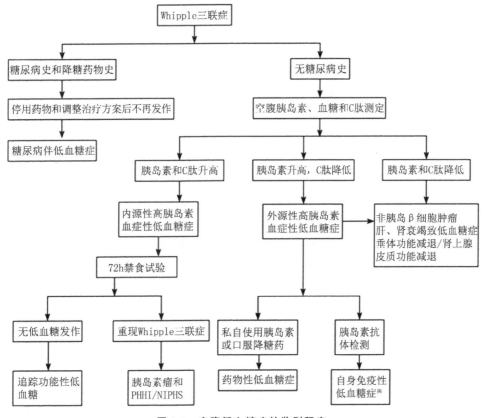

图 8-1 空腹低血糖症的鉴别程序

注:※胰岛素自身抗体所致的低血糖症时,游离 C 肽降低

　　凡有空腹、餐后数小时或体力活动后出现交感神经兴奋为主的低血糖症状和体征时,应与具有交感神经兴奋表现的疾病,如甲状腺功能亢进症、嗜铬细胞瘤、自主神经功能紊乱、糖尿病自主神经病变及更年期综合征等鉴别。有发作性(特别在空腹)精神-神经异常、惊厥、不明原因发生的行为异常、意识障碍或昏迷,特别是有用胰岛素或口服降糖药的糖尿病患者,应常规查血糖。与其他引起中枢神经系统器质性病变的疾病相鉴别,如脑炎、多发性硬化、精神病、癫痫、脑血管意外、糖尿病酮症酸中毒昏迷、糖尿病非酮症高渗性昏迷和药物中毒等。

　　(四)根据辅助检查确定低血糖症病因

　　为了确定低血糖症的病因,一般都要进行数项实验室检查或特殊试验。空腹血浆胰岛素和血糖测定属于基础检查,根据胰岛素/血糖比值可以确定是否为高胰岛素血症。血浆胰岛素原和C肽测定及延长禁食试验用于疑难病例,特别是胰岛素瘤的诊断,而影像检查仅作为诊断的参考,不作为诊断的依据。胰岛素抗体和胰岛素受体抗体测定仅在高度怀疑自身免疫性低血糖症时应用。胰岛素抑制试验与胰岛素分泌刺激试验可鉴别无症状性低血糖症或不稳定性或边缘性高胰岛素血症。

　　1.空腹血浆胰岛素和血糖

　　非肥胖者空腹血浆胰岛素高于 24 $\mu U/mL$ 可认为是高胰岛素血症,然而有时血浆胰岛素值正常,但相对的血糖值已增高。当空腹血糖＜2.8 mmol/L 时,血浆胰岛素应降至 10 $\mu U/mL$ 以下;血浆葡萄糖＜2.2 mmol/L,胰岛素值应＜5 $\mu U/mL$;血糖＜1.67 mmol/L 时,胰岛素应停止分泌。随着血糖的下降,胰岛素($\mu U/mL$)与血糖(mg/dL)比值(胰岛素释放指数,I∶G)也降低,如I∶G 值增加或＞0.3,应怀疑有高胰岛素血症,I∶G＞0.4 有提示胰岛素瘤的可能。

　　2.胰岛素/血糖比值

　　当正常人空腹血糖＜2.2 mmol/L 时,胰岛素应＜5 $\mu U/mL$;＜1.67 mmol/L 时胰岛素应停止分泌。随着血糖下降,胰岛素($\mu U/mL$)与血糖(mg/dL)比值(胰岛素释放指数,I∶G)也降低。如 I∶G 值＞0.3,应考虑为高胰岛素血症性低血糖症。同时测定胰岛素、胰岛素原和 C 肽有助于鉴别内源性和外源性高胰岛素血症的病因(表 8-20)。根据 Mayo 医院的报道,如空腹血糖＜2.5 mmol/L,免疫发光法测得的(真)胰岛素＞18 pmol/L (3 $\mu U/mL$),C 肽＞200 pmol/L(0.6 ng/mL),胰岛素原＞5 pmol/L,一般即可确立为内源性高胰岛素血症,其常见原因为胰岛素瘤(或胰岛β细胞增生),但必须首先排除磺脲类和格列奈类药物等胰岛素促分泌剂引起的低血糖症。相反,如果胰岛素升高,而胰岛素原和 C 肽正常或降低,则提示为外源性胰岛素(或胰岛素类似物)所致,而自身免疫性低血糖症的确诊有赖于胰岛素抗体和胰岛素受体抗体的检测。

　　3.血浆胰岛素原和 C 肽

　　正常血浆含有少量的胰岛素原,而大部分胰岛素瘤患者血循环中胰岛素原水平增高。正常情况下,胰岛素原不超过免疫反应性胰岛素总量的 22％,而 85％以上的胰岛素瘤患者的胰岛素原＞25％。低血糖症时,血胰岛素原升高,血胰岛素和 C 肽与血糖水平出现矛盾结果,提示胰岛素不适当分泌过多。用放射免疫法(RIA 法)测定的血浆胰岛素值称为免疫反应性胰岛素,这是因为胰岛素的多克隆抗体与胰岛素原等胰岛素类似物有交叉反应。因为通常测定的是免疫反应性胰岛素,再加上胰岛素的正常值较低,所以解释结果时要十分慎重。C肽的测定可用于内源性和外源性高胰岛素血症的鉴别。C肽和胰岛素是等克分子量分泌的,外源性高胰岛素血症时的血C肽一般测不出来。血C肽高提示内源性高胰岛素血症。反之,低血C肽提示血浆胰岛素增高是外源性胰岛素所致。

表 8-20　高胰岛素血症性低血糖症的鉴别

	胰岛素	胰岛素原	C肽	促胰岛素分泌剂	胰岛素抗体
外源性胰岛素	↑	↓	↓	—	—
胰岛素促分泌剂	↑	↑	↑	+	—
胰岛素瘤/PHHI	↑	↑	↑	—	—
自身免疫性低血糖症					
胰岛素抗体所致	↑	↑※	↑※	—	+
胰岛素受体抗体所致	↑	↓	↓	—	—§

注:※游离C肽和游离胰岛素原降低;§胰岛素抗体阴性而胰岛素受体抗体阳性。

4.延长禁食试验

如过夜空腹后,血糖>2.8 mmol/L,此时可延长禁食时间(最长可达72小时测定血糖1次)。若发现血糖开始下降,测定次数应增加(可用快速血糖测定仪测定),但低血糖症的诊断应建立在静脉血浆葡萄糖测定的基础上。功能性低血糖症通常发生于空腹后的24小时内。空腹后增加运动可诱发低血糖症,而正常人即使运动,其血糖水平仍保持恒定。低血糖症的临床诊断可分3步进行:第1步确定有无低血糖症;第2步明确其类型;第3步确定其病因。

5.胰岛素抗体和胰岛素受体抗体

血浆中存在胰岛素抗体提示既往使用过胰岛素或自身免疫性胰岛素综合征。胰岛素的自身抗体按抗原的来源可分为内源性和外源性2种;依抗体的生物活性和作用效果有兴奋性与抑制性自身抗体之分。没有接受过胰岛素治疗的患者血液中出现胰岛素抗体阳性,提示患者可能私自注射过胰岛素,或者是有自身免疫性低血糖症。后者的特点是不发作时,游离胰岛素浓度很低而胰岛素总量明显升高。用双抗体放射免疫法测定胰岛素时,可出现血胰岛素假性增高。存在胰岛素抗体时,应测定游离胰岛素和C肽。长期接受胰岛素治疗的患者可产生抗胰岛素抗体,此与制剂中的胰岛素与人胰岛素的结构不同和制剂不纯有关。但使用单峰的人胰岛素或重组的人胰岛素仍可产生胰岛素抗体。此类抗体是产生胰岛素不敏感的重要原因之一。另一种少见的情况是机体自身产生的抗胰岛素抗体可兴奋胰岛素受体而引起严重的低血糖症。

血循环中存在的胰岛素受体抗体与胰岛素竞争结合胰岛素受体,长期效应会降低胰岛素受体的亲和力,减少胰岛素受体数目,从而导致胰岛素抵抗。但体外试验表明,胰岛素受体抗体的急性效应是模拟胰岛素的作用,可用RIA法测定。

6.血浆磺脲类药物及其尿代谢产物

测定血浆磺脲类药物或其尿中代谢产物可协助确定磺脲类药物诱发的高胰岛素血症性低血糖症。

7.其他检测

血、尿及脑脊液氨基酸组分分析有助于氨基酸代谢病的诊断。血酮、血糖、血尿素氮和肌酸激酶是各种低血糖症的基本检测项目。应尽量做病变组织的酶活性测定及异常糖原颗粒和代谢底物等的测定。胰高血糖素试验和亮氨酸试验用于胰岛素瘤的诊断。铬粒素 A (chromogranin A,CgA)是神经内分泌肿瘤的标志物之一,约 90％的氨前体摄取和脱羧系统(APUD)肿瘤患者血清 CgA 升高。中肠来源的类癌患者,血中 CgA 可升高数十至数百倍;发生肝转移后,血 CgA 增高更明显(RIA 法测定的CgA 误差为30％～40％)。

8.胰岛素分泌动态试验

(1)胰岛素抑制试验:胰岛素抑制试验可鉴别无症状性低血糖症或不稳定性及边缘性高胰岛素血症,但某些胰岛素瘤患者的 C 肽抑制试验可正常。有学者发现,正常人在应用外源性胰岛素后,血浆 C 肽抑制约 66％,但胰岛素瘤患者在血糖正常时,血浆胰岛素和 C 肽不被抑制,而在低血糖症时,可抑制内源性胰岛素和 C 肽的分泌,其程度不及正常人。

(2)胰岛素分泌刺激试验:对于可疑低血糖症者,刺激试验的敏感性较 I：G 比值、C 肽和胰岛素原测定等方法低。一般常用的刺激物有甲苯磺丁脲、精氨酸、胰高血糖素和钙剂。胰岛素瘤患者中,80％有甲苯磺丁脲试验异常,74％有精氨酸试验异常,58％有胰高血糖素试验异常。注射钙剂后能刺激胰岛素瘤患者的胰岛素分泌。

9.影像检查

影像检查的目的是为胰岛素瘤和非 β 细胞肿瘤所致低血糖症提供诊断依据,常用的影像检查有超声显像、CT(或 MRI)扫描、生长抑素受体闪烁扫描和选择性动脉造影等。

(五)特殊试验

1.果糖耐量试验

口服 200 mg/kg 果糖后,正常人的反应与 OGTT 相似,而遗传性果糖不耐受症患者由于果糖-1-磷酸醛缩酶缺陷而出现低血糖症、低磷血症及果糖尿症。

2.胰高血糖素试验

胰高血糖素仅作用于肝磷酸化酶,对肌磷酸化酶无影响。正常人在空腹肌内注射 1 mg 胰高血糖素后,血糖升高,高峰见于 45 分钟左右,血胰岛素与血糖值一致。胰岛素瘤者血糖高峰可提前出现,但下降迅速,并出现低血糖症,血胰岛素分泌高于正常人。糖原贮积症(GSD)I型者无血糖高峰或仅有小的高峰,见于注射小时后,血乳酸显著升高,血 pH 值下降和 HCO_3^- 减少。此试验亦可用于其他低血糖症的鉴别诊断。

3.肾上腺素试验

GSD I 型者于注射肾上腺素后血糖增值≤30％。由于糖原贮积症亦可累及中性粒细胞的糖代谢,故使用肾上腺素后,血中性粒细胞升高不明显。但用于糖原贮积症

Ⅰb诊断的简便方法是用佛波醇刺激还原型辅酶Ⅱ（NADPH）氧化酶的活性，协助糖原贮积症Ⅰb及中性粒细胞功能异常的诊断。

4.缺血运动乳酸试验

将上臂缠以血压计袖带，加压至26.67kPa（200 mmHg），令患者做抓握活动，持续1分钟，测定试验前后的血乳酸值。正常人试验后血乳酸升高3倍以上，Ⅲ型和Ⅴ型糖原贮积症者不增加，但不能排除其他原因所致的乳酸生成障碍性疾病（如肌肉磷酸果糖激酶缺陷等）。

5.可乐定治疗试验

如怀疑为糖原贮积症，常用可乐定（0.15 mg/d，或按体表面积每天0.2 mg/m²）治疗数月，糖原贮积症者（如Ⅰ型、Ⅲ型和Ⅵ型）可增加身高，其作用机制未明。由于此药还对体质性矮小及其他原因所致生长迟滞有效，故可能与其作用于中枢，促进生长激素分泌等作用有关。

四、低血糖症的病因鉴别

低血糖症的临床表现无特异性，引起个体低血糖症的血糖阈值差异较大，而且长期的慢性低血糖症可无自觉症状，甚至血糖可持续<2.8 mmol/L，故易漏诊和误诊。在临床上，对任何存在交感神经兴奋或神经精神症状的患者均应怀疑低血糖症。

（一）器质性低血糖症与功能性低血糖症鉴别

确定属于低血糖症后，应首先鉴别其性质和临床意义。有空腹低血糖症的患者也可有餐后低血糖症。如患者的低血糖症很有规律地发生于餐后某一时期，应在空腹后再测定血糖。如果饥饿不能激发，可基本排除器质性低血糖症的可能。如果临床上高度怀疑低血糖症，应在常规的混合餐后多次测定血糖，要求患者记录所发生的症状及其发生时间。除非有典型的低血糖症状或血糖下降及血糖升高后低血糖症状消失（Whipple三联症），否则不能诊断为低血糖症。快速血糖测定不能用于诊断低血糖症。OGTT不能用于诊断可疑的低血糖症，因为10%的正常人在口服葡萄糖耐量试验时，2小时或2小时以上的血糖可下降至2.8 mmol/L以下。

（二）根据辅助检查鉴别低血糖症类型

在确定低血糖症后，应进一步明确其类型，即高胰岛素血症引起的低血糖症、升血糖激素缺乏引起的低血糖症或重症疾病和先天性疾病引起的低血糖症。但是，对于一个成年低血糖症患者来说，升血糖激素缺乏、重症疾病和先天性疾病引起的低血糖症很容易识别，所以临床鉴别的重点实际上仅仅是确定高胰岛素血症。

1.病史资料

详细的病史资料有助于排除胰岛素或其他药物所致的低血糖症。对于私用降糖药的患者，可通过检查尿或血样来明确诊断。器官功能衰竭引起的低血糖症可通过临床体检和常规检查明确诊断。除了先天性酶缺乏，儿童性低血糖症多是自限性的。先天性酶缺陷症患者可有特征性的临床表现。若排除了这些原因，低血糖症的病因以胰岛素分泌过多和升血糖激素缺乏的可能性最大。低血糖刺激皮质醇、生长激素、胰高血糖素和肾上腺素的分泌。自发性低血糖症患者血液中这些激素的升高即可排除这些激素的缺乏或不足。对空腹低血糖症患者应常规估计是否有足够的生长激素和皮质醇分泌。由于胰高血糖素和肾上腺素缺乏极其罕见，因此不必常规测定。

2.空腹非高胰岛素血症性低血糖症

主要见于糖异生障碍性疾病(如肝衰竭、肾衰竭和营养不良症)、升血糖激素缺乏性疾病(如慢性肾上腺皮质功能减退和生长激素缺乏)或非胰岛 β 细胞肿瘤。一般根据病史、临床表现和必要的辅助检查易于鉴别。非胰岛 β 细胞肿瘤以发源于上皮细胞和间质细胞肿瘤为常见，包括肝癌、肺癌、纤维瘤及纤维肉瘤等，其可能与肿瘤分泌IGF-2(尤其是巨 IGF-2、大 IGF-2)有关。根据原发肿瘤的临床表现，胰岛素、胰岛素原和 C 肽降低，而 IGF-2 升高可资鉴别。

(1)营养不良：对营养不良者进行静脉营养支持治疗时，要注意监测血糖，警惕营养不良性反应性低血糖的发生。营养不良伴感染时，慎用甲基苄啶和磺胺甲基异噁唑等药物，因其可诱发严重低血糖。这类患者存在葡萄糖利用过度，即使静脉输注葡萄糖时，也可发生低血糖，应引起高度警惕。

(2)慢性肾衰竭和慢性肝病：慢性肾衰竭患者血液透析期间，抗低血糖激素反应迟钝，透析前血糖＜4.5 mmol/L，透析期间未进食者极易发生低血糖。有人主张透析液中葡萄糖含量不能小于 5.5 mmol/L，以防发生透析性低血糖。因为肾功能不全时，肾脏对胰岛素的降解作用减弱，故糖尿病合并肾功能不全者胰岛素用量需减少，血糖控制不应过严。此外，尿毒症患者有蔗糖不耐受现象，肾糖异生受损和肝糖异生不足可致空腹低血糖。慢性肝病的治疗应着力恢复肝脏功能，避免使用对肝脏有损害的药物。

(3)非遗传性婴幼儿低血糖症：对于婴幼儿低血糖症患儿，要积极治疗其原发病，避免不利饮食，从而消除引起低血糖症的诱因。对低体重儿、早产儿、围生期窒息儿、母亲有糖尿病和高血压等危险因素的新生儿应避免饥饿，空腹时间≤3 小时并定期监测，早产儿至少监测 48 小时。对于垂体危象和肾上腺危象患者，禁用镇静剂、口服降糖药物或胰岛素，以免发生严重的低血糖症。

(4)非 β 细胞肿瘤所致低血糖症：最常见的是纤维肉瘤、神经纤维瘤、脂肪肉瘤、横纹肌肉瘤、平滑肌肉瘤、间皮瘤和血管外皮瘤等。1/3 位于胸腔内，1/3 位于腹膜后，约 11% 位于腹腔内。患者血中 IGF-2 可升高或正常，IGF-1 则明显受抑制。即使IGF-2 正常，但其降解产物和生物利用度的改变也可能导致低血糖症；通常肿瘤中IGF-2 mRNA 升高，且相当部分 IGF-2 以"大 IGF-2"形式存在，大部分肿瘤相关性低血糖症患者血清中的高分子量 IGF-2 升高。脂肪分解受抑，非酯化脂肪酸水平低。患者尽管在葡萄糖利用、肝脏葡萄糖生成和脂肪分解方面存在胰岛素样作用，但其禁食状态的胰岛素水平受抑，由此推论可能存在胰岛素样物质作用引起低血糖症。Stuart 等发现，直肠癌肝转移患者肝脏和肌肉的胰岛素受体增加，外周组织对葡萄糖利用增加可能是肿瘤合并低血糖的原因。肝脏葡萄糖生成不足和升高血糖的激素不足也可能是低血糖原因。总之，种种研究表明，肿瘤相关性低血糖原因是多因素的，不同肿瘤的低血糖原因可能不同。

间叶肿瘤的压迫症状能提示诊断。间叶肿瘤一般位于胸腔、腹膜后或腹腔内。多数的体积较大,通常有咳嗽、疼痛、呼吸困难、腹部不适和外周神经系统症状及肿瘤本身的压迫症状和代谢异常等。在此基础上,还需积极寻找引起低血糖症的原发肿瘤,行胸、腹部影像学检查(X线片、B超、CT和MRI等),必要时行血管造影进行肿瘤定位。注意同时采血测胰岛素,如低血糖时血浆胰岛素血糖的比值>0.3,要考虑胰岛素瘤的诊断;当比值<0.3时,则应排除其他伴低胰岛素血症的低血糖症,如暴发性肝坏死、慢性肾衰竭、严重营养不良、肾上腺皮质功能减退、酒精中毒和长期应用抑制肝糖原分解的药物等。

3.空腹高胰岛素血症性低血糖症

实验室检查特点:①血糖<3 mmol/L,并伴可测出的血清胰岛素与C肽,而酮体阴性或极低,血游离脂肪酸和支链氨基酸降低;②血 NH_3 升高(高胰岛素血症-高氨综合征);③血羟-丁酰肉碱和尿 3-羟-戊二酸升高,由乙酰辅酶 A 脱氢酶(DADH)缺陷所致;④其他支持诊断的依据:肌内注射或静脉注射胰高血糖素后血糖有反应(升高 1.5 mmol/L 以上),或皮下注射或静脉注射奥曲肽后,血糖有反应或血清 IGFBP-1 降低。

测定血清 C 肽水平可鉴别内源性高胰岛素血症与外源性高胰岛素血症。如血糖<2.2 mmol/L,血C肽高于 0.2 nmol/L(0.6 ng/mL),提示为内源性高胰岛素血症。由于磺脲类药物也可以引起胰岛素分泌,故应测定血、尿的磺脲类药物浓度。自身免疫性低血糖症除可发现胰岛素自身抗体的特殊情况外,游离胰岛素水平是降低的。

(1)药源性低血糖症:在终止服药(至少是暂时的)后可迅速缓解,但在药物作用未完全消除时需注意维持血糖水平。如果确定是正在服用的药物导致的低血糖症,应立即停用,待低血糖症恢复及药物作用清除后方可改用其他类型的降糖药。胰岛素、磺脲类和格列奈类促胰岛素分泌剂引起的低血糖症已经被人们所熟知,但下列几类药物所致的低血糖症容易被忽视,在鉴别诊断时值得特别注意。

氟喹诺酮类抗生素导致低血糖症:糖尿病患者和正常人使用氟喹诺酮可引起严重的低血糖发作,糖尿病患者在降糖治疗中应用该类药物的低血糖风险更大。低血糖症的发生机制可能与膜离子通道衰竭、少突胶质细胞凋亡及葡萄糖再灌注所致的氧化应激有关。严重低血糖症可进一步导致脑桥中央髓鞘溶解(central pontine myelinolysis,CPM)。左氧氟沙星可引起低血糖症,如果同时使用了口服降糖药,则可导致严重的血糖下降。加替沙星较左氧氟沙星更容易引起低血糖症和高血糖症,这种现象与药物的剂量无关。

干扰素引起低血糖症:干扰素除了引起甲状腺损害外,还常常导致低血糖症,但仅见于糖尿病患者,其发生机制未明,可能与肝糖输出减少有关。据报道,干扰素可使糖尿病患者的血糖下降 38.45%、HbA1c 下降 1.08%、体重减轻 3.15 kg。丙型肝炎合并糖尿病时,应注意减少胰岛素的用量,避免发生低血糖症。此外,这类患者也不宜用 HbA1c 来评价血糖的控制好坏。

非法降糖复方制剂引起的低血糖症:这是近年来经常遇到的低血糖类型,虽然其病因和临床表现与前述的药源性低血糖症相同,但具有极大的隐蔽性和致死风险。

据调查,非法复方降糖制剂很多,如诺和·唐维、胰康益寿胶囊、雪域唐清、圣首牌荞芪胶囊、康胰佳芙蓉芬粉(胶囊)、唐复焕胰素、天赐恩、胰愈降糖胶囊、仁合胰宝、三消扶胰丸、苦肽双清胶囊、清脂活脉胶囊、益肾糖灵胶囊、杞黄降低糖胶囊、生命唐安、六仁胶囊、胰宝安肽、胰泉灵胶囊、活胰化糖胶囊、化糖贴、降糖甲片、诺和糖康、雪莲活胰素、苦荞胶囊、双瓜糖安胶囊、参草消糖胰肾王、国宝活胰康、唐美胶囊和葛晶胶囊,等等。这些制剂的名称诱人,很容易欺骗缺乏糖尿病知识的患者。一些制剂中加入了磺脲类药物,如格列本脲或格列齐特,而且药品说明书只有中药成分介绍,对非法掺入的磺脲类药物不做任何说明。如果服用的剂量稍大,即可导致严重低血糖反应甚至昏迷。

非法壮阳制剂引起的低血糖症:与非法降糖复方制剂比较,非法壮阳制剂引起的低血糖症相对少见。据说在枸橼酸西地那非(万艾可,伟哥)中加入磺脲类药物是为了寻求精神与兴奋刺激,但只要超过一定量,必然引起严重后果。事实上,服药后的精神刺激已经是低血糖的严重反应。当非糖尿病患者,尤其是原有性行为异常的男性发生类似现象时,即需考虑非法壮阳制剂引起的低血糖症可能。这种低血糖症在2007—2008年常见,据披露,是制剂为磺脲类药物"污染"所致,但在后来的低血糖症男性患者中,仍然偶尔见到,需要引起足够的重视。

普奈诺尔引起低血糖症:普奈诺尔广泛用于临床许多疾病的治疗,近年来发现,其对婴幼儿血管瘤有良好疗效。但是,血管瘤又是非β细胞肿瘤性低血糖症的主要原因,因而,必须特别警惕低血糖的发生。此外,使用普奈诺尔治疗其他疾病时,亦应注意轻度的低血糖症发生。

(2)胰岛素瘤:如果成年人存在空腹高胰岛素血症性低血糖症,在排除医源性因素后,应高度怀疑胰岛素瘤。当血糖<2.2 mmol/L、血胰岛素≥6 μU/mL 和 C 肽≥200 pmol/L时,也应高度怀疑胰岛素瘤的可能,但必须先排除磺脲类药物所致低血糖症。胰岛素瘤的诊断详见图 8-2。

胰岛素瘤是高胰岛素血症性低血糖症的常见病因,其中胰岛 β 细胞腺瘤约占84%(约 90% 为单个,约 10% 为多个),其次为 β 细胞癌,再次为弥漫性胰岛 β 细胞增生。临床表现与其他原因引起的空腹低血糖症相同,主要表现为反复发作的低血糖症群,多发生于清晨餐前,也可见于午餐或晚餐前,饥饿、劳累、精神刺激、月经来潮和发热等可诱发。病情由轻渐重,由 1 年数次发作逐渐发展到 1 天数次发作;发作时间长短不一,短者 3~5 分钟,长者可持续数天。长期反复发作的低血糖可致中枢神经的器质性损害,遗留性格异常、记忆力下降、精神失常和痴呆等,常误诊为精神病或其他功能性疾病。

一般首先确定为空腹高胰岛素血症性低血糖症,然后经影像检查证实胰腺存在肿瘤,如果表现不典型,应通过必要的动态试验明确诊断。偶尔,β 细胞瘤仅分泌胰岛素原,因为血清胰岛素和 C 肽不高,所以此时应测定胰岛素原明确诊断。临床上,典型的 Whipple 三联症仍是胰岛素瘤最主要的诊断依据。胰腺占位病变与 Whipple 三联症是胰岛素瘤患者行开腹探查的确切指征。少数胰岛素瘤患者的血胰岛素水平可在正常范围内,故血胰岛素水平正常也不要否定胰岛素瘤的诊断。低血糖症发作的治疗与一般原因引起者相同,手术切除肿瘤是本病的根治方法。

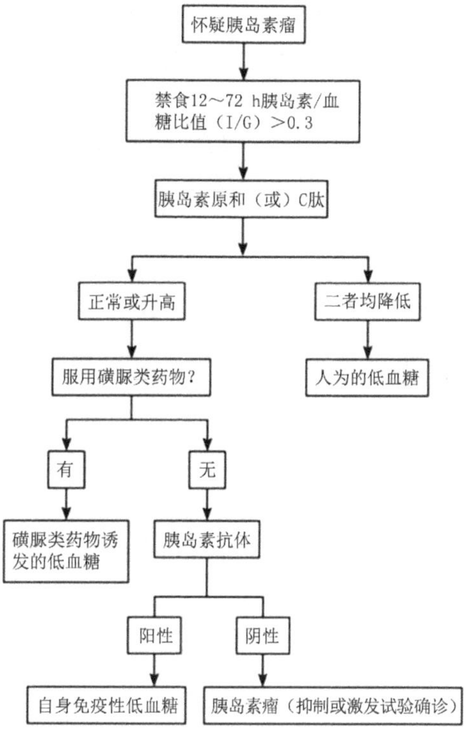

```
              ┌──────────────┐
              │  怀疑胰岛素瘤  │
              └──────┬───────┘
                     │
        ┌────────────┴─────────────┐
        │ 禁食12～72 h胰岛素/血      │
        │ 糖比值（I/G）＞0.3          │
        └────────────┬─────────────┘
                     │
          ┌──────────┴──────────┐
          │ 胰岛素原和（或）C肽    │
          └──────────┬──────────┘
             ┌────────┴────────┐
       ┌─────┴─────┐      ┌─────┴─────┐
       │ 正常或升高  │      │ 二者均降低  │
       └─────┬─────┘      └─────┬─────┘
             │                  │
       ┌─────┴─────┐      ┌─────┴─────┐
       │ 服用磺脲类药物? │   │ 人为的低血糖  │
       └─────┬─────┘      └───────────┘
       ┌─────┴──────┐
   ┌───┴───┐    ┌───┴───┐
   │  有    │    │  无    │
   └───┬───┘    └───┬───┘
       │            │
 ┌─────┴─────┐ ┌────┴─────┐
 │磺脲类药物诱  │ │ 胰岛素抗体 │
 │发的低血糖   │ └────┬─────┘
 └───────────┘  ┌────┴────┐
           ┌────┴───┐ ┌───┴───┐
           │  阳性   │ │  阴性  │
           └────┬───┘ └───┬───┘
                │         │
        ┌───────┴────┐ ┌──┴──────────────────┐
        │ 自身免疫性低血糖 │ │胰岛素瘤（抑制或激发试验确诊）│
        └────────────┘ └─────────────────────┘
```

图 8-2 胰岛素瘤的诊断流程

（3）自身免疫性低血糖症:自身免疫性低血糖症（autoimmune hypoglycemia, AIH）又称胰岛素自身免疫综合征（insulin autoimmune syndrome, IAS）,由日本的 Hirata 于 1970 年首次报道,故又称 Hirata 病。其临床特征为反复空腹或餐后晚期的低血糖发作,血胰岛素水平升高,胰岛素自身抗体（IAA）或胰岛素受体抗体阳性。患者尽管可能有胰岛细胞增生,目前不主张手术治疗。严重的反复低血糖昏迷病例则需应用糖皮质激素和免疫抑制剂,必要时进行血浆置换治疗。有学者用[123]I标记的胰岛素闪烁扫描观察到 1 例严重的反复低血糖昏迷患者经血浆置换后低血糖很快消失,[123]I胰岛素的生物分布改善,但 IAA 滴度仅轻度下降。泼尼松治疗 7 个月后,血糖和胰岛素耐量恢复正常。在临床上,多数自身免疫性低血糖症患者可自行缓解,如为外源性胰岛素或服用含巯基药物（如甲巯咪唑、谷胱甘肽和卡托普利等）引起者,停药后数月可恢复正常,但如再次使用又可诱发本症,故禁止再次使用此类药物。

(三)相关基因突变分析鉴别先天性高胰岛素血症病因

对于儿童和青少年患者,如果排除了后天性高胰岛素血症性低血糖症可能,那么就要考虑先天性高胰岛素血症的诊断,并用进一步的特殊检查,明确其分子病因。

先天性高胰岛素血症是 β 细胞胰岛素分泌调节紊乱引起的一种临床综合征,主要见于新生儿和婴幼儿,称为婴幼儿持续性高胰岛素血症性低血糖症（PHHI）。目前已知,至少有 7 个基因突变可引起 PHHI,大约占全部 PHHI 病例的 50％。在组织学上,PHHI 分为弥漫性、局灶性和非典型性 β-细胞增生。弥漫性增生为常染色体隐性或显性遗传,而局灶性为散发性;前者需要行近全胰腺切除术,而后者仅需局部切除即可。目前已知,引起弥漫性病变的突变基因有 *ABCC8*、*KCNJ*11、*GCK*、*GLUD*1、*HNF4A*、*HADH* 和 *SLC*16*A*1;引起局灶性病变的突变基因有 *ABCC*8 和 *KCNJ*11 及父本单亲二倍体(uniparental disomy,UPD)。例如,ATP-敏感性钾通道(ATP-sensitive potassium channels,K^+-ATP)是维持血糖稳定的关键因素,调节葡萄糖刺激的胰岛素分泌和血糖降低时的胰高血糖素分泌,并抑制肌肉和肝脏摄取葡萄糖,同时刺激摄食行为。因而,K^+-ATP 通道的失活性突变可引起先天性高胰岛素血症,见图 8-3。临床上,可将先天性高胰岛素血症分为二氮嗪反应性和二氮嗪无反应性两类。β细胞糖代谢基因突变导致的先天性高胰岛素血症诊断确立后,首先给予二氮嗪口服,该药与 SUR1 结合,使 K^+-ATP 通道维持开放状态,防止 β-细胞膜去极化和胰岛素分泌。

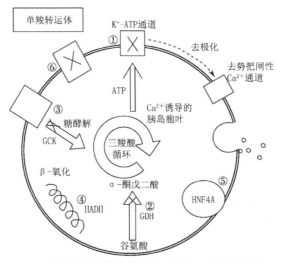

图 8-3　β细胞糖代谢基因突变导致的先天性高胰岛素血症

注:①*ABCC8* 和*KCNJ11* 编码的 K^+-ATP 通道;②*GLUD1* 编码的谷氨酸脱氢酶;③ 葡萄糖激酶为糖酵解的起始酶;④3-羟酰辅酶 A 脱氢酶为 β 氧化的关键酶,由*HADH* 编码;⑤*HNF4A* 活化性突变引起葡萄糖刺激的胰岛素分泌过多;⑥单羧酶转运体由*SLC16A1* 编码

五、治疗和预防

(一)尽快纠正低血糖症并预防再次发作

在低血糖发作至血糖完全恢复正常的一段时间内,患者是否遗留脑损害后遗症主要与昏迷时间和低血糖的持续时间有关。因此在此时期内需要持续补充葡萄糖,促进脑功能恢复。而预计患者恢复血糖正常的时间是处理严重低血糖症的关键指标。Ohyama 等发现,虽然患者使用的胰岛素有速效、中效和长效之分,但低血糖的恢复时间仅与使用的胰岛素剂量存在正相关关系,即 $Y = 0.045X$。公式中,Y 为恢复时间(h),X 为胰岛素剂量(U)。例如,注射 1 000 U 胰岛素后的低血糖恢复时间为 $0.045 \times 1\ 000 = 45$ 小时;也就是说,该患者至少在 45 小时内需要使用静脉葡萄糖滴注,以维持血糖稳定。显然,该公式将复杂的低血糖临床情况变得过于简单化,没有考虑个体的基础健康状态和抗低血糖能力等重要因素的影响;但对于估计和评价病

情与预后仍有相当大的参考价值。

1.糖水或含糖饮料

患者病情较轻或神志清楚,可进食糖果、糕点、糖水或含糖饮料等,使血糖恢复正常,缓解症状。

2.静脉注射葡萄糖液

患者症状较重或神志不清而不能口服者,应立即静脉注射50%葡萄糖溶液60 mL,血糖上升不明显或数分钟后未清醒者,可再重复注射1次,然后用10%葡萄糖溶液静脉滴注,维持24～48小时或更长,直至患者能进食淀粉类食物,在此期间应密切观察患者神志情况,并多次监测血糖。对于营养不良的患者应注意低钾血症的发生。既要避免低血糖的再度发生,也要避免血糖太高,使血糖控制在正常或偏高范围。必要时皮下或肌内注射胰高血糖素1 mg,即可使血糖升高,并维持1～2小时;因其升血糖作用依赖肝糖原储存,故不宜用于肝源性低血糖症及酒精性低血糖症。

如血糖恢复正常而意识仍未恢复,必须按急性脑病进行重症监护和综合急救,除头部降温和护脑等措施外,静脉输注20%甘露醇,并给予地塞米松静脉注射,积极防治各种并发症和合并症。糖皮质激素适应于顽固性低血糖症和自身免疫性低血糖症的治疗,血糖稳定后逐渐减量并停药,慢性肾上腺功能减退者逐渐减至维持剂量。

3.肾上腺糖皮质激素

对于顽固性低血糖的处理,特别是肾上腺皮质功能低下引起的低血糖者,除给予以上措施外,还应使用肾上腺糖皮质激素,如氢化可的松200～300 mg/d,血糖稳定后逐渐减量并停药,有慢性肾上腺功能低下的患者逐渐减量至维持剂量。

4.胰高血糖素

病情严重者可以皮下或肌内注射胰高血糖素1 mg,适用于不能进食患者的早期治疗,特别是使用了胰岛素或磺脲类药物的糖尿病患者。本药不宜用于肝源性低血糖及酒精性低血糖,因胰高血糖素的升血糖作用依赖肝糖原的储存。该药可在20分钟以内使血糖升高,并维持1～2小时,患者应在此段时间内迅速转入医院治疗。

5.对症处理

一般情况下,血糖恢复正常后,中枢神经系统功能会迅速恢复正常,但也有少数患者因严重的低血糖症或抢救不及时或原有的并发症与合并症等,脑功能不能很快恢复或不能恢复。血糖恢复正常后意识仍未恢复>30分钟者为低血糖后昏迷,必须按低血糖症并脑水肿进行综合性急救处理。给予静脉输注20%甘露醇125～250 mL(30分钟内输完),和(或)糖皮质激素(如地塞米松10 mg)静脉注射,并维持血糖在正常范围内。

加餐是防治T1DM患者低血糖症的有效治疗手段之一,但对于慢性低血糖症的长期治疗,频繁进食不是可取的办法,因为可引起体重增加。找不到其他更好的治疗措施时,有时仍然需要少量多次进食,个别严重患者甚至需要整晚鼻饲。

(二)低血糖症非发作期的治疗与预防

先天性高胰岛素血症的药物治疗见表8-21和图8-4。

表 8-21   先天性高胰岛素血症的药物治疗

	剂量	使用途径	不良反应	注意事项
二氮嗪	5～20 mg/(kg·d),分3次	口服	体液潴留,多毛和高尿酸血症,粒细胞减少	与氯噻嗪合用(尤其是对于新生儿),监测体液变化
氯噻嗪	7～10 mg/(kg·d),分2次	口服	低钠血症,低钾血症	监测血清电解质
硝苯地平	0.25～2.5 mg/(kg·d),分3次	口服	低血压	监测血压,对 K^+-ATP 通道突变者无效
胰高血糖素	1～20 μg/(kg·d),急性低血糖 0.5～1 mg肌内注射	肌内注射或静脉注射	大剂量引起矛盾性低血糖症	忌用大剂量
奥曲肽	5～30 μg/(kg·d)	皮下注射或静脉注射或静脉滴注	变态反应,胃肠道反应,抑制 GH、TSH 和 ACTH 分泌,胆汁淤滞	可引起婴幼儿坏死性小肠炎(胃肠血流减少所致),定期做肝胆B超

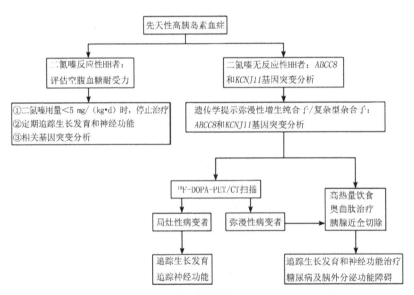

图 8-4   先天性高胰岛素血症的诊疗流程

1.胰岛素瘤和非 β 细胞肿瘤所致低血糖症

影像定位后尽早手术治疗,绝大部分的胰岛素瘤和非 β 细胞肿瘤为良性,肿瘤切除后,低血糖症得到根治。无法手术者选用口服或静脉补充葡萄糖制止低血糖发作,不少患者需持续静脉滴注葡萄糖,如仍不能有效控制,可加用皮质激素。必要时,也可用胰高血糖素升高血糖,但对肝脏疾患(肿瘤)引起的低血糖症无效。另外,苯妥英钠、二氮嗪、生长激素和生长抑素亦可能有效。上述治疗措施只能取得暂时效果,待血糖恢复,患者能耐受化疗或放疗时应予抗肿瘤治疗。有学者发现 20% 的肿瘤患者不能手术,手术后肿瘤常复发,多数患者在复发后 1 年内死亡。这些患者可考虑用 177 镥-奥曲肽和依维莫司治疗。

2.糖尿病低血糖症

糖尿病低血糖症发生率的降低重在教育和预防。最好对患者增加电视片和图片宣传教育,让患者和家属充分认识低血糖症防治的重要性,掌握必需的防治知识和具体措施。应告知患者医师和医疗单位的电话,以备随时联系。这样可明显减少低血糖症的发生。同时,一旦发生可立即自行处理,杜绝严重低血糖症的发生。外出旅游和出差的糖尿病患者要备有病情卡片,并备有专用的防治药盒及血糖快速测定器具。有条件者应备有急救用的口服葡萄糖液和注射用胰高血糖素,并随身带有使用说明书。老年人、盲人和有其他残疾的糖尿病患者要备有自己使用胰岛素或其他口服降糖药的日用记录本,以备在昏迷等意外情况下,旁人协助处理。

接受口服降糖药物或(和)胰岛素治疗时,要保证饮食量和运动量相对固定,同时要经常监测血糖,调整治疗方案,防止无知觉低血糖的发生;对儿童患者要加强监护;对于糖尿病合并妊娠或妊娠糖尿病,应随孕龄及分娩等及时调整胰岛素用量。糖尿病老年患者易并发低血糖症,因此对老年患者应尽量避免使用作用强和持续时间长的磺脲类药物,如格列苯脲;对肝肾功能不好者,用胰岛素治疗时要减量;少用兼有降低血糖作用的药物,如水杨酸盐和磺胺类等;同时要加强血糖自我监测。

第三节　甲状腺功能亢进症

甲状腺功能亢进症(简称甲亢),是指由甲状腺本身或甲状腺以外的多种原因引起的甲状腺激素增多,以造成机体的神经、循环、消化等各系统的兴奋性增高和代谢亢进为主要表现的疾病的总称。甲状腺功能亢进是内分泌系统的常见病和多发病。本病可发生于任何年龄,从新生儿到老年人均可能患甲状腺功能亢进症,但最多见于中青年女性。

甲状腺功能亢进症的病因较复杂,其中以格雷夫斯病(Graves disease,GD)最多见,又称毒性弥散性甲状腺肿,是一种伴甲状腺激素分泌增多的器官特异性自身免疫病,约占所有甲状腺功能亢进症患者的85%;其次为亚急性甲状腺炎伴甲状腺功能亢进症和结节性甲状腺肿伴甲状腺功能亢进症;其他少见的病因有垂体性甲状腺功能亢进症、碘甲状腺功能亢进症等。本节主要讨论格雷夫斯病。

一、病因及发病机制

GD的发病机制和病因未明,一般认为它是以遗传易患性为背景,在精神创伤、感染等应激因素作用下,诱发体内的免疫系统功能紊乱,"禁忌株"细胞失控,Ts细胞减弱了对 Th 细胞的抑制，特异 B 淋巴细胞在特异 Th 细胞辅助下产生异质性免疫球蛋白（自身抗体）而致病。可作为这些自身抗体的组织抗原或抗原成分很多，主要有 TSH、TSH 受体、Tg、甲状腺 TPO 等。

二、病理

(一)甲状腺

多呈不同程度的弥散性、对称性肿大，或伴峡部肿大。质软坚韧，包膜表面光滑、透亮，也可不平或呈分叶状。甲状腺内血管增生、充血，使其外观呈鲜牛肉色或猪肝色。滤泡增生明显，呈立方形或高柱状，并可形成乳头状皱褶突入滤泡腔内，腔内胶质常减少或消失。细胞核位于底部，可有分裂象。高尔基器肥大，内质网发育良好，有较多核糖体，线粒体常增多。凡此均提示滤泡上皮功能活跃，处于 TH 合成和分泌功能亢进状态。

(二)眼

浸润性突眼者的球后组织中常有脂肪浸润，纤维组织增生，黏多糖和糖胺聚糖沉积，透明质酸增多，淋巴细胞及浆细胞浸润。眼肌纤维增粗、纹理模糊，肌纤维透明变性、断裂及破坏，肌细胞内黏多糖亦增多。

(三)双下肢对称性胫前黏液性水肿

少见。病变皮肤切片在光镜下可见黏蛋白样透明质酸沉积，伴多数带颗粒的肥大细胞、吞噬细胞和内质网粗大的成纤维细胞浸润；电镜下可见大量微纤维伴糖蛋白及酸性糖胺聚糖沉积。

(四)其他

骨骼肌、心肌有类似上述眼肌的改变，但较轻。久病者或重度甲状腺功能亢进患者肝内可有脂肪浸润、灶状或弥散性坏死、萎缩，门静脉周围纤维化乃至肝硬化。颈部、支气管及纵隔淋巴结增大较常见，脾亦可增大。少数病例可有骨质疏松。

三、临床表现

女性多见，男女之比为 1∶4～1∶6，各年龄组均可发病，以 20～40 岁为多。临床表现不一，老年和儿童患者的临床表现常不典型，典型病例表现三联症。

(一)甲状腺激素分泌过多综合征

1.高代谢综合征

T_3、T_4 分泌过多和交感神经兴奋性增高促进物质代谢，氧化加速使产热、散热明显增多。患者常有疲乏无力、怕热多汗、皮肤温暖潮湿、体重锐减、低热（危象时可有高热）等。

2.心血管系统

可有心悸、胸闷、气短、心动过速，严重者可导致甲状腺功能亢进性心脏病。查体时可见①心动过速，常为窦性，休息及熟睡时心率仍快。②心尖区第一心音亢进，常有收缩期杂音,偶在心尖部可听到舒张期杂音。③心律失常以期前收缩、房颤多见,房扑及房室传导阻滞少见。④可有心脏肥大、扩大及心力衰竭。⑤由于收缩压上升、舒张压下降,脉压增大,有时出现水冲脉、毛细血管搏动等周围血管征。

3.精神、神经系统

易激动、烦躁、失眠、多言多动、记忆力减退。有时出现幻觉,甚而表现为亚躁狂症或精神分裂症。偶尔表现为寡言、抑郁者,以老年人多见。可有双手及舌平伸细震颤,腱反射亢进。

4.消化系统

常有食欲亢进、多食消瘦、大便频繁。老年患者可有食欲减退、厌食。重者可有肝大及肝功能异常,偶有黄疸。

5.肌肉骨骼系统

部分患者可有甲状腺功能亢进性肌病、肌无力及肌萎缩,多见于肩胛与骨盆带肌群。周期性瘫痪多见于青年男性患者,原因不明。

6.内分泌系统

早期血 ACTH、皮质醇及 24 小时尿 17-羟皮质类固醇测定(17-羟)升高,继而受过多 T_3、T_4 抑制而下降,皮质醇半衰期缩短。

7.生殖系统

女性常有月经减少或闭经;男性有阳痿,偶有乳腺发育。

8.血液和造血系统

周围血液中,淋巴细胞绝对值和百分比及单核细胞增多,但白细胞总数偏低。血小板寿命缩短。有时可出现皮肤紫癜或贫血。

(二)甲状腺肿

绝大多数患者有程度不等的弥散性、对称性甲状腺肿大,随吞咽动作上下运动;质软、无压痛、久病者较韧;肿大程度与甲状腺功能亢进症轻重无明显关系;左、右叶上下极可扪及细震颤,可闻及收缩期吹风样或连续性收缩期增强的血管杂音,为诊断本病的重要体征。极少数无甲状腺肿大或甲状腺位于胸骨后纵隔内。甲状腺肿大压迫气管、食管及喉返神经时,出现气短、进食哽噎及声音嘶哑。

(三)眼征

GD 患者中,有 25%～50% 伴有眼征,其中突眼为重要而较特异的体征之一。突眼多与甲状腺功能亢进症同时发生,但亦可在甲状腺功能亢进症症状出现前或甲状腺功能亢进症经药物治疗后出现,少数仅有突眼而缺少其他临床表现。按病变程度可分为单纯性(干性、良性、非浸润性)和浸润性(水肿性、恶性)突眼两类。

1.非浸润性突眼

占大多数,无症状,主要因交感神经兴奋和 TH 的 β 肾上腺素能样作用致眼外肌群和提上睑肌张力增高有关,球后及眶内软组织改变不大,突眼度<18 mm,经治疗

常可恢复,预后良好。眼征有以下几种。①Dalrymple 征:眼裂增大。②Stellwag 征:瞬目减少。③Mobius 征:双眼看近物时,眼球辐辏不良。④Von Graefe 征:眼向下看时巩膜外露。⑤Joffroy 征:眼向上看时前额皮肤不能皱起。

2.浸润性突眼

较少见,症状明显,多发生于成年患者,由眼球后软组织水肿和浸润所致,预后较差。除上述眼征更明显外,往往伴有眼睑肿胀肥厚,结膜充血水肿。患者畏光、复视、视力减退、阅读时易疲劳、异物感、眼胀痛或刺痛、流泪,眼球肌麻痹而视野缩小、斜视、眼球活动度减少甚至固定。突眼度一般>19 mm,左右突眼度常不等。由于突眼明显、不能闭合,结膜及角膜经常暴露,尤其睡眠时易受外界刺激而引起充血、水肿,继而感染。

四、实验室检查

(一)血清甲状腺激素测定

1.血清总三碘甲状腺原氨酸(TT_3)

TT_3 浓度常与 TT_4 的改变平行,但在甲状腺功能亢进症初期与复发早期,TT_3 上升往往很快,约 4 倍于正常;而 TT_4 上升较缓,仅为正常的 2.5 倍,故测定 TT_3 为早期 GD、治疗中疗效观察及停药后复发的敏感指标,亦是诊断 T_3 型甲状腺功能亢进症的特异指标。但应注意老年淡漠型甲状腺功能亢进症或久病者 TT_3 可不高。

2.血总甲状腺素(TT_4)

TT_4 是判定甲状腺功能最基本的筛选指标,在估计患者甲状腺激素结合球蛋白 TBG 正常情况下,TT_4 的增高提示甲状腺功能亢进症。甲状腺功能亢进症患者 TT_4 升高受 TBG 影响,而 TBG 又受雌激素、妊娠、病毒性肝炎等影响而升高;受雄激素、低蛋白血症(严重肝病、肾病综合征)、泼尼松等的影响而下降,分析时必须注意。

3.血清游离甲状腺素(FT_4)及游离 T_3(FT_3)

不受血 TBG 影响,能直接反映甲状腺功能。其敏感性和特异性均明显高于 TT_4 和 TT_3,含量极微,正常值因检查机构而有不同。

4.血清反 T_3(rT_3)

rT_3 无生物活性,是 T_4 在外周组织的降解产物,其血浓度的变化与 T_3、T_4 维持一定比例,尤其与 T_4 的变化一致,可作为了解甲状腺功能的指标。

(二)促甲状腺激素(TSH)

甲状腺功能改变时,TSH 的波动较 T_3、T_4 更迅速而显著,故血中 TSH 是反映下丘脑-垂体-甲状腺轴功能的敏感指标。尤其对亚临床型甲状腺功能亢进症和亚临床型甲状腺功能减退症的诊断有重要意义。垂体性甲状腺功能亢进症升高,甲状腺性甲状腺功能亢进症正常或降低。

(三)甲状腺摄[131]I率

本法诊断甲状腺功能亢进症的符合率达 90%。正常值:3 小时,5%~25%;

24 小时,20％～45％,高峰出现在 24 小时。甲状腺功能亢进症患者摄^{131}I率增强,3 小时＞25％,24 小时＞45％,且高峰前移。缺碘性甲状腺肿摄^{131}I率也可增高,但一般无高峰前移,可做 T_3 抑制试验鉴别。影响摄^{131}I率的因素如下。①使摄^{131}I率升高的因素:长期服用女性避孕药。②使摄^{131}I率降低的因素:多种食物及含碘药物(包括中药)、抗甲状腺药物、溴剂、利舍平(利血平)、苯基丁氮酮、对氨基水杨酸、甲苯磺丁脲等。做本测定前应停用上述药物或食物 1～2 个月以上。孕妇和哺乳期妇女禁用。

(四)促甲状腺激素释放激素(TRH)兴奋试验

GD 时血 T_3、T_4 增高,反馈抑制 TSH,故 TSH 细胞不被 TRH 兴奋。如静脉注射 TRH 200 μg后 TSH 有升高反应,可排除甲状腺功能亢进症;如 TSH 不增高(无反应)则支持甲状腺功能亢进症的诊断。本试验因在体外进行测定 TSH,无须将核素引入人体,故不良反应少,对年老有冠心病或甲状腺功能亢进性心脏病者较 T_3 抑制试验安全。

(五)T_3 抑制试验

主要用于鉴别甲状腺肿伴摄^{131}I率增高系由甲状腺功能亢进症或是单纯性甲状腺肿所致;也曾用于长期抗甲状腺药物治疗后,预测停药后复发可能性的参考。方法:先测定基础摄^{131}I率后,口服 $T_3$20 μg,每天3 次,连续 6 天(或甲状腺片 60 mg,每天3 次,连服 8 天),然后再测摄^{131}I率。对比两次结果,正常人及单纯性甲状腺肿患者摄^{131}I率下降 50％以上;甲状腺功能亢进症患者不被抑制,故摄^{131}I的下降＜50％。伴有冠心病、甲状腺功能亢进性心脏病或严重甲状腺功能亢进症者禁用本项试验,以免诱发心律失常、心绞痛或甲状腺危象。

(六)甲状腺自身抗体测定

未经治疗的 GD 患者血 TSAb 阳性检出率可达 80％～100％,有早期诊断意义,对判断病情活动、是否复发也有价值,还可以作为治疗后停药的重要指标。50％～90％的 GD 患者血中可检出 TGAb 和(或)TPOAb,但滴度较低。如长期持续阳性且滴度较高,提示患者有进展为自身免疫性甲状腺功能减退症的可能。

(七)影像学检查

超声、放射性核素扫描、CT、MRI 等可根据需要选用。

五、诊断及鉴别诊断

(一)诊断

根据临床表现三联症及实验室检查,诊断并不困难。但早期轻型、老年人、小儿表现不典型,尤其应特别注意淡漠型甲状腺功能亢进症。

(二)鉴别诊断

1.单纯性甲状腺肿

无甲状腺功能亢进症症状。摄^{131}I率虽也增高但高峰不前移。T_3 抑制试验可被抑制。T_3 正常或偏高,T_4 正常或偏低,TSH 正常或偏高。TRH 兴奋试验正常。血TSAb、TGAb 和 TPOAb 阴性。

2.神经官能症

神经、精神症状相似,但无高代谢症状群、突眼及甲状腺肿,甲状腺功能正常。

3.其他疾病

以消瘦、低热为主要表现者,应与结核、恶性肿瘤鉴别;腹泻者应与慢性结肠炎鉴别;心律失常应与冠心病、风湿性心脏病鉴别;淡漠型甲状腺功能亢进症应与恶性肿瘤、消耗病鉴别;突眼应与眶内肿瘤、慢性肺心病等相鉴别。

六、治疗

一般治疗:解除精神紧张和负担、避免情绪波动。确诊后应适当卧床休息并给予对症、支持疗法。忌碘饮食,补充足够热量和营养如蛋白、糖类及各种维生素。有交感神经兴奋、心动过速者可用普萘洛尔(心得安)、利舍平等;如失眠可给地西泮(安定)、氯氮草(利眠宁)。

甲状腺功能亢进症的治疗,常用方法如下。

(一)控制甲状腺功能亢进的基本方法

(1)抗甲状腺药物治疗。

(2)放射性碘治疗。

(3)手术治疗。

(二)抗甲状腺药物治疗

疗效较肯定,一般不引起永久性甲状腺功能减退症,方便、安全、应用最广。

1.常用药物

(1)硫脲类:甲硫氧嘧啶和丙硫氧嘧啶(PTU)。

(2)咪唑类:甲巯咪唑(他巴唑)和卡比马唑(甲亢平)。

2.作用机制

通过抑制过氧化物酶活性,使无机碘氧化为活性碘而作用于碘化酪氨酸减少,阻止甲状腺激素合成,丙硫氧嘧啶还可以抑制 T_4 在周围组织中转化为 T_3,故首选用于严重病例或甲状腺危象。

3.适应证

病情轻、甲状腺呈轻至中度肿大者;年龄在 20 岁以下,或孕妇、年迈体弱者或有合并严重心、肝、肾疾病等而不宜手术者;术前准备;作为放射性[131]I治疗前后的辅助治疗;甲状腺次全切除后复发而不宜用[131]I治疗者。

4.剂量用法与疗程

长程治疗分为初治期、减量期及维持期,按病情轻重决定剂量。

(1)初治期。丙硫氧嘧啶或甲硫氧嘧啶:300～450 mg/d,甲巯咪唑或卡比马唑:

30～40 mg/d,分2～3次口服。至症状缓解或 T_3、T_4 恢复正常时即可减量。

(2)减量期:每2～4周减量1次,丙硫氧嘧啶或甲硫氧嘧啶每次减 50～100 mg/d,甲巯咪唑或卡比马唑每次减 5～10 mg/d,待症状完全消除,体征明显好转后再减至最小维持量。

(3)维持期:丙硫氧嘧啶或甲硫氧嘧啶 50～100 mg/d,甲巯咪唑或卡比马唑 5～10 mg/d,维持1.5～2.0 年,必要时还可以在停药前将维持量减半。疗程中除非有较严重的反应,一般不宜中断,并定期随访疗效。

5.治疗中注意事项

(1)如经治疗症状缓解但甲状腺肿大及突眼却加重时,抗甲状腺药物应酌情减量,并加用甲状腺片,每天 30～60 mg。可能由于抗甲状腺药物过量,T_3、T_4 减少后对 TSH 反馈抑制减弱,故 TSH 分泌增多促使甲状腺增生、肥大。

(2)注意抗甲状腺药物不良反应:粒细胞减少与药疹甲巯咪唑较丙硫氧嘧啶常见,初治时每周化验白细胞总数、白细胞分类,以后每 2～4 周 1 次。常见于开始服药 2～3 个月。当白细胞计数低于$4×10^9$/L 时应注意观察,试用升白细胞药物如维生素 B_4、利血生、鲨肝醇、脱氧核糖核酸,必要时可采用泼尼松。如出现突发的粒细胞缺乏症(对药物的变态反应),常表现咽痛、发热、乏力、关节酸痛等时,应紧急处理并停药。有些患者用抗甲状腺药物后单有药疹,一般不必停药,可给抗组胺药物,必要时可更换抗甲状腺药物种类,目前临床用药中丙硫氧嘧啶出现药疹者较少,但应该特别警惕剥脱性皮炎、中毒性肝炎等,一旦出现应停药抢救。

(3)停药问题:近年认为完成疗程后还须观察,TRAb 或 TSI 免疫抗体明显下降者方可停药以免复发。

(三)放射性碘治疗

1.放射性碘治疗甲状腺功能亢进作用机制

利用甲状腺高度摄取和浓集碘的能力及 ^{131}I 释放出 β 射线对甲状腺的毁损效应(β 射线在组织内的射程约 2 mm,电离辐射仅限于甲状腺局部而不累及毗邻组织),破坏滤泡上皮而减少 TH 分泌。另外,也抑制甲状腺内淋巴细胞的抗体生成,加强了治疗效果。

2.适应证

(1)有中度甲状腺功能亢进症、年龄在 25 岁以上者。

(2)对抗甲状腺药有过敏等反应而不能继用,或长期治疗无效,或治疗后复发者。

(3)合并心、肝、肾等疾病不宜手术,或术后复发,或不愿手术者。

(4)非自身免疫性家族性毒性甲状腺肿者。

(5)某些高功能结节者。

3.禁忌证

(1)妊娠、哺乳期妇女(^{131}I可透过胎盘,也可进入乳汁)。

(2)年龄在 25 岁以下者。

(3)严重心、肝、肾衰竭或活动性肺结核者。

(4)外周血白细胞计数在 $3\times10^9/L$ 以下或中性粒细胞低于 $1.5\times10^9/L$ 者。

(5)重症浸润性突眼症。

(6)甲状腺不能摄碘者。

(7)甲状腺危象。

4.方法与剂量

根据甲状腺估计重量和最高摄 ^{131}I 率推算剂量。一般主张每克甲状腺组织一次给予 ^{131}I 70～100 μCi(1 Ci＝3.7×10^{10} Bq)放射量。甲状腺重量的估计有 3 种方法：①触诊法；②X 射线检查；③甲状腺显像。

5.治疗前注意事项

不能机械采用公式计算剂量，应根据病情轻重、过去治疗情况、年龄、甲状腺有无结节、^{131}I 在甲状腺的有效半衰期长短等全面考虑；服 ^{131}I 前 2～4 周应避免用碘剂及其他含碘食物或药物；服 ^{131}I 前如病情严重，心率超过 120 次/分，血清 T_3、T_4 明显升高者宜先用抗甲状腺药物及普萘洛尔治疗，待症状减轻方可用放射性 ^{131}I 治疗。最好服抗甲状腺药物直到服 ^{131}I 前 2～3 天再停，然后做摄 ^{131}I 率测定，接着采用 ^{131}I 治疗。

6.疗效

一般治疗后 2～4 周症状减轻，甲状腺缩小，体重增加，3～4 个月 60％以上的患者可治愈。如半年后仍未缓解，可进行第二次治疗，且于治前先用抗甲状腺药物控制甲状腺功能亢进症症状。

7.并发症

(1)甲状腺功能减退症：分暂时性和永久性甲状腺功能减退症两种。早期由腺体破坏所致，后期由自身免疫反应所致。一旦发生均需用 TH 替代治疗。

(2)突眼的变化不一：多数患者的突眼有改善，部分患者无明显变化，极少数患者的突眼恶化。

(3)放射性甲状腺炎：见于治疗后 7～10 天，个别可诱发危象。故必须在 ^{131}I 治疗前先用抗甲状腺药物治疗。

(4)致癌问题：^{131}I 治疗后癌发生率并不高于一般居民的自然发生率。但由于年轻患者对电离辐射敏感，有报道婴儿和儿童时期颈部接受过 X 线治疗者，甲状腺癌的发生率高，故年龄在 25 岁以下者应选择其他治疗方法。

(5)遗传效应：有报道称经 ^{131}I 治疗后可引起染色体变异，但仍在探讨中，并须长期随访观察方能得出结论。为保证下一代及隔代子女的健康，将妊娠期列为 ^{131}I 治疗的禁忌证是合理的。

(四)手术治疗

甲状腺次全切除术的治愈率可达70%以上,但可引起多种并发症,有的病例于术后多年仍可复发,或出现甲状腺功能减退症。

1.适应证

(1)中、重度甲状腺功能亢进症,长期服药无效,停药后复发,或不愿长期服药者。

(2)甲状腺巨大,有压迫症状者。

(3)胸骨后甲状腺肿伴甲状腺功能亢进症者

(4)结节性甲状腺肿伴甲状腺功能亢进症者。

2.禁忌证

(1)较重或发展较快的浸润性突眼者。

(2)有合并较重的心、肝、肾、肺疾病,不能耐受手术者。

(3)妊娠早期(第3个月前)及晚期(第6个月后)者。

(4)轻症可用药物治疗者。

3.术前准备

先抗甲状腺药物治疗达下列指标者方可进行术前服药:①症状减轻或消失。②心率恢复到80~90次/分以下。③T_3、T_4恢复正常。④BMR<+20%。达到上述指标者开始进行术前服用复方碘溶液。服法:3~5滴/次,每天服3次,逐日增加1滴直至10滴/次,维持2周。作用:减轻甲状腺充血、水肿,使甲状腺质地变韧,方便手术并减少出血。近年来,联合使用普萘洛尔或普萘洛尔与碘化物作术前准备,疗效迅速,一般于术前及术后各服1周。

4.手术并发症

(1)出血。须警惕引起窒息,严重时须切开气管。

(2)局部伤口感染。

(3)喉上与喉返神经损伤,引起声音嘶哑。

(4)甲状旁腺损伤或切除,引起暂时性或永久性手足抽搐。

(5)突眼加重。

(6)甲状腺功能减退症。

(7)甲状腺危象。

(五)高压氧治疗

1.治疗机制

(1)高压氧治疗可以迅速增加各组织供氧,甲状腺功能亢进症患者因甲状腺素增多,机体各组织代谢旺盛、耗氧量增加,要求心脏收缩力增强、心率加快,增加心排血量为组织运送更多氧气和营养物质。心率加快、血压升高导致增加心肌的耗氧量。患者进行高压氧治疗可以迅速增加各组织的氧气供应,减轻心脏负担;高压氧治疗可以减慢心率,降低心肌耗氧量。

（2）高压氧治疗可以削弱机体的免疫能力，抑制抗体的产生、减少淋巴细胞的数量。

（3）高压氧治疗可以改善大脑皮质的神经活动，改善自主神经功能，稳定患者情绪。调整机体免疫功能。

（4）有实验证明，高压氧治疗可以调整甲状腺素水平，不论甲状腺素水平高或低，经高压氧治疗均有恢复正常水平的趋势。

2.治疗方法

（1）治疗压力不宜过高 1.8～2.0 ATA、每次吸氧 60 分钟、每天 1 次、连续 1～2 个疗程。

（2）配合药物治疗。

（3）甲状腺危象患者可在舱内进行高压氧治疗同时配合药物治疗。

（4）甲状腺手术前准备，行高压氧治疗可减少甲状腺血流量。

七、应急措施

（1）当患者出现明显呼吸困难、发绀、抽搐、昏迷、血压下降、心律失常等情况时，提示有急性呼吸衰竭的可能，立即建立人工气道，行气管插管或气管切开，保持呼吸道通畅，加压给氧，监测生命体征的变化，同时保持静脉液路通畅。

（2）一旦呼吸停止应立即行人工呼吸、气管插管，调用呼吸机进行合理的机械通气。

八、健康教育

（1）给患者讲述疾病的有关知识，如药物、输血治疗的目的、氧气吸入的重要性，使患者主动配合治疗。

（2）保持良好的情绪，保证充足的休息和睡眠，以促进身体恢复。

（3）康复期注意营养，适当户外活动，提高机体抵抗力。

（4）对恶性肿瘤坚持化疗者和病理产科患者再次怀孕者，应特别注意监测 DIC 常规、血小板计数，注意出血倾向，及时就诊。

第四节　甲状腺功能减退症

一、概述

甲状腺功能减退症简称甲减，是指组织的甲状腺激素作用不足或阙如的一种病理状态，即是指甲状腺激素的合成、分泌或生物效应不足所致的一组内分泌疾病。甲减为常见的内分泌疾病,其发病率有地区及种族的差异。碘缺乏地区的发病率明显较碘供给充分地区高。女性甲减较男性多见,且随年龄增加患病率上升。新生儿甲减发病率约为 1/4 000,青春期甲减发病率降低,随着年龄增加,其患病率上升,在年龄大于 65 岁的人群中,显性甲减的患病率为 2‰~5‰。99% 以上甲减为原发性甲减,仅不足 1% 的病例为 TSH 缺乏引起。原发性甲减绝大多数系由自身免疫性甲状腺炎、甲状腺放射碘治疗或甲状腺手术导致。

甲减在中医无专有病名,基于甲减的临床表现多为气血亏虚、脏腑虚损、肾阳不足等,故一般将其归属于"虚劳"范畴;但某些甲减系甲状腺切除或放射碘治疗后导致,则应属于"虚损"之列;《黄帝内经》中即将甲状腺肿大或结节称为"瘿",故伴甲状腺肿大或结节的甲减,如地方性碘缺乏、桥本甲状腺炎等所致伴甲状腺肿大或结节者,可称为"瘿病·虚劳证"。

二、病因、病理

甲减属于"虚劳"或"虚损"之疾,《素问·通评虚实论》曰:"精气夺则虚",本病大多由禀赋不足或后天失调、病久失调、积劳内伤所致。病机是元气虚怯,肾阳虚衰,乃脏腑功能减退,气血生化不足。病变脏腑以肾为主,病位涉及心、脾、肝等脏。由于阳气虚衰,无力运化,临床也可见痰湿、瘀血等病理产物夹杂。

甲状腺激素有促进生长发育、产热、调节代谢等作用,故甲减患者表现出一派虚损证候,而以肾阳虚衰最为明显。20 世纪 60 年代建立的"阳虚"动物模型即表现甲减的临床症状。近年来,研究表明阳虚证患者血清甲状腺素含量偏低,证实了阳虚与甲减的内在关系。

肾为先天之本,内藏元阳真火,温养五脏六腑。肾为先天之本,元阳所居,甲减有始于胎儿期或新生儿者,患儿智力水平低下、生长发育迟缓、身材矮小,称为呆小病,足可证明甲减与肾虚关系密切。甲减始于幼年期或成年期者也多为禀赋不足或久劳内伤、久病失治所致,其临床主症为元气亏乏、气血不足之神疲乏力、畏寒怯冷等,乃是一派虚寒之象。除此以外,尚可见记忆力减退、毛发脱落、性欲低下等症,也是肾阳虚的表现。肾阳不足,命门火衰,火不生土,则脾阳受损。脾为后天之本,气血生化之源,脾主肌肉且统血,故甲减患者常见肌无力、疼痛、贫血之症,妇女则可有月经紊乱,甚至崩漏等表现。又因肾阳虚衰,命火不能蒸运,心阳亦鼓动无能,而有心阳虚衰之候,常见心动过缓,脉沉迟缓的心肾阳虚之象。阳虚则水运不化,水湿凝聚成痰,故甲减患者可合并黏液性水肿;阳虚无以运血,故瘀血之象可兼夹而见。肝气内郁,气机郁滞,津凝成痰,痰气交阻于颈,痰阻血瘀,遂成瘿肿。由于妇女多见性情抑郁,多思多虑,加之经、产期肾气亏虚,外邪乘虚而入,造成妇女易患甲状腺疾病,因此甲状腺疾病女性患者多于男性。另外,部分患者尚见皮肤粗糙、少汗、大便秘结、苔少、舌红,此乃阳损及阴,阴阳两虚而见阴津不足之象。

总之,阳虚为甲减之病本,肾阳虚衰,命火不足是其关键。病位又常涉及脾、心、肝三脏,而见脾肾阳虚、心肾阳虚,并常伴肝气郁滞或肝阳上亢之证,阳损及阴,阴阳两虚也是常见证型。痰浊瘀血则为其病之标,黏液性水肿即为痰浊之象,源于脾肾阳虚不能运化水湿,聚而成痰;瘿肿即为痰气交阻于颈,痰阻血瘀而成。

三、诊断

甲减的诊断包括明确甲减、病变定位及查明病因 3 个步骤。呆小病的早期诊断极为重要,应创造条件将血清甲状腺激素及 TSH 列为新生儿常规检测项目。争取早日确诊和治疗以避免或尽可能减轻永久性智力发育缺陷。成人甲减典型病例诊断不难,但轻症及不典型者,早期诊断并不容易,重要的是医师考虑到本病可能,进行甲状腺功能检查,以确定诊断。一般来说,TSH 增高伴 FT_4 低于正常即可诊断原发性甲减,T3 价值不大。在下丘脑和垂体性甲减,TSH 正常或降低,靠 FT_4 降低诊断。TRH 兴奋试验有助于定位病变在下丘脑还是垂体。

(一)临床表现

一般表现有易疲劳、怕冷、记忆力减退、反应迟钝、精神抑郁、嗜睡、体重增加、便秘、月经不调、肌肉痉挛等。体检可见表情淡漠、面色苍白、皮肤干燥粗糙、黏液性水肿面容、毛发稀疏、眉毛外 1/3 脱落等。

(二)辅助检查

1.直接依据

(1)血清 TSH 和 T_3、T_4 是最有用的检测项目:原发性甲减,TSH 可升高;而垂体性或下丘脑性甲减,则偏低乃至测不出,可伴有其他腺垂体激素分泌低下。除消耗性甲减及甲状腺激素抵抗外,不管何种类型甲减,血清总 T_4 和 FT_4 均低下,血清 T_3 测定轻症患者可在正常范围。由于总 T_3、T_4 受 TBG 的影响,故可测定游离 T_3、T_4 协助诊断。亚临床甲减仅有 TSH 增高,血清 T_4 正常。

(2)甲状腺摄[131]I率:明显低于正常,常为低平曲线。

(3)促甲状腺激素释放激素试验(TRH 兴奋试验):如 TSH 原来正常或偏低者,在TRH 刺激后引起升高,并呈延迟反应,表明病变在下丘脑。如 TSH 为正常低值、正常或略高而 TRH 刺激后血中 TSH 不升高或呈低(弱)反应,表明病变在垂体或为垂体TSH 储备功能降低。如 TSH 原属偏高,TRH 刺激后更明显,表明病变在甲状腺。

(4)抗体测定:怀疑甲减由自身免疫性甲状腺炎所引起时,应测定甲状腺球蛋白抗体(TgAb)、甲状腺微粒体抗体(MCA)和甲状腺过氧化物酶抗体(TPOAb),其中以 MCA 和 TPOAb 的敏感性和特异性较高。

2.间接依据

(1)血红蛋白及红细胞减少:常呈轻、中度贫血,小细胞性、正常细胞性、大细胞性贫血三者均可见。

(2)血脂:血清甘油三酯、LDL-C 常增高,HDL-C 降低。

(3)X 线检查:可见心脏向两侧增大,可伴心包积液和胸腔积液;部分患者蝶鞍增大。

(4)基础代谢率降低:常在-45%~-35%,有时可达-70%。

四、鉴别诊断

早期或轻症甲减患者症状不典型,需行甲状腺功能检查明确诊断,注意与以下疾病相鉴别。

（一）贫血

甲减患者可合并贫血，需与其他原因的贫血鉴别。甲减患者常有基础代谢率降低、反应迟钝等表现，血清甲状腺激素和甲状腺摄^{131}I率均有助于鉴别。

（二）蝶鞍增大

应与垂体瘤鉴别。伴溢乳者需与垂体催乳素瘤鉴别。

（三）慢性肾炎

甲减患者的黏液性水肿与肾炎水肿的临床症状有些相似，二者均有脑力及体力活动缓慢、皮肤苍白水肿、食欲减退、贫血、血胆固醇增高等症状。二者的鉴别主要依靠肾炎的急性发病或病史、肾功能改变、蛋白尿及水肿的凹陷性与黏液性水肿的区别。

五、并发症

黏液性水肿昏迷，为黏液性水肿最严重的表现，多见于年老长期未获治疗者。大多在冬季寒冷时发病，受寒及感染是最常见的诱因，其他如创伤、手术、麻醉、使用镇静剂等均可促发。昏迷前常有嗜睡病史，昏迷时四肢松弛、反射消失、体温很低（可在33 ℃以下）、呼吸浅慢、心动过缓、心音微弱、血压降低、休克，并可伴发心、肾衰竭，常威胁生命。

六、西医治疗

（一）甲状腺功能减退症的治疗

用甲状腺激素替代治疗效果显著，一般需长期服用。使用的药物制剂用合成甲状腺激素及从动物甲状腺中获得的含甲状腺激素的粗制剂。甲状腺激素替代尽可能应用LT_4，LT_4在外周脱碘持续产生T_3，更接近生理状态。T_3药效撤退较快，不宜作为甲减的长期治疗，其易发生医源性甲状腺亢进症，老年患者对T_3的有害作用较为敏感，甲状腺片由于含量不甚稳定，故一般亦不作推荐。

1.左甲状腺素（LT_4）

LT_4替代治疗的起始剂量及随访间期可因患者的年龄、体重、心脏情况及甲减的病程及程度而不同。一般应从小剂量开始，常用的起始剂量为LT_4每天1～2次，每次口服25 μg，之后逐步增加，每次剂量调整后一般应在6～8周后复查甲状腺功能以评价剂量是否适当，原发性甲减患者在TSH降至正常范围后6个月复查1次，之后随访间期可延长至每年1次。一般每天维持量为100～150 μg LT_4，成人甲减完全替代LT_4剂量为1.6～1.8 μg/(kg·d)。

2.甲状腺片（干甲状腺）

应用普遍，从每天20～40 mg开始，根据症状缓解情况和甲状腺功能检查结果逐步增加。因其起效较LT_4快，调整剂量的间隔时间可为数天。已用至240 mg而不见效者，应考虑诊断是否正确或为周围性甲减。治疗过程中如有心悸、心律不齐、心动过速、失眠、烦躁、多汗等症状，应减少用量或暂停服用。

3.三碘甲状腺原氨酸（T_3）

T_3 20～25 μg相当于甲状腺片60 mg。T_3每天剂量为60～100 μg。T_3的作用比LT_4和甲状腺片制剂快而强，但作用时间较短。

(二)黏液性水肿昏迷的治疗

1.甲状腺制剂

常首选快速作用的三碘甲状腺原氨酸(T_3),开始阶段最好用静脉注射制剂,首次 $40\sim120\ \mu g$,以 T_3 每 6 小时静脉注射 $5\sim15\ \mu g$,直至患者清醒改为口服。如无此剂型,可将三碘甲状腺原氨酸片剂研细加水鼻饲,每 $4\sim6$ 小时 1 次,每次 $20\sim30\ \mu g$。

2.给氧

保持呼吸道通畅,必要时可气管切开或插管。

3.保暖

用增加被褥及提高室温等办法保暖,室内气温调节要逐渐递增,以免耗氧骤增对患者不利。

4.肾上腺皮质激素

每 $4\sim6$ 小时给氢化可的松 $50\sim100\ mg$,清醒后递减或撤去。

5.其他

积极控制感染;补给葡萄糖溶液及复合维生素 B,但补液量不能过多,以免诱发心衰;经上述处理血压不升者,可用少量升压药,但升压药和甲状腺激素合用易发生心律失常。

七、中西医优化选择

甲减是甲状腺激素作用不足或阙如的一种病理状态,单纯西医甲状腺激素替代疗法可取得一定疗效,但从临床观察,有相当部分患者,尤其对甲状腺片耐受性较差的患者,症状改善不明显。单用中药治疗,亦有一定限度,但中医辨证治疗可改善患者体质,调节体内的免疫功能,扶正祛邪,及时改善症状,部分甲减患者还可免于甲状腺素终身替代治疗,弥补了单纯甲状腺激素替代治疗的不足。中西医结合治疗甲减具有很大的优势。

八、饮食调护

(1)甲减患者机体代谢降低,产热减少,故饮食应适当增加富含热量的食物,如乳类、鱼类、蛋类及豆制品、瘦肉等。平时可多食些甜食,以补充热量。

(2)甲减患者胃肠蠕动功能下降,常有脾虚表现,口淡无味,消化不良,因此饮食应以易于消化吸收的食物为主,生硬、煎炸及过分油腻食品不宜食用。

(3)阳虚明显时可用桂圆、红枣、莲子肉等煮汤,妇女可在冬令配合进食阿胶、核桃、黑芝麻等食材进行气血双补。

第五节　甲状旁腺功能亢进症

甲状旁腺功能亢进症是由甲状旁腺本身病变引起的甲状旁腺素(parathyroid hormone,PTH)合成、分泌过多而引起的钙、磷和骨代谢紊乱的一种全身性疾病,简称甲旁亢。主要表现为骨吸收增加的骨骼病变、泌尿系结石症、高钙血症和低磷血症等。甲旁亢分为原发性、继发性、散发性和假性四种,以原发性甲旁亢多见。本节主要介绍原发性甲旁亢(primary hyperparathyroidism,PHPT)。

一、病理、生理

PHPT常见的病理、生理变化包括甲状旁腺腺瘤、增生肥大和癌肿;骨骼易发生病理性骨折、畸形或骨硬化等;钙盐的异位沉积。肾脏是钙盐排泄的重要器官,当尿液浓缩或酸度改变,则可能产生尿结石。此外,肾小管或间质组织、肺、胸膜、胃肠黏膜下血管内、皮肤、心肌等处常可发生钙盐沉积。

二、临床表现

PHPT患者的病情发展一般较缓慢,约50%的患者无症状,仅表现血清钙、磷生化改变和PTH激素的升高。病变部位主要是骨骼系统和泌尿系统,有的老年患者可伴有精神神经症状。

(一)高钙血症

血钙增高所引起的症状可影响多个系统。①对中枢神经系统影响:可见患者神情淡漠、情绪消沉、性格改变、反应迟钝、记忆力减退、烦躁、过敏、多疑多虑、失眠、情绪不稳定和衰老加速等。偶见明显的精神症状,如幻觉、狂躁、甚至昏迷。②对神经肌肉系统影响:患者易疲劳,近端肌无力,严重者发生肌肉萎缩,一般无感觉异常,可伴肌电图异常。手术治疗后,症状可获纠正。③对消化系统影响:患者可有腹部不适及胃和胰腺功能紊乱。常见食欲不振、腹胀、便秘、恶心呕吐、反酸、上腹痛、消化性溃疡、急性或慢性胰腺炎等。其中,慢性胰腺炎为甲旁亢的一个重要诊断线索,一般胰腺炎时血钙降低,而兼有甲旁亢时,患者血钙正常或增高。④对心血管系统影响:患者可有心悸、气短、心律失常、心力衰竭等体征。⑤对视神经系统影响:患者可见眼结合膜钙化颗粒、角膜钙化及带状角膜炎等。

(二)骨骼病变

PHPT患者随病情进展伴有骨骼病变。①广泛的骨关节疼痛,伴明显压痛。多由下肢和腰部开始,逐渐发展到全身,以致活动受限,卧床不起,甚至不能翻身。绝大多数有脱钙、骨密度低;重者有骨畸形,如胸廓塌陷变窄、椎体变形、骨盆畸形、四肢弯曲、身材变矮。②约50%以上的患者有自发性病理性骨折和纤维性囊性骨炎,有囊样改变的骨骼常呈局限性膨隆并有压痛,好发于颌骨、肋骨、锁骨外1/3端及长骨。棕色瘤是甲旁亢的特异表现。③骨膜下骨质吸收:常发生于双手短管状骨,是甲旁亢的可靠征象,但轻型或早期患者可无此表现。④颅骨颗粒状改变。⑤牙周硬板膜消失:牙周硬板膜为高密度白线样围绕在牙根周围的结构,甲旁亢者此膜消失。

(三)泌尿系统表现

PHPT疾病在患者泌尿系统表现:①长期高钙血症可影响肾小管的浓缩功能,同时尿钙和磷排量增多,因此患者常有烦渴、多饮和多尿。②患者可反复发生肾脏或输尿管结石,表现为肾绞痛或输尿管痉挛、血尿、乳白尿或砂石尿等,也可有肾钙盐沉着症。③因结石反复发生,患者容易患泌尿系感染。④晚期PHPT患者容易发展为肾功能不全和尿毒症。

(四)其他

此外,软组织钙化(肌腱、软骨等处)可引起非特异性关节痛,常先累及手指关节,有时主要在近端指间关节,皮肤钙盐沉积可引起皮肤瘙痒。软骨钙质沉着病和假痛风在原发性甲旁亢中也较常见。

三、实验室检查

(一)血液检查

1.钙

血清总钙值呈现持续性增高或波动性增高,少数患者血清总钙值持续正常,因此需多次测定较为可靠。

2.磷

低磷血症为本病的特点之一,但诊断意义不如血钙高。肾衰竭时,血磷可升高或正常。

碱性磷酸酶(ALP):排除肝胆系统疾病后,ALP增高反映骨病变的存在,骨病变越严重,ALP值越高。

3.甲状旁腺素

80%~90%的原发性甲旁亢患者血PTH水平增高,其升高程度与血钙浓度、肿瘤大小和病情严重程度相平行。继发性甲旁亢PTH也升高,但血钙降低或为正常低限。如仅有血钙增高而PTH不增高,则应考虑恶性肿瘤或其他原因所致的高钙血症。

4.抗酒石酸酸性磷酸酶

本病累及骨时,测定值成倍增高。

5.1,2-二羟胆骨化醇

血浆测定值常增高,是诊断本病的功能性指标,有重要的辅助诊断价值。

(二)尿液检查

1.钙

低钙饮食[<3.75 mmol/d(150 mg/d)]下,3天后24小时尿钙大于200 mg支持甲旁亢的诊断。

2.磷

24小时尿磷常增高,因容易受饮食和肾小管功能等多种因素影响,所以对诊断意义不大。

3.环磷酸腺苷

80%患者环磷酸腺苷测定值升高,有重要的辅助诊断价值。

4.尿羟脯氨酸

尿羟脯氨酸的测定值升高。

(三)钙负荷PTH抑制试验

用于血PTH正常或稍高的可疑病例。给予快速滴注钙剂后,本病患者血PTH

未见降低或尿磷降低小于30%。

(四)皮质醇抑制试验

用于上述检查不能确诊时,口服泼尼松,30 mg/d,1天2～3次,连服10天。原发性甲旁亢患者血钙不下降,而由其他原因引起者血钙下降。

四、影像学检查

PHPT疾病的X线检查可见①骨膜下皮质吸收,尤以骨内侧骨膜下皮质吸收常见,还可见颅骨斑点状脱钙和牙槽骨板吸收;骨折或骨畸形;囊肿样变化;少数可见骨硬化、异位钙化。②尿路结石或肾实质钙盐沉着。③骨密度降低,尤其影响皮质骨。颈部B超,放射性核素扫描,颈部和纵隔CT扫描及颈部、纵隔磁共振等检查可用于病灶的定位诊断。

五、诊断与鉴别诊断

本病的诊断可分为两步,一为定性诊断,二为定位诊断。凡具有骨骼病变、肾结石、消化系统和高血钙的临床表现,症状单独存在或两三个症状并存时,以及血钙和碱性磷酸酶增高、血磷降低、尿钙排量增多均支持甲旁亢的诊断。另外,利用上述颈部B超、放射性核素扫描、颈部和纵隔CT扫描、选择性静脉插管取血测PTH或颈部、纵隔磁共振检查等可对甲旁亢进行明确的定位。本病需与下列三类疾病相鉴别。

(一)高钙血症

1.多发性骨髓瘤

可有局部和全身性骨痛、骨质破坏及高钙血症。通常球蛋白及特异性免疫球蛋白增高、血沉增快、尿中本-周蛋白阳性,骨髓可见瘤细胞。血ALP正常或轻度增高,血PTH正常或降低。

2.恶性肿瘤

可见于肺、肝、甲状腺、肾、肾上腺、前列腺、乳腺和卵巢肿瘤溶骨性转移;假性甲状腺功能亢进症(包括异位性PTH综合征)。前类肿瘤所致的骨骼受损部位很少在肘和膝部位以下,血磷正常,血PTH正常或降低,临床上有原发肿瘤的特征性表现;假性甲状腺功能亢进症肿瘤患者无溶骨性的骨转移癌,但肿瘤(非甲状旁腺)能通过分泌体液从而引起高血钙,病情进展快、症状严重、常有贫血。体液因素包括PTH类物质、前列腺素和破骨性细胞因子等。

3.结节病

有高血钙、高尿钙、低血磷和ALP增高,与甲旁亢颇为相似,但无普遍性脱钙,血浆球蛋白升高,血PTH正常或降低。胸腺和类固醇抑制试验有鉴别意义。

4.维生素A或维生素D过量

有明确的病史,有轻度碱中毒,而甲旁亢有轻度酸中毒。皮质醇抑制试验有助于鉴别。

5.甲状腺功能亢进症

由于过多的T_3使骨吸收增加,约20%的患者有轻度高钙血症,尿钙亦增多,伴有骨质疏松。有甲亢的临床表现,PTH多数降低、部分正常。如果血钙持续增高,血

PTH亦升高,应注意甲亢合并甲旁亢的可能。

（二）代谢性骨病

1.骨质疏松症

血清钙、磷和ALP都正常,骨骼普遍性脱钙。牙硬板、头颅、手等X线片显示无甲旁亢的特征性骨吸收增加的改变。

2.骨质软化症

血钙、磷正常或降低,血ALP和PTH均可增高,尿钙和磷排量减少。骨X线有椎体双凹变形、假骨折等特征性表现。

3.骨营养不良

骨骼病变有纤维性囊性骨炎、骨硬化、骨软化和骨质疏松四种。血钙降低或正常,血磷增高,尿钙排量减少或正常,有明显的肾功能损害。

4.骨纤维异常增殖症

骨X线平片似纤维性骨炎,但只有局部骨骼改变,其余骨骼相对正常,临床有性早熟及皮肤色素痣。

（三）良性家族性高钙血症

该病较少见,为常染色体显性遗传,无症状,高血钙,低尿钙＜2.5 mmol/24 h（100 mg/24 h）,血PTH正常或降低。

六、治疗

（一）手术治疗

手术是治疗PHPT疾病的根本方法。无症状而仅有轻度高钙血症的原发性甲状旁腺功能亢进症病例,如有以下情况均应考虑手术治疗:X线摄片示出现骨吸收病变;肾衰竭;活动性尿路结石;血钙＞3 mmol/L（12 mg/dl）以上;血PTH较正常或增高2倍以上;严重精神障碍、消化性溃疡病、胰腺炎、高血压等。

1.术前准备

应根据患者的病理生理情况采取适宜措施。血钙明显升高者,应先行内科治疗,将血钙控制在安全范围内,并加强支持治疗,改善营养,纠正酸中毒;高钙血症致严重心律失常者,除采用有效措施降低血钙外,还应根据病情和心律失常的性质给予相应治疗。

2.手术过程中

应注意做好高血钙危象的抢救准备工作,包括准备各种降血钙药物,进行血钙、磷和心电图监测等;术中应做冷冻病理切片鉴定;术中尽可能检查4枚腺体;如属腺瘤,应做腺瘤摘除,但须保留1枚正常腺体;如系增生,则主张切除其中3枚,第4枚切除50%左右;如为腺癌,应做根治手术;如属异位腺瘤,多数位于纵隔,可沿甲状腺下动脉分支追踪搜寻,常不必打开胸骨。有时异位甲状旁腺包埋在甲状腺中,应避免遗漏。

3.术后处理

伴明显骨痛者,术后数天常出现低钙血症,表现为抽搐,需注意补充钙剂和维生素D数天,直至骨骼重新钙化,必要时需注意补镁。紧急情况下,可及时由静脉输入钙剂或补充活性维生素D。

（二）内科治疗

部分无症状性甲旁亢患者,如血钙水平低于 3 mmol/L(12 mg/dl)、肾功能正常、年龄在 50 岁以上者,可在定期随访下采用内科治疗。内科治疗内容包括①足量饮水和适量运动,忌用噻嗪类利尿剂,饮食中钙摄入量以中等度为宜;②绝经后妇女可考虑用雌激素治疗;③二膦酸盐类药物:有报道氯甲双膦酸盐和静脉滴注帕米二膦酸盐对降血钙水平有效。

另外,骨病患者于术后宜进高蛋白、高钙、高磷饮食,并补充钙盐,每天 3～4 g;尿路结石者应积极排石,必要时做手术摘除。

第六节　甲状旁腺功能减退症

甲状旁腺功能减退症(hypoparathyroidism,HPP)是由甲状旁腺激素产生减少而引起钙、磷代谢异常,简称甲旁减。临床表现主要以神经肌肉兴奋性增高、低血钙、高血磷和异位钙化为特征。长期口服钙剂和维生素 D 制剂可使病情得到控制。

一、病因

PTH 从合成、释放,到与靶器官受体结合,再到最后发生生理效应,任何一个环节的障碍都可以引起甲旁减。甲旁减的病因大致包括 PTH 生成减少、PTH 分泌受抑制和 PTH 作用障碍 3 类。

（一）PTH 生成减少

特发性甲旁减有家族性和散发性两种;继发性甲旁减,常见于甲状腺、甲状旁腺手术或颈部其他手术后;^{131}I 治疗后,甲状旁腺被转移癌、淀粉样变、甲状旁腺瘤出血、结核病、结节病、血色病或含铁血黄素沉着症等病变破坏引起的甲旁减。

（二）PTH 分泌受抑制

1.新生儿甲旁减

出现于高钙血症孕妇的新生儿,出生后可表现为暂时性或永久性甲旁减。

2.甲状旁腺术后

一般为暂时性的甲旁减,很少持续一周以上。

3.原发性或症状性低镁血症

低镁血症引起的甲旁减多为暂时性 PTH 分泌障碍且可逆。

4.铁或铜累积病

铁过量(如地中海贫血患者输血时)、铜累积或自身免疫性腺体破坏等可引起持续性 PTH 分泌障碍。

（三）PTH 作用障碍

遗传性甲旁减;分泌无生物活性的 PTH、VD 缺乏、慢性肾衰竭、假性甲旁减、甲状旁腺切除术后纤维性骨炎。

慢性肾衰竭时,高磷酸盐血症使钙和磷酸盐易在骨外沉积,骨骼对 PTH 促骨吸收作用的反应减弱,使残存肾组织中 $1,25-(OH)_2D_3$ 产生减少,使钙在肠道中形成不溶性磷酸钙复合物而影响肠钙的吸收。

典型的假性甲旁减患者除有甲旁减的症状和体征外,还有独特的骨骼缺陷和发育缺陷,周围器官对 PTH 无反应(PTH 抵抗),致使甲状旁腺增生,PTH 分泌增多。甲状旁腺手术后 PTH 值急骤下降,骨对 PTH 促进骨吸收作用的反应性暂时降低,骨形成超过骨吸收。

二、病理、生理

PTH 分泌不足造成高血磷、低血钙、尿钙和磷排量降低。PTH 不足,破骨作用减弱,骨钙动员和释放减少。PTH 不足致 $1,25-(OH)_2D_3$ 生成减少;同时肾排磷减少,血磷增高,也使 $1,25-(OH)_2D_3$ 生成减少,肠钙吸收下降。肾小管对钙的重吸收减少,通过以上多条途径导致低钙血症。PTH 不足使肾小管磷重吸收增多而使血磷升高、尿磷减少。由于血钙水平低,尿钙排出减少。

PTH 分泌不足导致高血磷携带钙离子向骨和软组织沉积,骨转换减慢,部分患者骨密度增加,脑血管壁及皮下可有钙盐沉着,颅内钙质沉着与神经精神症状及癫痫有一定关系。

PTH 分泌不足导致神经肌肉兴奋性增加,出现手足搐搦、视乳头水肿、颅内压增高、皮肤粗糙、指甲干裂、毛发稀少和心电图异常(如 QT 延长等)。

三、临床表现

(一)神经肌肉应激性增高

典型症状为手足搐搦。初期先有感觉异常,如口角、四肢麻木和刺痛,继而出现手足与面部肌肉痉挛和僵直,呈特征性的"鹰爪状"或"助产士手"。严重者全身随意肌收缩而有惊厥发作。也可伴有出汗、声门痉挛、气管呼吸肌痉挛及胆、肠和膀胱平滑肌痉挛等症状。体征有面神经叩击征阳性、束臂加压试验阳性。

(二)神经系统表现

部分患者以此组症状为主要临床突出表现。有癫痫发作时表现的大发作、小发作、精神运动性发作和癫痫持续状态,但无癫痫大发作所表现的意识丧失、尿失禁,抗癫痫药无效。精神症状有兴奋、焦虑、恐惧、烦躁、欣快、忧郁、记忆力减退、妄想、幻觉和谵妄等。

(三)外胚层组织营养变性

患者皮肤粗糙、脱屑,色素沉着,角化过度;毛发稀少脱落;指(趾)甲变脆、裂纹以至脱落;眼内晶状体可发生白内障;病起于儿童期者,齿钙化不全,出牙延迟,发育不良,牙釉质发育障碍,呈黄点、横纹、小孔等病变,龋齿多甚至缺牙;口角可并发白色念珠菌感染。

(四)心脏表现

低血钙影响心肌细胞的电生理特征,表现为心动过速、心律失常、ST 段与 QT 间期延长、T波低平或倒置。长期低血钙者心肌收缩力严重受损,可出现甲旁减性心肌病、心脏扩大、充血性心力衰竭。严重低血钙可刺激迷走神经,导致心肌痉挛而猝死。

(五)转移性钙化

多见于脑基底节(苍白球、壳核和尾状核),常对称性分布。病情严重者,小脑、齿状核、大脑额叶和顶叶等脑实质也可见散在钙化。其他软组织、肌腱、脊柱旁韧带等均可发生钙化。

(六)其他

病程长、病情重者可有骨骼疼痛,以腰背和髋部多见。骨密度正常或增加。胃肠道功能紊乱,表现为恶心、呕吐、腹痛和便秘等。

四、实验室检查

(一)血液检查

血清钙降低,常低于 2.0 mmol/L;血清磷增高,常大于 2.0 mmol/L;血清碱性磷酸酶(ALP)正常;甲状旁腺素(PTH)明显降低;$1,25-(OH)_2D_3$ 明显降低。

(二)尿液检查

尿钙、磷测定值降低,环磷酸腺苷(cAMP)值明显降低。

(三)磷清除率试验

本试验需在正常钙、磷饮食下进行。甲旁减患者磷清除率降低。

(四)PTH 兴奋试验

测定注射外源性 PTH 后尿 cAMP 和尿磷变化。尿磷排泄量:正常人增至注射前的 5～6 倍,甲旁减增高 10 倍以上;正常人尿 cAMP 增高,但甲旁减者增高更明显。

五、影像学及心、脑电图检查

甲旁减患者 X 线检查示全身骨骼密度多数正常,少数增加。部分特发性患者颅片基底节有钙化点。脑 CT 检查示以基底节为中心的双侧有对称性、多发性、多形性脑钙化。

甲旁减者心电图 ST 段与 QT 间期延长、T 波低平或倒置,可伴传导阻滞。脑电图检查各导联基础节律出现广泛慢波化,伴暴发性慢波及癫痫样放电改变。随血钙纠正,脑电图异常改变可见好转或恢复正常。

六、诊断与鉴别诊断

若患者有低钙血症引起的手足搐搦病史,Chvostek 征和(或)Trousseau 征阳性,而血钙低、血磷高,且血清蛋白、ALP、镁、BUN 均正常,对外源性的 PTH 有显著反应,即可诊断为甲旁减。若并有甲状腺或甲状旁腺手术史,颈部有手术瘢痕,可诊断为手术后甲旁减。

(一)甲旁减手足抽搐与其他疾病引起的抽搐鉴别

1.低钙血症性手足搐搦

VD 缺乏引起的成人骨质软化症,本病血清无机磷低或正常,X 线骨片有骨质软化特征性表现;肾性骨病者血清总钙低,但因体内酸性物质较多,故能维持钙离子接近正常水平,很少自发手足搐搦。肾衰竭患者可有低血清钙和高血清磷,同时伴有氮质血症和酸中毒;肾小管性酸中毒患者虽有血清钙低,但血清磷正常或降低,常伴低血钾、酸中毒、酸化尿能力减退。饮食含钙量低、消化道钙吸收不良、妊娠，或骨折愈合期的钙质需要量增多引起的手足抽搐，药物等引起的低血钙症易于诊断。

2.正常血钙性手足搐搦

呼吸性碱中毒、代谢性碱中毒或低镁血症引起的手足搐搦易于诊断。

3.癫痫样发作手足搐搦

癫痫患者没有低血清钙、高血磷及缺钙体征。

(二)甲旁减引起的甲减与其他疾病鉴别

甲旁减是终生性疾病，其引起的低血钙应与 VD 缺乏、假性甲旁减、低镁血症、慢性腹泻、钙吸收不良、肾功能不全、代谢性或呼吸性碱中毒等相鉴别。①低钙血症伴血磷正常或降低时，应测定 VD，急性暂时性低钙血症多是急性重症疾病的一种并发症，而慢性低钙血症一般只见于几种有 PTH 缺乏或作用障碍性疾病；成人新近发生的低钙血症一般是营养缺乏、肾衰竭或肠道疾病所致。②有癫痫发作史者提示使用了抗惊厥药物治疗。③有颈部手术史者提示为迟发性术后甲旁减。④发育缺陷，尤其在儿童和青少年期出现的发育缺陷，提示为假性甲旁减。⑤佝偻病和各种神经肌肉综合征及畸形提示可能为 VD 抵抗性甲旁减。

(三)多发性内分泌腺功能减退综合征

该病的特点是同时或先后发生两种或两种以上的内分泌疾病，除甲状腺可有功能亢进外，其余多属功能减退。甲旁减合并其他内分泌腺疾病时，甲旁减的临床表现、诊断方法与治疗均与特发性甲旁减相同，同时其诊断与治疗方法也应针对其他内分泌腺疾病。

(四)假性特发性甲旁减综合征

本病是由分泌的 PTH 生物活性降低而引起的特发性甲状旁腺功能低下样表现，其临床表现也有低钙血症，无假性甲旁减的特殊体态。此外，诊断依据还包括有特发性甲旁减的临床表现、高或正常血磷；血 PTH 正常或升高；对外源性 PTH 反应良好；肾功能大致正常；血清镁＞0.056 mmol/L(1.0 mg/dl)；一般不伴有骨形成异常或自身免疫性疾病。

(五)假性甲旁减

本病是一种罕见的家族性甲状旁腺疾病。患者具有低血钙、高血磷、手足搐搦、尿钙磷变化、骨质软化等甲旁减的临床表现。但甲状旁腺功能不是减退，而是亢进或腺体增生，PTH 分泌增多。可有智力减退并呈特殊体态，如身材粗矮、肥胖、圆脸、颈粗短、指(趾)短小畸形。常见第 1、4、5 掌骨或跖骨缩短，以致握拳时在 1、4、5 掌骨头部形成凹陷。此外，常有味觉、嗅觉障碍等，可合并甲状腺功能减退、肾上腺皮质功能减退、尿崩症、糖尿病、性腺发育障碍或不发育等疾病。

七、治疗

(一)治疗原则

本病的治疗目标是控制病情，缓解症状，纠正低血钙，使尿钙排量＜8.75 mmol/24 h(350 mg/24 h)。本病应争取早期诊断和及时治疗，这样不仅可以消除低血钙所造成的神经精神症状,而且可以缓解各种病变的进一步发展,尤其可预防低钙性白内障和基底节钙化的进展。具体原则为暂时性甲旁减可不必治疗;可逆性的甲旁减应适当治疗(如低镁血症者补充镁盐);永久性 PTH 缺乏性甲旁减,未来或可选择 PTH 替代治疗;手术后甲旁减患者,部分患者可考虑甲状旁腺自体移植;不能进行移植的患者及假性甲旁减患者需终生口服 VD 治疗。

(二)急性低钙血症的治疗

当发生低钙血症手足搐搦、喉痉挛、哮喘、惊厥或癫痫大发作时,必须静脉补充钙剂。①缓慢静脉推注 10% 葡萄糖酸钙或氯化钙 10～20 mL,必要时 1～2 小时后重复给药。可能时尽量改用口服 10% 氯化钙溶液 10～15 mL,每 2～6 小时一次。②搐搦严重或难以缓解者,持续静脉滴注 10% 葡萄糖酸钙 100 mL(元素钙 900 mg,稀释于生理盐水或葡萄糖液 500～1 000 mL 内,速度以每小时不超过元素钙 4 mg/kg 为宜),定期监测血清钙水平,避免发生高钙血症,以免出现致死性心律失常。

(三)慢性低钙血症的治疗

本病的治疗方法主要是采用 VD 或其衍生物及钙剂,对原发病的治疗是解决低钙血症的根本措施。

1.钙剂

慢性低钙血症以在使用 VD 或其衍生物同时给以口服钙剂为宜。应长期口服,每天元素钙 1.0～1.5 g,分 3～4 次口服。可口服葡萄糖酸钙、乳酸钙、碳酸钙或氯化钙,其 1 g 含元素钙分别为 100 mg、130 mg、400 mg、270 mg,1 g 元素钙约可使血钙升高 0.12 mmol/L。氯化钙对胃肠道刺激性大,宜加水稀释后服。当患者服用乳酸钙或葡萄糖酸钙疗效欠佳时,可换用氯化钙,每次剂量不宜超过 1 g,需要时可酌情增加次数。

2.VD 及其衍生物

单用钙剂无效者可加用 VD,VD 及其衍生物能促进肠钙吸收。一般每天需 VD 1 万～5 万 U,有的病例需加大到 40 万 U,个别病例每天需 150 万 U。大剂量 VD 治疗时,应密切观察血清钙变化,及时调整剂量。常用 VD 及其衍生物有麦角骨化醇（VD$_2$）、胆骨化醇（VD$_3$）、双氢速甾醇（DHT）、25-羟维生素 D$_3$[25-(OH)D$_3$]、骨化三醇[1,25-二羟维生素 D$_3$,1,25-(OH)$_2$D$_3$]、阿法骨化醇[1α-羟基维生素 D$_3$,1α-(OH)D$_3$]等。其中以骨化三醇起效最快,使用剂量最小而生物活性最高。

治疗过程中,少数严重的特发性甲旁减发生 VD"抵抗",即治疗无反应。此时,可将治疗药物变换,例如将维生素胆固化醇（D$_3$）改为双氢速甾醇（DHT）,往往疗效又可恢复。若发生 VD 中毒性高钙血症,其治疗方法与甲旁亢高钙血症治疗方法相同。

3.镁剂

对病程长、低钙血症难以纠正者,补充镁可提高疗效。以口服枸橼酸镁及氯化镁混合物较好;也可口服硫酸镁,每天 3 次,每次 5 g。必要时静脉或深部肌内注射硫酸镁数天。

(四)甲状旁腺移植

在人、猫、大鼠和裸鼠中,甲状旁腺已成功地被同种移植。异体移植在猫、大鼠、裸鼠中均有成功的报道。

第七节　肾上腺皮质功能减退症

肾上腺皮质功能减退症按病因分为原发性和继发性两类。原发性肾上腺皮质功能减退症是由肾上腺皮质结构或功能障碍导致的肾上腺产生糖皮质激素或盐皮质激素不足,常见病因有自身免疫病变和结核,又称 Addison 病;继发性肾上腺皮质功能减退症主要是由下丘脑或垂体病变使 ACTH 分泌不足而致肾上腺皮质激素不足。

肾上腺皮质功能减退症的临床表现是由不同程度的糖皮质激素和盐皮质激素不足所致。因此,临床表现因激素缺乏程度和起病缓急的不同而有不同的表现,最常见的临床表现是乏力、虚弱、食欲减退、消瘦、血压和血糖的下降,严重者可以出现昏迷。所以,按发病缓急和严重程度常常分为慢性、急性和危象发作 3 种表现形式。

根据肾上腺皮质功能减退症的程度和起病缓急不同,临床上采取的治疗方法也不同。对于慢性起病者,可以采取糖皮质激素口服制剂替代治疗;对于急性起病或肾上腺危象者,则需要立即静脉补充肾上腺皮质激素,待病情好转后改为口服制剂替代治疗。下面以原发性肾上腺皮质功能减退症为例进行阐述。

一、病因和发病机制

(一)自身免疫性肾上腺损伤

自身免疫性肾上腺损伤是原发性肾上腺皮质功能减退症的主要病因,占65%,常常伴有其他自身免疫性疾病,称为自身免疫性多内分泌腺综合征,有Ⅰ、Ⅱ两种类型。Ⅰ型罕见,常见于儿童,常伴有黏膜的念珠菌感染、肾上腺皮质功能减退、原发性甲状旁腺功能减退,为常染色体隐性遗传,与 HLA 无关联;Ⅱ型较常见,又称施密特综合征,包括肾上腺皮质功能减退(100%)、自身免疫性甲状腺炎(70%)、1 型糖尿病(50%),以及脱发、白斑等,与 HLA 有关,存在抗肾上腺细胞胞浆抗体。

(二)感染性疾病

感染是引起原发性肾上腺皮质功能减退症的另一个原因,其中肾上腺结核、HIV感染、深部真菌感染均可以影响肾上腺的结构和功能。

(三)其他

先天性肾上腺发育不全、肾上腺脑白质营养不良症、胆固醇代谢缺陷等遗传性疾病,肾上腺转移癌等也可以引起肾上腺皮质功能减退。

二、临床表现

(一)慢性肾上腺皮质功能减退症

(1)乏力、疲乏、畏食、腹泻、消瘦、皮肤黏膜色素沉着,以暴露和摩擦部位更明显

（继发性者表现为肤色苍白）。

（2）其他：血压偏低或直立性低血压；空腹低血糖；女性月经失调、闭经，男性性欲减退、勃起功能障碍。

（3）伴发疾病的表现：甲状腺炎患者可有甲减的表现，继发性肾上腺皮质功能减退可有头痛、视力下降、视野缺损等；结核引起者可有低热、盗汗等。

（二）急性肾上腺皮质功能减退症和肾上腺危象

高热、恶心、呕吐、脱水、血压下降、心动过速、反应淡漠、嗜睡甚至昏迷，也可以表现为烦躁、谵妄、惊厥。

三、诊断要点

（1）典型的临床表现：乏力、虚弱、食欲减退、消瘦、血压、血糖偏低、皮肤黏膜色素沉着。

（2）血浆皮质醇水平下降，血浆 ACTH 水平明显升高（原发性者）。

（3）上述两点确定原发性肾上腺皮质功能减退症，还应进一步进行肾上腺影像学检查和自身抗体测定寻找病因。

四、治疗原则

不同的临床类型有不同的治疗方法。不论原发性还是继发性肾上腺皮质功能减退症，在严重应激状态下（如高热、外伤、手术、严重精神创伤）都可能出现肾上腺危象。肾上腺危象可危及患者生命，主要表现为恶心、呕吐、腹痛、腹泻、脱水、休克、心率快、精神淡漠、嗜睡乃至死亡。

（一）慢性肾上腺皮质功能减退症的治疗

小剂量激素替代治疗：原则是以小剂量开始逐步递增，并模拟激素的昼夜节律给药。一般情况下选择可的松口服，也可以用相当剂量的泼尼松；如果肝功能不好则首选氢化可的松，同时保证足够的食盐摄入。如果经上述治疗效果不好，加用盐皮质激素 9α-氟氢可的松。

替代治疗应用生理量的糖皮质激素。Addison 病应用氢化可的松，早上20 mg，下午（4～6 点）10 mg；或可的松早上 25 mg，下午12.5 mg。继发性肾上腺皮质功能减退症者可用泼尼松早上 5 mg，下午 2.5 mg。上述剂量可根据患者的实际情况做适当调整。

在轻度应激情况下（如发热<38 ℃、小手术等），上述激素量应增加 2～3 倍。在中等以上手术、严重外伤等应激情况下，应静脉滴注氢化可的松 100～200 mg/24 h。当患者同时服用利福平时，激素剂量要适当加大。

（二）急性肾上腺皮质功能减退症和肾上腺危象的治疗

应立即静脉给予糖皮质激素。先静脉注射琥珀酸氢化可的松 100 mg，初始24 小时内静脉滴注氢化可的松 300～400 mg。在危象基本控制后，3～7 天内将糖皮质激素剂量逐渐减至平时的替代剂量。同时应补充足够的液体，纠正水、电解质和酸碱平衡紊乱，给予有效的抗菌药物治疗，尽快消除引起危象的诱发因素。

第八节　皮质醇增多症

皮质醇增多症又称库欣综合征,是一组体内糖皮质激素长期过度增加而导致以向心性肥胖、满月脸、紫纹、皮肤痤疮、高血压、继发性糖尿病和骨质疏松等为主要表现的临床综合征。库欣综合征的主要病因可分为促肾上腺皮质激素(ACTH)依赖性和非 ACTH 依赖性两类。前者包括垂体 ACTH 瘤或 ACTH 分泌细胞增生(即库欣病)、分泌 ACTH 的垂体外肿瘤(即异位 ACTH 综合征);后者包括自主性分泌皮质醇的肾上腺皮质腺瘤、腺癌或结节样增生。

一、病因和发病机制

(一)ACTH 依赖性库欣综合征

是指下丘脑-垂体病变(包括肿瘤)或垂体以外的某些肿瘤组织分泌过多的促肾上腺皮质激素(ACTH)和(或)促肾上腺皮质激素释放激素(CRH),导致双侧肾上腺皮质增生并分泌过量的皮质醇,即皮质醇过多分泌继发于 ACTH/CRH 的增多。包括垂体源库欣综合征,即库欣病、异位 ACTH 综合征和异位 CRH 综合征。

1.库欣病

库欣病是库欣综合征中最常见的类型,约占 70%。多为良性肿瘤,恶性少见。直径<1 cm 称为垂体微腺瘤,通常位于蝶鞍内;直径>1 cm 称为垂体大腺瘤,常向鞍外扩展或浸润。

2.异位 ACTH 综合征

异位 ACTH 综合征约占库欣综合征的 10%,是由垂体外肿瘤分泌 ACTH 所致。常见的病因有小细胞肺癌、支气管类癌、胰岛细胞癌、嗜铬细胞瘤等。

3.异位 CRH 综合征

异位 CRH 综合征罕见。

(二)非 ACTH 依赖性库欣综合征

非 ACTH 依赖性库欣综合征是指肾上腺皮质肿瘤或增生而主动分泌过量的皮质醇,血中 ACTH 水平通常降低,甚至检测不出。

(1)肾上腺皮质腺瘤和腺癌:约 10%的库欣综合征由原发性肾上腺肿瘤引起。多数为肾上腺皮质腺瘤,肾上腺皮质癌不常见。肾上腺皮质腺瘤和癌属于单侧病变。

(2)结节样增生:除了肾上腺皮质腺瘤和癌外,还有非常罕见的原发性色素结节性肾上腺增生及巨大结节性肾上腺增生,属于双侧性病变。

二、临床表现

库欣综合征的临床表现是由长期过多的肾上腺皮质激素引起的蛋白质、脂肪、糖、电解质代谢紊乱和心血管、血液、神经精神等多系统功能改变,有各种临床症状和体征。①向心性肥胖、水牛背、锁骨上脂肪垫、满月脸、多血质、皮肤菲薄、瘀斑、宽大紫纹、肌肉萎缩。②高血压、低血钾、碱中毒。③糖耐量减退或糖尿病。④骨质疏松可有病理性骨折、泌尿系统结石。⑤性功能减退男性可有勃起功能障碍,女性可有月经紊乱、多毛、不育等。⑥儿童生长、发育迟缓。⑦神经、精神症状。⑧易感染、机体抵抗力下降。

（一）确定诊断

首先确定皮质功能是否亢进,即是否存在血浆皮质醇水平过高（功能诊断）,当确定为皮质醇增多症后,则需进一步明确病因及原发病变的部位（病因和定位诊断）。

（1）典型的库欣综合征症状和体征。

（2）血浆皮质醇水平升高,昼夜节律消失,24小时尿游离皮质醇水平升高。正常人的血浆皮质醇以上午最高,午夜最低,男女无显著性差异。在应激情况下,血浆皮质醇可比正常高2～4倍。发生库欣综合征时不但血浆总皮质醇增高,而且正常昼夜节律紊乱,其夜间水平亦较高。此外,肾上腺皮质腺瘤时,24小时内总皮质醇浓度波动范围极小,此对肿瘤和增生的鉴别有一定价值。

（3）小剂量地塞米松抑制试验不被抑制。主要用于本症与下丘脑-垂体-肾上腺皮质轴功能正常的其他疾病,如原发性（单纯性）肥胖症的鉴别诊断。本法是筛选和诊断本症快速而可靠的试验。方法:先测定24小时尿游离皮质醇作为对照。然后口服地塞米松2 mg/24 h(0.5 mg/6 h或0.75 mg/8 h),连服2天,于服药的第2天留尿测24小时尿游离皮质醇。结果分析:正常人和单纯性肥胖者在服用地塞米松后,尿游离皮质醇明显降低,一般低于对照值的50%。库欣综合征患者（无论增生或腺瘤）的尿游离皮质醇不被抑制,仍高于对照值50%以上。

血浆皮质激素及其代谢物浓度增高是确诊本症的基本依据,但对临床表现不典型的轻、中度或早期患者常需结合各种动态试验才能作出正确诊断。

（二）病因和定位诊断

应首先测定血ACTH值来区分ACTH依赖性或非依赖性,必要时做大剂量地塞米松抑制试验、CRH兴奋试验或甲吡酮试验,最后做垂体、肾上腺B超、CT或MRI检查。

1.大剂量地塞米松抑制试验（HDDST）

在诊断为库欣综合征的基础上,为了进一步鉴定其病因和定位,需行HDDST试验。

方法:2 mg地塞米松,每6小时口服1次,共服用2天,服药的第2天留尿测定24小时尿游离皮质醇。

结果分析:服药后24小时游离皮质醇较对照值下降＞50%（即被抑制）提示为肾上腺皮质增生;服药后24小时游离皮质醇较对照值下降＜50%（即不被抑制）提示肾上腺腺瘤患者。

HDDST是鉴别库欣病与肾上腺腺瘤最经典的方法,被抑制提示库欣病,不被抑制提示肾上腺病变或异位ACTH综合征,应进一步检查血浆ACTH。

2.血浆 ACTH 测定

ACTH 水平升高见于库欣病或异位 ACTH 综合征,水平下降见于肾上腺腺瘤或癌。

3.肾上腺 CT、垂体 CT 或 MRI 检查

进一步进行定位诊断。

四、治疗原则

肾上腺皮质醇增多症的治疗目标为纠正肾上腺皮质的高分泌状态,尽可能恢复正常的血浆皮质醇水平,最小程度地干扰垂体-肾上腺轴或其他激素间的平衡。治疗方法包括手术治疗、药物治疗和放射治疗 3 种。

(一)手术治疗

1.库欣病

经蝶切除垂体瘤或微腺瘤是库欣病的首选治疗方案;如不能做上述手术,则行一侧肾上腺全切除、另一侧肾上腺大部切除,然后行垂体放疗;还可行双侧肾上腺全切除术及部分肾上腺自体移植加垂体放疗。

2.异位 ACTH 综合征

尽早发现原发肿瘤,尽早行手术切除、放疗或化疗。不能根治者,加用阻断肾上腺皮质激素合成的药物;找不到原发肿瘤者,采用肾上腺全切或大部切除加肾上腺皮质激素合成抑制剂。

3.肾上腺腺瘤/癌及原发性肾上腺增生

采用肾上腺病变切除术,无法切除者采用药物治疗。

(二)药物治疗

1.氨鲁米特(氨基导眠能)

可抑制皮质醇生成,一般用于不能进行手术治疗的患者,或用于术前辅助治疗。常用剂量为 1 次 0.25~0.5 g,1 天 3 次,服药过程中应监测肾上腺皮质功能,如出现肾上腺皮质功能减低时,可将药物减量或加用小剂量肾上腺皮质激素治疗。

2.米托坦(氯苯二氯乙烷)

可抑制皮质醇生成及肿瘤生长,用于肾上腺皮质癌的治疗。

3.肾上腺皮质激素

肾上腺肿瘤所致的库欣综合征,在手术切除肾上腺腺瘤后,会出现暂时性肾上腺皮质功能减低,可酌情补充肾上腺皮质激素半年至 1 年,并逐渐减量至停用。

(三)放射治疗

1.库欣病

对于不能手术切除垂体腺瘤的患者,于肾上腺手术后行垂体放疗,常用加速器。

2.异位 ACTH 综合征

同类癌或手术后的辅助治疗。

第九节 原发性醛固酮增多症

一、概述

醛固酮增多症可分为原发性和继发性两类。原发性醛固酮增多症,简称原醛症,是指肾上腺皮质病变导致醛固酮自主分泌增多及肾素-血管紧张素系统受抑制,以血浆高醛固酮水平和低肾素水平为主要特征,以高血压伴(或不伴)低血钾的综合征。以下主要讲述原发性醛固酮增多症。

大多数原醛症患者为肾上腺皮质腺瘤,并可经手术切除而得到治愈。如不能早期诊断和及时治疗,则长期高血压可造成严重的心、脑、肾血管损害。

二、病因与发病机制

原醛症的发病机制是由 ALD 自主分泌过多导致。其临床常见类型及发病部位见图 8-5。

$$
\text{原发性醛固酮增多症}
\begin{cases}
\text{肾上腺 ALD 瘤:以单侧肾上腺腺瘤最多见} \\
\text{肾上腺皮质球状带增生:又称特发性 ALD 增多症,在儿童中最为多见} \\
\text{ACTH 依赖性醛固酮增多症:较罕见} \\
\text{原发性肾上腺皮质增生:可为双侧或单侧增生} \\
\text{分泌醛固酮的肾上腺皮质癌:较少见} \\
\text{异位 ALD 分泌腺瘤和癌:少见,可发生于肾脏、肾上腺残余组织或卵巢} \\
\text{家族性 ALD 增多症}
\begin{cases}
\text{FH-I 型:患者的 ALD 水平能被 DXM 抑制} \\
\text{FH-II 型:患者的 ALD 水平不能被 DXM 抑制}
\end{cases}
\end{cases}
$$

图 8-5 原醛症的临床常见类型及发病部位

注:ALD 指醛固酮;ACTH 指促肾上腺皮质激素;DXM 指地塞米松

三、临床表现

(一)高血压

高血压是最早且最常见的临床表现,随着病程持续进展或略呈波动性上升,血压约 22.66/13.33kPa(170/100 mmHg),严重者可达 28.00/17.33kPa(210/130 mmHg)。高血压可能是钠重吸收增加,细胞外液容量扩张所致,故对降压药疗效差。但由于肾小管对钠的重吸收作用存在"逸脱"现象,因此本症较少出现水肿及恶性高血压。

(二)低血钾所致神经肌肉症状

1.肌无力及周期性瘫痪

此症状较为常见,一般来说,血钾越低,肌病越严重。诱因有劳累、寒冷、进食高糖食物、排钾利尿剂、紧张、腹泻、大汗等。肌瘫痪通常先为双下肢受累,严重者可波及四肢,甚至发生呼吸肌瘫痪,危及生命;发作较轻的可自行缓解;较重者需经口服或静脉补钾治疗方可缓解。

2.肢端麻木、手足搐搦及肌肉痉挛

伴以束臂加压征及面神经叩击征阳性,发作时各种反射亢进,与碱中毒时游离钙降低及低镁血症有关。

(三)肾脏表现

长期大量失钾,肾小管功能紊乱,肾浓缩功能损伤,可引起多尿、夜尿增多,继而出现烦渴、多饮、尿比重偏低。过多的 ALD 使尿钙及尿酸排泄增多,易并发肾石病及尿路感染。长期继发性高血压则可致肾动脉硬化,引起蛋白尿和肾功能不全。

(四)心脏表现

1.心肌肥厚

较原发性高血压更容易引起左心室肥厚,使左心室舒张期充盈受限,心肌灌注也减退,运动后较一般高血压患者更易诱发心肌缺血。

2.心律失常

由低血钾引起,以早搏、阵发性室上性心动过速较常见,严重者可发生心室颤动。心电图呈典型的低血钾图形,如 Q-T 间期延长,T 波增宽或倒置,U 波明显,T-U 波融合成双峰。

3.心肌纤维化和心力衰竭

ALD 在充血性心力衰竭的病理生理过程中起重要作用,不仅引起电解质紊乱和高血压,许多体内、外试验结果提示,ALD 还促进心肌纤维化,最终引起心脏扩大和顽固性心力衰竭。

(五)其他表现

缺钾可引起胰岛素释放减少,患者可出现糖耐量减低;儿童患者可因长期缺钾等代谢紊乱而出现生长发育障碍;本病虽不出现水肿,但病程长者可因肾功能不全或伴有心力衰竭而出现水肿。

四、实验室检查

(一)实验室检查

1.醛固酮增多症患者的实验室检查项目及说明

见表 8-22。

表 8-22　醛固酮增多症患者的实验室检查项目及说明

检查项目	说明	
血生化检查	钾	多数患者血钾↓,一般在 2~3 mmo/L,严重者更低
		腺瘤组低血钾常呈持续性,增生组常呈波动性,少数患者血钾正常。确定有无低血钾症,需停用一切影响血钾的药物 3~4 周,并反复多次测定血钾及尿钾以确定
	钠	一般在正常高值或略高于正常,其平均值约为 142.7 mmo/L
	pH 值和动脉血气分析	血 pH 值和 CO_2 结合力常为正常高值或略高于正常,呈轻度代谢性碱中毒
	氯	浓度正常或偏低

检查项目	说明	
尿液检查	钙	有手足搐搦者游离钙常偏低,但总钙多正常
	镁	常轻度↓
	糖耐量	约半数可呈糖耐量↓
	尿常规	尿 pH 值呈中性或碱性;尿量增多,少数患者呈低渗尿,尿比重偏低且较固定,一般在 1.010～1.015;可有间歇性或持续性蛋白尿
	钾	普通饮食时,血钾低于 3.5 mmol/L,但尿钾仍在 25 mmol 以上,为本症的特征之一
	钠	排出量较摄入量减少或接近平衡
	血、尿 ALD *	测定值均↑,这是本病的特征性表现,也是诊断的关键指标。影响测定值的因素:血钾过低时增高不明显,需补钾后重复测定;限钠或利尿均可影响 ALD 醛固酮的测定
	醛固酮前体	去氧皮质酮、皮质酮、18-羟皮质酮的血浓度↑,腺瘤患者尤为明显
尿 17-OHCS	17-KS	24 小时尿测定值一般为正常;肾上腺癌肿者可↑
	肾功能试验	浓缩功能差,内生肌酐廓清试验及酚红试验均偏低

注:ALD 指醛固酮;17-OHCS 指 17-羟皮质类固醇;17-KS 指 17-酮类固醇;↑指升高;↓指降低;* 指血浆 ALD 标本采集需规范。

2.血浆 ALD 的规范采集方法

血浆 ALD 分泌呈昼夜节律,清晨最高,入睡时最低;直立体位可显著增高血醛固酮的测定值;故采集 ALD 测定标本采集方法须规范,即在普食(含钠 160 mmol/d,钾 60 mmol/d)7 天后,晨 8 时,空腹卧位取血,然后立位 2 小时后再取血,立即分离血浆。

(二)特殊试验检查

1.普食下钠、钾平衡试验

普食(含钠 160 mmol/d、钾 60 mmol/d)7 天后,可见患者钾代谢呈负平衡,钠代谢呈正平衡,或近于平衡。需记录血压,测血钾、血钠、CO_2 结合力、尿钾、尿钠,还需测血、尿 pH 等,以与试验期(如低钠、高钠、螺内酯试验等)进行比较。

2.低钠试验

用以鉴别肾源性高血压伴低血钾。1 周内,每天摄入钠 10～20 mmol、钾 60 mmol。本病患者在低钠饮食时,肾远曲小管中钠离子浓度减少,虽有大量醛固酮作用,但钠钾交换随之减少,钾排出亦减少,因而尿钠、钾降低,血钾上升。肾脏病患者因不能有效地储钠,可出现失钠、脱水,则限钠后,尿钠排泄仍不减少,尿钾排泄减少也不明显,血钾过低也不易纠正。

3.高钠试验

用于病情轻、血钾降低不明显的疑似患者。1 周内,每天摄入钠 240 mmol,钾 60 mmol。本病患者由于大量钠进入远曲小管进行钠钾交换,使尿钾增多,血钾降低更明显。注意,严重低血钾的患者不宜进行此试验。

4.螺内酯(安体舒通)试验

螺内酯为醛固酮受体拮抗剂,可对抗醛固酮的潴钠排钾作用,使醛固酮增多患者尿钾排出减少,血钾上升,同时高血压症状有不同程度改善。患者服药1~2周(可达4~5周)后,血钾可上升甚至接近正常、血压可下降、血 CO_2 结合力下降、尿钾减少、尿 pH 变为酸性、肌无力及麻木症状改善。螺内酯对肾病所致低血钾高血压则不起作用。

5.氨苯蝶啶试验

氨苯蝶啶有利钠保钾作用。每天 200 mg,分 2~3 次口服,连服 1 周以上。如为本症患者,则血钾上升、血压下降。对肾动脉狭窄及急进型高血压无效。

6.肾素-血管紧张素系统试验

本症中,血容量扩张而使肾素-血管紧张素系统受到抑制,血中肾素活性及血管紧张素Ⅱ降低,在注射利尿剂和站立体位后也不能显著升高。如为继发性醛固酮增多症,则肾素-血管紧张素活性高于正常。

7.地塞米松抑制试验

用于诊断醛固酮增多症(GSH)。因 GSH 患者醛固酮的过量分泌可被小剂量糖皮质激素持久抑制,所以口服地塞米松 2 mg/d,3~4 周后血浆醛固酮水平可降至正常,低血浆肾素活性、高血压及低血钾等症状可被改善并恢复至正常或接近正常。而肾上腺皮质醛固酮分泌腺瘤和肾上腺皮质球状带增生患者,其血浆醛固酮水平仅一过性被地塞米松抑制,抑制时间一般不超过两周。

五、影像学检查

肾上腺 B 超检查可检出直径>1.3 cm 的肿瘤,但对有较小肿瘤和增生者难以明确。肾上腺 CT 或 MRI 检查已广泛使用。其中,肾上腺 CT 检查在对肾上腺病变的定位诊断中为首选手段,MRI 诊断醛固酮瘤并不优于 CT。目前高分辨 CT 能检测出直径为 7~8 mm 大小的肾上腺肿块,但对一些更小的肿瘤易漏诊。

放射性碘化胆固醇肾上腺扫描根据的是[131]I 标记的胆固醇在肾上腺转化为肾上腺皮质激素的原理,用扫描法可显示腺瘤及增生组织中[131]I 浓集部位,如在 DXM 抑制期进行核素扫描,则不仅能显示皮质形态,还能反映皮质功能状态。有报道称如结合 CT 扫描可对 92％的肾上腺病变准确分辨。

双侧肾上腺静脉插管分别采血测定醛固酮,当上述检查均不能确定本病病因时,可进行此项检查。若一侧肾上腺静脉血醛固酮水平较对侧高 10 倍以上,则高的一侧为腺瘤。因本检查为有创性,且有引起肾上腺出血的危险,技术难度较大,故不列为常规检查。

六、诊断与鉴别诊断

(一)诊断要点

(1)高血压患者伴肌无力、瘫痪、多尿、多饮、低钾血症时,应考虑本病。

(2)有典型的血尿生化改变,螺内酯试验能纠正代谢紊乱和降低血压,诊断即可初步成立。

(3)高醛固酮不被高钠负荷所产生的高血容量抑制,低 PRA 且不受立位及低钠刺激,正常血皮质醇水平应高度怀疑本症,并做进一步的动态试验和定位检查。

(二)鉴别诊断

1.原发性高血压

患者可因服用利尿剂或伴慢性腹泻而失钾,可据病史鉴别。但本病通常无血、尿ALD升高,普通降压药治疗有效,结合前述一些特殊检查可以鉴别。

2.继发性醛固酮增多症

继发性醛固酮增多症包括肾血管、肾实质性病变引起的肾性高血压,急进型恶性高血压致肾脏缺血而引起伴有高血压的继发性醛固酮增多症。一般血压比原醛症更高,发展更快,常伴明显视网膜损害,肾动脉狭窄时腹部可闻及血管杂音,恶性高血压常伴有心、脑、肾并发症,血浆醛固酮及肾素水平均升高。此外,肾血流图、肾血管多普勒超声检查、卡托普利肾图、静脉肾盂造影、肾动脉造影常可帮助确诊。

3.肾脏疾病

低钾性肾病多有明显的肾功能改变和血 pH 值的改变,且为继发性醛固酮增多;利德尔综合征醛固酮分泌正常或稍低。口服醛固酮拮抗剂螺内酯不能纠正低钾血症,但氨苯蝶啶可使尿排钠增加,排钾减少,血压恢复正常,这两种药物的治疗效果为其鉴别点。肾素分泌瘤血浆醛固酮水平和肾素活性水平均高于正常,同时行肾脏影像学检查也可确诊。

4.皮质醇增多症

有典型的向心性肥胖和其他高皮质醇血症的特征,且血、尿皮质醇水平增高,可与原醛症进行鉴别。

5.异位 ACTH 综合征

常见于支气管燕麦细胞癌、类癌、小细胞肺癌、胸腺类癌等恶性肿瘤患者。一般有原发病的症状和体征,可以此鉴别。

6.先天性肾上腺皮质增生

此为盐皮质激素增多所致的高血压、低血钾症状。因同时存在性激素合成障碍而表现为性腺发育异常,如原发性闭经、假两性畸形等,所以可从病史、体征、染色体及实验室检查等方面予以鉴别。

7.肾上腺去氧皮质酮分泌瘤

为盐皮质激素性高血压,伴低血钾症状,通常肿瘤瘤体较大并多为恶性,可分泌雄激素或雌激素,在女性出现多毛,男性可出现女性化表现,但皮质醇分泌正常,有的患者有水肿。因去氧皮质酮水平明显升高,所以血浆肾素活性及醛固酮水平可受抑制。CT 扫描可提示肾上腺肿瘤。

8.雌激素及口服避孕药所致高血压

可依据病史、服药史及停药后高血压、低血钾可恢复正常鉴别。

七、治疗

原醛症的治疗有手术治疗和药物治疗两种方式。腺瘤、癌肿、原发性肾上腺皮质增生者选择手术治疗,增生者宜采用药物治疗。

（一）手术治疗

手术前应进行适当准备,纠正电解质及酸碱平衡紊乱。对血压特别高、血钠高者宜低盐饮食,每天钠摄入量限制在 80 mmol 左右;补充氯化钾 4～6 g/d,分次口服;螺内酯 80～100 mg,每天 3～4 次,待血钾恢复,血压下降后改为 40～60 mg,每天 3～4 次。另外应根据患者情况及手术方式酌情考虑是否短期使用糖皮质激素。

（二）药物治疗

凡确诊特醛症、糖皮质激素可抑制性 ALD 增多症、手术治疗疗效不佳的原醛症的患者均宜采用药物治疗;不愿手术或不能耐受手术的 ALD 腺瘤患者也可用药物治疗,使症状得到控制。

1.醛固酮拮抗剂

常用螺内酯 200～400 mg/d,分 3～4 次口服,待血钾、血压恢复至正常后,减至维持量 50～120 mg/d。双侧肾上腺增生的患者常需加用其他降压药以控制高血压。目前临床上已开始试用醛固酮受体拮抗剂——坎利酮的钾盐制剂、新型的特异性醛固酮受体拮抗剂——依普利酮,以减少抗雄激素和抗孕激素的不良反应。

2.阿米洛利和氨苯蝶啶

阿米洛利具有排钠潴钾作用,服药后多能使血钾恢复正常,但对特醛症患者的血压却难以控制。氨苯蝶啶可减少远曲小管钠的重吸收,减少钠钾交换,改善低血钾,但对血压控制无帮助。

3.其他药物

其他药物包括醛固酮合成阻断剂(如 3β-羟类固醇脱氢酶抑制剂)、钙通道阻滞剂(硝苯地平、氨氯地平)、钾制剂、地塞米松、血管紧张素转换酶抑制剂等。

第十节　嗜铬细胞瘤

一、概述

嗜铬细胞瘤是来源于肾上腺髓质和肾上腺外嗜铬组织的肿瘤,是内分泌性高血压的重要原因。肿瘤细胞分泌肾上腺素或(和)去甲肾上腺素,有的肿瘤分泌多巴胺,这些激素在血液循环中的浓度很高,可引起高血压及其他症状和体征。近年来,由于对本病的认识提高和诊断技术的进步,发现的病例数量也逐渐增多。嗜铬细胞瘤大多为良性,若能早期确诊,良性嗜铬细胞瘤患者经过手术治疗均可痊愈。若未被确诊,可能在分娩及外科手术时发生严重的儿茶酚胺过多的症状,甚至导致死亡。另外,长期未被确诊者可发生双目失明、卒中、心力衰竭及肾衰竭等。

二、病因与发病机制

嗜铬细胞瘤位于肾上腺者占 80%～85%，其中 70%～80% 为单侧，5%～10% 为双侧。15%～20% 病例位于肾上腺外，包括腹主动脉旁、膀胱内、直肠后、胸内、颈部、颅内等。儿童嗜铬细胞瘤多呈双侧性，并有较多位于肾上腺外。肿瘤大小不一，其直径可为 1～25 cm 不等，但大多数直径为 3～5 cm，形状多为圆形或椭圆形。肿瘤较大时，瘤体内常有局灶性或大片状出血、坏死、囊性变和钙化。约 10% 的肾上腺内肿瘤及 30% 的肾上腺外肿瘤为恶性。恶性诊断标准为包膜浸润，血管内瘤栓的形成或有远处转移。据报道，在嗜铬细胞瘤中，原癌基因 *RET* 突变致病者达 7.8%。

嗜铬系统产生的重要生物活性物质统称儿茶酚胺，包括多巴胺、去甲肾上腺素和肾上腺素。肾上腺髓质分泌的肾上腺素多于去甲肾上腺素和多巴胺；而肾上腺髓质患嗜铬细胞瘤时则大多分泌去甲肾上腺素，次之为肾上腺素和多巴胺。交感神经节后纤维只分泌去甲肾上腺素和多巴胺。这是因为将去甲肾上腺素转变为肾上腺素的苯乙醇胺 N-甲基转移酶需要高浓度的去氢皮质素才能激活，只有肾上腺髓质及主动脉旁嗜铬体才具备此条件。

嗜铬细胞瘤除产生肾上腺素和去甲肾上腺素外，还可分泌一种水溶性蛋白—嗜铬粒蛋白，还有其他多种肽类激素，包括 ACTH、促肾上腺皮质激素释放激素、生长激素释放激素、降钙素基因相关肽、心钠素、舒血管肠肽、神经肽 Y 物质、生长抑素、肾上腺髓质素等。这些肽类激素可能引起嗜铬细胞瘤中一些不典型症状，如面部潮红、便秘、腹泻、低血压或休克等。

三、临床表现

嗜铬细胞瘤主要是由大量儿茶酚胺作用于肾上腺素能受体所致，患者的临床表现以心血管症状为主，兼有其他系统的表现。虽然嗜铬细胞瘤患者平素多有临床症状，但症状轻重不一。有的患者可以一直没有症状，直到死亡后尸检才发现有嗜铬细胞瘤。

(一)心血管系统表现

高血压是嗜铬细胞瘤患者最常见的临床症状，高血压的发作是阵发性、持续性或在持续性高血压的基础上阵发性加重。50%～60% 的患者为持续性高血压，其中又有半数患者呈阵发性加重；40%～50% 的患者为阵发性高血压。阵发性高血压是嗜铬细胞瘤患者的特征性表现。发作时血压骤升，收缩压可达 26.67～40.00 kPa(200～300 mmHg)，舒张压可达 20～24 kPa(150～180 mmHg)。高血压发作时伴有头痛、心悸、多汗"三联症"；头痛常常较剧烈，呈炸裂样，主要由血压高所致；心悸常伴有胸闷、憋气、胸部压榨感或濒死感；有的患者平时怕热及出汗多，发作时则大汗淋漓，面色苍白，四肢发凉。

发作持续的时间短则几分钟，长者可达数天，发作次数渐频，可由数月发作一次逐渐缩短为每天发作数次，可于情绪激动、体位变换、扪压肿瘤、活动、排大小便或灌肠时发作，抽烟、饮酒及长期饥饿也可以诱发发作。高血压发作时，患者可出现眼底出血、渗出、视盘水肿以致失明；严重时可发生卒中或严重心、肾并发症，甚至危及生命。

大多数未治疗的持续性高血压及儿茶酚胺水平增高的嗜铬细胞瘤患者常出现明显的直立性低血压,其可能与循环血容量减少、肾上腺能受体出现降调节、自主神经功能受损致反射性外周血管收缩障碍等有关。本病可发生血压升高和降低反复交替发作,血压大幅度波动,时而急剧增高,时而骤然下降,甚至出现低血压休克。

大量儿茶酚胺可引起儿茶酚胺性心肌病,伴心律失常,如期前收缩、阵发性心动过速以致心室纤颤。部分患者可发生心肌退行性变、坏死、炎性改变。

(二)其他临床表现

患者基础代谢率增高、多汗,也可出现糖耐减退或糖尿病;因肿瘤分泌血管活性肠肽、血清素可致腹泻、低血钾;因分泌甲状旁腺激素样物质可致高钙血症;因分泌红细胞生成素使红细胞增多。另外,本病患者胆石症发生率较高,与儿茶酚胺使胆囊收缩减弱、Oddi 括约肌张力增强引起胆汁潴留有关。患者还可伴发甲状腺髓样癌,或多发性内分泌腺瘤病。

四、诊断

(一)一般诊断

由于嗜铬细胞瘤患者的临床表现多种多样,所以诊断有一定困难,临床上遇以下情况应考虑嗜铬细胞瘤的可能。

(1)阵发性高血压或持续性高血压阵发性加剧者,伴有头痛、心悸、多汗、面色苍白及胸腹部疼痛、紧张、焦虑、濒死感等症状及高代谢状态。

(2)常用降压药物疗效不佳,尤其在应用 β 受体拮抗剂后血压反常性升高者。

(3)患急进性或恶性高血压的儿童、青少年。

(4)在运动、排便、挤压腹部、麻醉、插管和分娩过程中出现阵发性高血压者。

(5)有嗜铬细胞瘤、多发性内分泌腺瘤的家族史;有甲状腺髓样癌、神经纤维瘤、黏膜神经瘤或其他内分泌肿瘤的高血压患者。

定性诊断应在全面分析上述临床资料的基础上,结合血、尿儿茶酚胺及其代谢产物的测定,并进行必要的药理试验,则不难排除或确定嗜铬细胞瘤的诊断。但排除诊断需要灵敏度高的检查手段,而确定诊断则需要特异性强的检查、试验。定性后还须进行适当的影像学检查,如 B 超、CT、MRI 和 [131]I 间碘苄胍等技术对肿瘤做定位诊断。

(二)检验诊断

嗜铬细胞瘤能自主分泌儿茶酚胺,包括肾上腺素、去甲肾上腺素。肾嗜铬细胞瘤患者的所有病理生理基础均与肿瘤的这一分泌功能有直接的关系。嗜铬细胞瘤的实验室检查包括血或尿中儿茶酚胺类物质及其代谢产物的测定,以及功能试验。

1.血、尿肾上腺素和去甲肾上腺素测定

(1)测定方法:HPLC 法、毛细管电泳法。

(2)标本:血浆或 24 小时尿。收集血液于冷冻并加有抗氧化剂和肝素的试管内,置冰浴中转送,尽快低温离心分离血浆进行测定;24 小时尿标本应以浓盐酸防腐,及时送检。

(3)参考范围:血浆肾上腺素为 $0.164\sim0.546$ pmol/L($30\sim100$ pg/mL),去甲肾

上腺素为 0.177～2.360 pmol/L（30～400 pg/mL），尿去甲肾上腺素为 89～472 pmol/24 h(15～80 μg/24 h)，尿肾上腺素为 0～109 pmol/24 h(0～20 μg/24 h)。

（4）临床诊断价值与评价。

血和尿中的肾上腺素和去甲肾上腺素，特别是肾上腺素是肾上腺髓质功能的标志物。由于肾上腺髓质主要释放肾上腺素和去甲肾上腺素，其中肾上腺素约为去甲肾上腺素的 4 倍，仅分泌微量多巴胺。血液及尿中的肾上腺素几乎全部由肾上腺髓质分泌，去甲肾上腺素、多巴胺则还可来自其他组织中的嗜铬细胞和未被摄取的少量神经递质。血浆和尿中儿茶酚胺显著升高可有助于嗜铬细胞瘤诊断。如果肾上腺素升高幅度超过去甲肾上腺素，则支持肾上腺髓质嗜铬细胞瘤的诊断。若继发性高血压患者血压波动较大，有典型高血压发作状态，怀疑为嗜铬细胞瘤，可测血、尿儿茶酚胺予以鉴别诊断。但应与心绞痛、不稳定性原发性高血压、绝经期综合征、甲状腺功能亢进症、伴有阵发性高血压的脑瘤、急性血紫质病、铅中毒等相鉴别。

血儿茶酚胺在非发作期也不一定能为诊断提供依据，而 24 小时尿儿茶酚胺已出现明显异常。但尿儿茶酚胺特异性较低，仅作筛选之用，建议配合血儿茶酚胺一并检测。

多数降压药都可能影响儿茶酚胺类激素释放，故在采血前 3～7 天应停用降压药。儿茶酚胺增高的假阳性是由外源性儿茶酚胺及有关药物，如甲基多巴、左旋多巴、柳定心安、拟交感神经药、吗啡等所致，这些药物可使儿茶酚胺排泄增多长达 2 周以上。受交感神经肾上腺系统刺激，低血糖、精神紧张、伴随颅内压增高的中枢神经系统疾病及可乐定撤停综合征等情况下，内源性儿茶酚胺亦可增加尿中儿茶酚胺的排泄，也可导致假阳性。

血浆和尿儿茶酚胺类激素测定除受所用方法影响外，检测前因素的影响更突出。肾上腺素和去甲肾上腺素都是主要的应激激素，任何应激状态包括对穿刺取血的恐惧、体位改变都可导致其大量释放，如由卧位突然变为立位，血中肾上腺素和去甲肾上腺素会立即升高 2～3 倍。离体标本中的肾上腺素和去甲肾上腺素都极易被氧化破坏，采血后若不立即分离红细胞，室温下 5 分钟内肾上腺素和去甲肾上腺素浓度将迅速下降。因此，推荐在清晨未起床前空腹插入留置式取血导管后，至少让患者保持安静平卧半小时以上。

2.尿 3-甲基-4 羟杏仁酸测定

（1）测定方法：比色法、毛细管电泳法、高效液相电化学法。

（2）标本：24 小时尿。

（3）参考值。直接香草醛比色法：儿童 0～10 天＜5 μmol/24 h，10 天至 24 个月＜10 μmol/24 h，2～18 岁＜25 μmol/24 h；成人为(10～35) μmol/24 h。重氮化对硝基苯胺显色法：成人为(17.7～65.6) μmol/24 h。

（4）临床诊断价值与评价。①体内儿茶酚胺除小部分不经代谢由尿排出外，大部分经降解代谢后排出。儿茶酚胺的降解代谢途径，约 1/3 可先经单胺氧化酶的作用变为 3,4-二羟基杏仁酸；2/3 最后转变为尿 3-甲基-4 羟基杏仁酸，又称香草基杏仁酸，由尿排出。②尿香草扁桃酸排泄量增多主要见于嗜铬细胞瘤。高血压患者如果血压波动较大，有典型高血压发作状态，怀疑嗜铬细胞瘤者，除可测血、尿儿茶酚胺浓度外,检测发作期 24 小时尿香草扁桃酸量(最好连续测定3天)可提高阳性率、有助于临床诊断。在非发作期,尿香草扁桃酸排泄量可正常或微偏高。香草扁桃酸作为儿茶酚胺激素的最终代谢产物,由于存在一定的假阴性和假阳性率,故并不作为筛查嗜铬细胞瘤的常用指标。

(三)鉴别诊断

1.原发性高血压

本症患者表现为持续性高血压时与原发性高血压难于鉴别。不同之处在于本症除高血压外常伴有代谢率持续增高表现,如体质下降、出汗较多、颤抖、无力甚至体温升高,有时血糖升高,尿糖出现等,对有上述症状者进一步实验室检查可确诊。

2.血管性高血压

血管性高血压包括肾动脉狭窄、先天性主动脉狭窄、多发性大动脉炎等。体检时可分别发现剑突下,上、中腹部等处血管杂音;上肢血压比下肢血压明显增高;无脉症等体征。血管造影可明确诊断。

3.肾性高血压

肾性高血压可由急、慢性肾脏疾患所致,可从病史的采集,肾功能等项检查来加以鉴别。

4.内分泌性高血压

多种内分泌疾病均伴有高血压,如库欣综合征、原发性醛固酮增多症、原发肾素分泌过多症(肾素瘤)、甲状腺功能亢进症等。

5.中枢神经系统疾病引起的高血压

有颅内高压症,如脑炎、脑内肿瘤等,可伴有神经系统症状,如嗜睡、意识障碍、惊厥和肢体活动障碍等,手术切除肿瘤为本病的根治措施,术前应用药物控制维持血压稳定在正常或接近正常的水平至少 2 周。降压药物包括选择性/非选择性的 α/β 受体阻滞剂、钙通道阻滞剂、抑制儿茶酚胺合成的药物、血管紧张素受体阻滞剂等。首选酚苄明可以预防术中儿茶酚胺的突然释放导致的高血压危象。酚苄明从小剂量开始应用,逐渐应用至有效剂量。有些患者单独应用酚苄明不能使血压正常,可能需要与其他降压药物联合应用。酚苄明应用后,血压正常 2 周后手术治疗,避免术中并发症的发生。术中严密监测血压变化,给予必要处理。

五、治疗

(一)药物治疗

嗜铬细胞瘤的诊断一旦成立,患者应立即接受 α 受体阻滞剂治疗,以防出现高血压危象。酚苄明是长效的非选择性 α 受体阻滞剂,是长期治疗和术前准备的首选。起始剂量为 10 mg,先每 12 小时 1 次,然后每数天增加 10 mg,大部分患者需 40～80 mg/d才能控制血压,少数患者需要 200 mg/d 或更大剂量。术前应用酚苄明一般应在 2 周以上,且宜用至手术前 1 天为止。

哌唑嗪、特拉唑嗪和多沙唑嗪都是选择性 α 受体阻滞剂,可用于嗜铬细胞瘤的术前准备。乌拉地尔也是一种 α 受体阻滞剂,且对心率无明显影响,也可用于术前准备。

酚妥拉明是短效的非选择性α受体阻滞剂,用于高血压危象发作及术中控制血压,不适用于术前准备。当患者突然出现高血压危象时,应立即静脉推注酚妥拉明2～5 mg,继之缓慢静脉滴注酚妥拉明以控制血压,必要时可加用硝普钠静脉滴注。高血压危象一经控制,即应改为口服α受体阻滞剂直到手术前。

患者应用α受体阻滞剂后若心率加快,可酌情给予β受体阻滞剂,同时应注意补充血容量,以使原来缩减的血容量恢复正常。

(二)手术治疗

嗜铬细胞瘤的手术方式有经腹肿瘤切除术和腹腔镜下肿瘤切除术两种。一般认为镜下手术的效果优于经腹手术,主要优点是疼痛轻、创伤小、失血少、住院时间短、恢复良好。手术后1周内,患者血压仍可偏高,其原因可能是手术后应激状态,或是患者体内仍有大量的儿茶酚胺储存。应在手术后1个月左右测定血浆和尿儿茶酚胺及代谢产物水平,以判断治疗效果。少部分患者术后仍有高血压,可能由合并原发性高血压或血管损伤所致。嗜铬细胞瘤有可能为多发性或复发性,因此术后应定期随访观察。

(三)其他治疗

恶性嗜铬细胞瘤较为少见,早期手术切除恶性病灶是治疗的有效方法。对于嗜铬细胞瘤早期、局部无浸润或转移表现,虽然有恶性可能,但腹腔镜手术仍是可选的治疗方式,但术中一旦发现有邻近组织浸润或转移表现,应立即转为开放式手术,以尽可能清除病灶。恶性嗜铬细胞瘤一般对放疗和化疗不敏感,可用抗肾上腺素药作对症治疗。也可用酪氨酸羟化酶抑制剂α甲基间酪氨酸阻碍儿茶酚胺的生物合成。[131]I-MIBG可用于手术后消除残余肿瘤组织和预防转移,治疗后血压可下降,儿茶酚胺的排出量减少,但其治疗效果往往是暂时的。

该患者手术指征一旦成立,应积极给予术前准备,尽快在排除禁忌后进行手术治疗。患者应立即接受α受体阻滞剂治疗,作为长效的非选择性α受体阻滞剂,酚苄明可作为术前准备的首选,一般需应用2周以上直至手术。术前应密切关注患者血压及其他生命体征变化,一旦出现高血压危象,则应立即静脉推注酚妥拉明2～5 mg,继之缓慢静脉滴注酚妥拉明以控制血压,必要时可加用硝普钠静脉滴注。高血压危象一经控制,再改为口服α受体阻滞剂直到术前1天为止。因应用α受体阻滞剂可出现交感反馈性心率加快,可酌情给予β受体阻滞剂;同时注意补充血容量,以使原来缩减的血容量恢复正常。手术可选择经腹或腹腔镜下肿瘤切除术两种,一般认为镜下手术效果优于经腹手术,但术中若发现有临近浸润或转移表现,则须立即转为开放式手术清除病灶。若术后1周内患者血压仍偏高,可能是应激状态或是残存儿茶酚胺的作用,可酌情采用药物控制血压。术后1个月左右若仍有高血压,则需考虑是否有肿瘤残余,也可能是因合并原发性高血压或血管损伤所致。应在术后第6周测定患者血、尿儿茶酚胺及代谢产物水平,以判断疗效。恶性嗜铬细胞瘤一般对放疗和化疗不敏感,可用抗肾上腺素药等作对症治疗。[131]I-MIBG可用于术后消除残余肿瘤组织和预防转移,可有效降压,但其治疗效果往往是暂时的,可选择性作为辅助治疗手段。嗜铬细胞瘤有可能为多发性或复发性,因此术后应对其定期随访观察。

参考文献

[1] 张秀静,雷兆明,刘晓丽.消化病基础与临床[M].哈尔滨:黑龙江科学技术出版社,2018.

[2] 孙爱涛.现代消化内科规范治疗[M].天津:天津科学技术出版社,2018.

[3] 周超.临床消化系统疾病规范化治疗[M].天津:天津科学技术出版社,2018.

[4] 汪芳裕,廖联明,杨妙芳.胃肠微生态与消化系统常见疾病[M].南京:东南大学出版社,2018.

[5] 王子卫,梅浙川.消化系统疾病[M].北京:人民卫生出版社,2018.

[6] 陈国昌.消化系统疾病基础与治疗[M].北京:科学技术文献出版社,2018.

[7] 李利娟.实用消化内科诊疗进展[M].哈尔滨:黑龙江科学技术出版社,2018.

[8] 尹霞.现代消化疾病治疗学[M].哈尔滨:黑龙江科学技术出版社,2018.

[9] 李俊安.消化系统疾病诊疗及内镜技术[M].长春:吉林科学技术出版社,2019.

[10] 张瑾.现代消化内科疾病规范诊疗[M].北京:科学技术文献出版社,2019.

[11] 金珍婧.消化系统疾病基础与诊治实践[M].北京:科学技术文献出版社,2019.

[12] 王萍.临床常见消化系统疾病诊治精粹[M].北京:中国纺织出版社,2019.

[13] 王清,张华.消化内科常见病诊疗新进展[M].上海:上海交通大学出版社,2019.

[14] 张颜明.消化内科疾病临床诊疗思维[M].天津:天津科学技术出版社,2019.

[15] 王鑫.常见消化内科疾病治疗精要[M].汕头:汕头大学出版社,2019.

[16] 王雯,李达周,刘建强.实用急诊消化内镜技术[M].北京:化学工业出版社,2019.

[17] 李曙晖,杨立东,单靖.精编消化内科疾病诊疗学[M].长春:吉林科学技术出版社,2019.

[18] 李旭红.消化内科基础与临床[M].北京:科学技术文献出版社,2019.

[19] 李博,覃波,任重.消化系统肿瘤学[M].长春:吉林科学技术出版社,2019.

[20] 张惠霞.实用消化内科学[M].天津:天津科学技术出版社,2019.

[21] 潘圣学.实用消化内科诊疗[M].北京:科学技术文献出版社,2019.

[22] 万红.临床内分泌疾病诊断与治疗[M].北京:北京:科学技术文献出版社,2019.

[23] 张永红.现代内分泌疾病临床应对策略[M].天津:天津科学技术出版社,2019.

[24] 王天平.现代内分泌疾病诊疗实践[M].昆明:云南科技出版社,2019.

[25] 宋敏.新编内分泌疾病诊断与治疗[M].长春:吉林科学技术出版社,2019.

［26］董立红.内分泌疾病临床诊疗学［M］.哈尔滨:黑龙江科学技术出版社,2019.

［27］魏守超.实用临床内分泌研究［M］.长春:吉林科学技术出版社,2019.

［28］高东玲,刘阳,王慧卿.内分泌疾病基础与临床精要［M］.长春:吉林科学技术出版社,2019.

［29］刘建军,王玉金,员建中.临床内分泌学［M］.南昌:江西科学技术出版社,2019.

［30］杜建玲.内分泌学［M］.北京:中国协和医科大学出版社,2019.

［31］黄崇兵.内分泌科诊疗要点［M］.北京:科学技术文献出版社,2019.

［32］范庆云.内分泌疾病临床诊治［M］.哈尔滨:黑龙江科学技术出版社,2019.

［33］王清,杨林林.精编内分泌科疾病诊断与治疗［M］.上海:上海交通大学出版社,2019.

［34］陈旻湖,侯晓华,熊理守.中国慢性便秘专家共识意见(2019,广州)［J］.中华消化杂志,2019,39(9):577-598.

［35］邢小燕,江孙芳,陈晓平.甲状腺功能亢进症基层诊疗指南(2019年)［J］.中华全科医师杂志,2019,18(12):1118-1128.

［36］陈西论,孙君军,刘伟峰.利多卡因治疗重症急性胰腺炎［J］.中国临床研究,2019,32(8):1033-1037.

［37］韩连强,谭杨,杨奇.胰腺癌治疗进展［J］.中华消化病与影像杂志,2019,9(2):49-54.

［38］宋雨凌.库欣综合征［J］.中国实用乡村医师杂志,2019,26(4):17-20.

［39］万健,张玉洁,贺娜.肠道微生态与炎症性肠病［J］.中华炎性肠病杂志,2019,3(3):177-181.

［40］熊建波,罗贤施,李正荣.胃肠间质瘤治疗新进展［J］.医学研究生学报,2019,32(1):94-98.